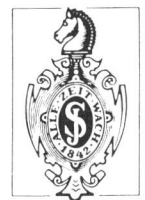

H. Wokalek E. Schöpf (Hrsg.)

Wundheilung

Theoretische und praktische Aspekte

Springer-Verlag
Berlin Heidelberg New York
London Paris Tokyo

Professor Dr. H. Wokalek
Klinikum der Albert-Ludwigs-Universität
Universitäts-Hautklinik
Hauptstraße 7
7800 Freiburg

Professor Dr. E. Schöpf
Klinikum der Albert-Ludwigs-Universität
Universitäts-Hautklinik
Hauptstraße 7
7800 Freiburg

ISBN 3-540-18387-6 Springer-Verlag Berlin Heidelberg New York
ISBN 0-387-18387-6 Springer-Verlag New York Heidelberg Berlin

Dieses Werk ist urheberrechtlich geschützt. Die dadurch begründeten Rechte, insbesondere die der Übersetzung, des Nachdrucks, des Vortrags, der Entnahme von Abbildungen und Tabellen, der Funksendung, der Mikroverfilmung oder der Vervielfältigung auf anderen Wegen und der Speicherung in Datenverarbeitungsanlagen, bleiben, auch bei nur auszugsweiser Verwertung, vorbehalten. Eine Vervielfältigung dieses Werkes oder von Teilen dieses Werkes ist auch im Einzelfall nur in den Grenzen der gesetzlichen Bestimmungen des Urheberrechtsgesetzes der Bundesrepublik Deutschland vom 9. September 1965 in der Fassung vom 24. Juni 1985 zulässig. Sie ist grundsätzlich vergütungspflichtig. Zuwiderhandlungen unterliegen den Strafbestimmungen des Urheberrechtsgesetzes.

© Springer-Verlag Berlin Heidelberg 1987
Printed in Germany

Die Wiedergabe von Gebrauchsnamen, Handelsnamen, Warenbezeichnungen usw. in diesem Werk berechtigt auch ohne besondere Kennzeichnung nicht zu der Annahme, daß solche Namen im Sinne der Warenzeichen- und Markenschutz-Gesetzgebung als frei zu betrachten wären und daher von jedermann benutzt werden dürften.

Produkthaftung: Für Angaben über Dosierungsanweisungen und Applikationsformen kann vom Verlag keine Gewähr übernommen werden. Derartige Angaben müssen vom jeweiligen Anwender im Einzelfall anhand anderer Literaturstellen auf ihre Richtigkeit überprüft werden.

Druck und buchb. Verarbeitung: Ernst Kieser GmbH, Graphischer Betrieb, 8902 Neusäß
2127/3140/54320

Vorwort

Seit Anbeginn medizinischer Tätigkeit steht die Versorgung von Wunden im Mittelpunkt ärztlichen Tuns. Die heutigen Kenntnisse über Wundheilung verdanken wir vorwiegend den Wundärzten und ihren Nachfolgern, den Chirurgen, aber auch vielen theoretischen Disziplinen.

Mit der zunehmenden Auffächerung der Medizin sind heute viele Spezialdisziplinen mit den Problemen der Wundheilung befaßt. Die Dermatologie nimmt hier insofern eine Sonderstellung ein, als bei zahlreichen Hautkrankheiten Epitheldefekte und Wunden auftreten, die den Hautarzt mit den Problemen der Wundheilung sowie mit der Erfordernis einer adäquaten Therapie von Wunden konfrontieren.

So ist es verständlich, daß sich auch die Dermatologie der theoretischen und praktischen Aspekte der Wundheilung annimmt. Dies war der Anlaß, im Rahmen eines Symposions über theoretische und praktische Aspekte der Wundheilung anerkannte Forscher auf diesem Gebiet aus verschiedenen Disziplinen der Medizin zu Beiträgen zu bitten. Ferner war die Entwicklung eines neuen Wundabdeckungsmaterials Anlaß, einige Erfahrungsberichte über das Prinzip des „moist wound treatment" in das vorliegende Buch aufzunehmen.

Einen Schwerpunkt des vorliegenden Bandes bildet der Beitrag über die „Biochemische Morphologie der Wundheilung" des viel zu früh verstorbenen Experten der biochemischen Wundheilungsforschung, Prof. Dr. Dr. hc. J. Lindner, Hamburg. Es ist unseres Wissens sein letzter umfassender Beitrag zu diesem Thema gewesen.

Ich begrüße sehr, daß mein Mitarbeiter Prof. Dr. Wokalek die Organisation dieses Symposions sowie die Herausgabe des Berichtbandes federführend in die Hand genommen hat. Dem Springer-Verlag ist für bekannt gute Ausstattung herzlich zu danken.

Das Buch stellt einen wichtigen Beitrag zur Kenntnis der Physiologie und Pathologie der Wundheilung dar. Möge es die der praktischen Bedeutung der Wundheilung im ärztlichen Alltag angemessene Verbreitung finden.

Prof. Dr. E. Schöpf
Direktor der Universitäts-Hautklinik
Freiburg i. Br.

Inhaltsverzeichnis

Wundheilung – zelluläre Phänomene und physikalische Bedingungen
H. Wokalek 1

Biochemie der Wundheilung
H. Struck 4

Neue Ergebnisse der biochemischen Morphologie der Wundheilung
J. Lindner † 15

Fibronectin – Struktur, Funktion und mögliche Bedeutung
für die Wundheilung
H. Köttgen, S. Höft 66

Analytische Untersuchungen an Proteinen des Wundexsudats
B. Kickhöfen, H. Ruh 76

Healing of Pure Epidermal Wounds in Man: A Quantitative Study
J. P. Ortonne 84

Methodische Untersuchungen zur Erfassung der epidermalen Wundheilung
mit Hilfe der Dampfdruckmessung
W. Vanscheidt, H. Wokalek 90

Regeneration of Human Skin Transplanted Onto the Nude Mouse:
A Brief Review
M. Demarchez 94

Zum Prinzip der semiokklusiven Wundbehandlung unter besonderer
Berücksichtigung von Polyacrylamid-Agar-Agar-Gel (Geliperm)
H. Wokalek 98

Vergleichende Untersuchung zur Heilung epidermaler Wunden mit einem Modell an der Haut des Menschen
J. Guber 105

A Study of Environmental Temperature Under Wound Dressings
R. D. Rosin 112

Geliperm Treatment of Skin Graft Donor Sites and Other Wounds in Animals and Human Subjects
M. Spector 118

Clinical Experience with Geliperm in Chronic and Acute Wounds
A. B. Sutherland 126

Experience with Geliperm in Treating Missile Injuries and Chronic Infective Conditions
J. R. P. Gibbsons, T. W. Davies 130

Die feuchte Behandlung von Verbrennungen
P. Klein 133

Die Beeinflussung der Wundheilung durch Antiseptika
R. Niedner 145

Geliperm als Träger für Lokaltherapeutika
R. Niedner 151

Klinische Erfahrungen mit Geliperm als temporärer Hautersatz im Kindesalter
Y. M. Goudarzi 158

Die Behandlung von Tätowierungen mit Geliperm – ein Erfahrungsbericht
H.-J. Glowania 165

Zum Einsatz von Geliperm in der Traumatologie
H. Schöntag 169

Mitarbeiterverzeichnis

T. W. Davies, M. D.
Musgrave Park Hospital, Military Wing, Belfast 9, Großbritannien

Dr. M. Demarchez, CIRD
Sophia Antipolis, F-06565 Valbonne/France

J. R. P. Gibbons Esq., MBE., TD, FRCS
Consultant Thoracic Surgeon, Royal Victoria Hospital, Belfast, Großbritannien

PD Dr. H.-J. Glowania, Oberfeldarzt
Bundeswehrzentralkrankenhaus, Rübenacher Str. 170, 5400 Koblenz

PD Dr. Y. M. Goudarzi
Rudolf-Virchow-Krankenhaus, Postfach 65 02 69, 1000 Berlin 65

Dr. J. Guber
Universitäts-Hautklinik Freiburg, Hauptstr. 7, 7800 Freiburg

S. Höft
Klinisch-chem. Zentrallabor, Freie Universität Berlin, Universitätsklinikum Charlottenburg, Spandauer Damm 130, 1000 Berlin 19

Dr. B. Kickhöfen
Max-Planck-Institut für Immunbiologie, Stübeweg 51, 7800 Freiburg

Prof. Dr. P. Klein
St. Elisabethkrankenhaus, Elisabethenstr. 15, 7980 Ravensburg

Prof. Dr. E. Köttgen
Klinisch-chem. Zentrallabor, Freie Universität Berlin, Universitätsklinikum Charlottenburg, Spandauer Damm 130, 1000 Berlin 19

Prof. Dr. Dr. h. c. J. Lindner †
Pathologisches Institut des Universitätsklinikums, Martinistr. 52, 2000 Hamburg 20

PD Dr. R. Niedner
Universitäts-Hautklinik Freiburg, Hauptstr. 7, 7800 Freiburg

Dr. J. P. Ortonne
Hôpital Pasteur, Service de Dermatologie, 30, Avenue Voie Romaine, F-06031 Nice/Frankreich

R. D. Rosin Esq., MS., MB., FRCS., FRCS. ED.,
Consultant Surgeon, St. Charles and St. Mary's Hospitals, London/Großbritannien

H. Ruh
Max-Planck-Institut für Immunbiologie, Stübeweg 51, 7800 Freiburg

Dr. H. Schöntag
Unfallchirurgie der Universitätsklinik Eppendorf, Martinistr. 52, 2000 Hamburg 20

Prof. Myron Spector
Department of Orthopaedics Surgery, Brigham and Women's Hospital, Harvard Medical School, 75 Francis Street, Boston, MA 02115

Prof. Dr. H. Struck
Krankenhaus Holweide, Zentrallaboratorium, Neufelder Str. 32, 5000 Köln 80

A. B. Sutherland, FRCSE,
Consultant Plastic Surgeon, Bangor General Hospital, Broxburn/Großbritannien

Dr. W. Vanscheidt
Universitäts-Hautklinik Freiburg, Hauptstr. 7, 7800 Freiburg

Prof. Dr. H. Wokalek
Universitäts-Hautklinik Freiburg, Hauptstr. 7, 7800 Freiburg

Wundheilung –
zelluläre Phänomene und physikalische Bedingungen

H. WOKALEK

Die Vorstellungen zum komplexen Ablauf der Wundheilung hatten lange Zeit eher klinisch beschreibenden Charakter. Heute nimmt unser Wissen über das Zusammenspiel zellulärer und biochemischer Prozesse bei der Wundheilung immer mehr zu. Interessant ist, daß bestimmte Analogien zu den Wundheilungsprozessen auf der einen Seite und der Embryonalentwicklung, der Entzündung und der Tumorentstehung auf der anderen Seite, bestehen [1, 2, 3]. Viele unserer Vorstellungen von Wundheilung sind daher das Ergebnis von in-vitro Untersuchungen und Analogieschlüssen.

Beim Menschen ist die vollständige Regeneration von Gewebe auf die Epidermis (und das Leberparenchym) beschränkt: Wenn ausschließlich Epidermisstrukturen verletzt sind und die Basalmembran intakt geblieben ist, erfolgt eine völlige Wiederherstellung der äußeren Hülle. Hier besteht eine Analogie zu den regenerativen Prozessen bei den Amphibien [4]. Beim Menschen ist die Wundheilung als eine „Reparatur" zu verstehen, die ihre Spuren für das ganze Leben hinterläßt. Wundheilung kann deshalb im weitesten Sinne als die Behebung eines Schadens durch vernarbendes Stützgewebe und den nachfolgenden Verschluß der inneren oder äußeren Oberfläche durch Endothel oder Epithel verstanden werden.

Die Wundheilung ist ein äußerst komplexer, dynamischer Prozeß, der in verschiedene Phasen eingeteilt werden kann. Im Wundheilungsverlauf geschehen viele Vorgänge gleichzeitig, sowohl synergistisch als auch antagonistisch. Zeitweise überschneiden sich die Phasen der Wundheilung.

Die Zellen, die an der Wundheilung beteiligt sind, erfahren phänotypische Veränderungen, die ihre Ursache in einer erhöhten synthetischen Aktivität dieser Zellen haben (Zellaktivierung). Die Zellen erlangen die Fähigkeit sich aktiv zu bewegen (Chemotaxis, Lokomotion, Migration, Phagozytose). Sie erhalten ihre Orientierung von den Oberflächen- und Leitstrukturen in der Wunde (contact guidance, Zell-Matrix-Interaktion). Sie können mit biologisch aktiven Substanzen interagieren, die ihrerseits von aktivierten Zellen gebildet werden (Mediatoren, biologisch aktive Substanzen, Transmitter). Schließlich sind zahlreiche Zellen der Wundheilung in der Lage in einer bestimmten Phase Enzyme freizusetzen (z. B. Epidermiszellen in der Phase der Reepithelisierung).

Nach einer Verletzung scheint die Aktivität der Zellen und die Art der Zellaktion durch verschiedene Signale und bestimmte physikalische Bedingungen koordiniert zu werden. Biochemisch aktive Substanzen und physikalische Bedingungen stellen eine Art Kommunikationssystem auf der Basis eines zellulären und biochemischen Vokabulars im Organismus dar und liefern somit eine Art Netzwerkinformation für die Wundheilung. Wegen ihrer Komplexität können diese Zusammenhänge nur unzureichend beschrieben werden.

Ohne eine gerichtete Bewegung von Zellen kann die Wunde nicht heilen. Dabei müssen wir zwischen Zellen, die in erster Linie im strömenden Blut zu finden sind und die nur unter Entzündungsbedingungen in das Gewebe oder in die Wunde auswandern und solchen Zellen (z. B. Fibroblasten und Epithelzellen) unterscheiden, welche an der Bildung von Gewebestrukturen und Gewebeverbänden beteiligt sind. In diesem Zusammenhang unterscheiden wir zwei Grundprinzipien der lokomotorischen Zellorientierung:
1. Chemotaxis
2. „Contact guidance"

Die Strukturen und Organellen, welche die Bewegung ermöglichen, sind im Prinzip für alle Zellen die gleichen. Ein Unterschied liegt jedoch in dem Stimulus, durch den eine Zelle erst zur gerichteten Bewegung angeregt wird. Die gerichtete Bewegung der Zellen aus dem strömenden Blut wird durch chemotaktische Signale in Gang gesetzt. Chemotaxis ist eine typische Antwort der Phagozyten (Granulozyten, Makrophagen) auf Entzündungsstimuli. Sie bewirkt die Wanderungsrichtung dieser Zellen in die Wunde [5, 6]. Chemotaxis tritt nie als isoliertes Phänomen im Gewebe auf. Die Bedingung hierfür ist eine Gewebealteration; in unserem Falle die Zerstörung von Gewebe bei einer Verletzung, die dann zur Aktivierung von Komplement und zur Sekretion verschiedener chemotaktischer Mediatoren führt.

Zellen, welche sich normalerweise in Zell- und Gewebeverbänden finden (Epithelzellen) erhalten ihren Stimulus zur Bewegung, wenn sie den Kontakt zu ihren Nachbarzellen verloren haben. Sie orientieren sich dann weiter, indem sie sich an „Leitstrukturen" halten. Paul Weiss hat dieses Konzept der Zellorientierung als „contact guidance" bezeichnet. Er wies nach, daß Zellen, die normalerweise in Zellverbänden leben, keine speziellen Stimulus brauchen, um beweglich zu werden. Er zeigte vielmehr, daß für die Beweglichkeit von Epithelzellen das Problem der Beweglichkeit bzw. Nicht-Beweglichkeit im Kontakt mit anderen Zellen gleichen Charakters zu liegen scheint. Nur „freie" Gewebezellen in der Wunde sind beweglich. So wird z. B. eine Epithelzelle, wenn sie vollständig von gleichgearteten Zellen umschlossen ist, immobil. Dagegen werden Zellen am Rande einer Wunde mobil, weil ihnen der Kontakt mit gleichartigen Zellen entzogen wurde. Weiss wies in zahlreichen Experimenten nach, daß Epidermiszellen, Fibroblasten und Nervenzellen sich an Strukturen „anlehnen" und sich, allein durch Kontakt geleitet, an diesen Strukturen orientieren. In der Wundheilung entstehen bei der Kontraktion der Wunde gerichtete Fibrinstränge, die für diese Art der Zellorientierung als Leitstruktur dienen [7].

Bestimmte physikalische Bedingungen regulieren das zelluläre Zusammenspiel in der Wunde. So gibt es in jeder Wunde eine Zone, an der die Phänomene der Verletzung und Entzündung am stärksten ausgeprägt sind. An dieser Stelle ist der pO_2 niedrig, der pH sauer und der pCO_2 hoch. Ein relativ niedriger Sauerstoffdruck (etwa 30-40 mm Hg) bewirkt unter dem Einfluß von Wachstumsfaktoren die Fibroblastenproliferation. Ein Sauerstoffpartialdruck über oder unter diesem Bereich scheint die Zellproliferation zu behindern. Bei einer bestimmten Zelldichte steigen dann die Laktatwerte an, was die Bildung von Enzymen für die Kollagensynthese stimuliert. Diese Enzyme sind nicht in Zellen nachweisbar, die über längere Zeit in einem Milieu mit höherem pO_2 und niedrigeren Laktatwerten kultiviert wurden.

Zellen in einem sauerstoffarmen Wundmilieu werden sehr bald von Kapillarsprossen umgeben. Durch die Zunahme der Durchblutung gelangen z. B. die Fibroblasten in ein sauerstoffreiches Milieu und dieser zusätzliche Sauerstoff liefert schließlich Energie und Hydroxylionen für die Biosynthese des Kollagens.

Solange adäquate Nährstoffgradienten in der Wunde, insbesondere Sauerstoff, aufrechterhalten werden können, wird die Wunde heilen. Wenn diese Gradienten nicht entstehen können (z. B. wegen Infektion, unzureichender Blutzirkulation, Sekretabflußbehinderung) sind Störungen des Wundheilungsprozesses die Folge. Solange adäquate Stimuli z. B. Leukozyten chemotaktisch anlocken, werden sich Granulozyten und Makrophagen ansammeln, die schließlich die lokale Zirkulation überlasten und eine hypoxämische Zone erzeugen, die dann wiederum von einem Bereich reaktiver Hyperämie umgeben wird. Auf diese Weise werden Zellreproduktion und Kollagensynthese fortwährend stimuliert.

Mit dem detaillierteren Verständnis der Vorgänge bei der Wundheilung taucht auch der Wunsch nach einer subtileren, dem Wundheilungsverlauf angepaßteren Wundversorgung auf. Es ist bekannt, daß die Wundheilung durch die Art und Lokalisation der Wunde, das Alter des Patienten, durch Infektion, aber auch durch die Art des Verbandes beeinflußt werden kann. Unsere genaueren Kenntnisse darüber, wie beispielsweise Modifikationen der Kulturbedingungen das Zellwachstum in-vitro beeinflussen können, haben auch für die Entwicklung von Wundabdeckungen neue Wege gezeigt. Das Ziel des vorliegenden Bandes ist es, zu versuchen aus der Diskussion theoretischer und praktischer Aspekte der Wundheilung Erkenntnisse für eine rationale Wundbehandlung zu finden.

Literatur

1. Bell E, Sher S, Hull B (1983) The reconstitution of living skin. J Invest Dermatol 81, Suppl 2
2. Ausprunk DH, Folkman J (1977) Migration and proliferation of endothelial cells in preformed and newly formed blood vessels during tumor angiogenesis. Micro Res 14:53
3. Iwashita S, Fox CF (1984) Epidermal growth factor and potent phorbol tumor promoters induce epidermal growth factor receptor phosphorylation in a similar but dinstinctively different manner in human epidermoid carcinoma A 431 cells. J Biol Chem 259:2559
4. Spemann H (1924) Über Induktion von Embryonalanlagen durch Implantation artfremder Organisatoren, Von Spemann K und Mangold H, Berlin, Springer, S. 600-637
5. Stossel TP (1974) Phagocytosis, N Engl J Med 290:717
6. Schiffmann E (1982) Leucocyte chemotaxis. Ann Rev Physiol 44:533
7. Weiss P (1959) The biological foundations of wound repair. Harvey lect 55:13

Biochemie der Wundheilung

H. Struck

Glykosaminoglykane

In der Haut finden sich beim Erwachsenen ca. 70 % Dermatansulfat und 30 % Hyaluronsäure. Die Glykosaminoglykane stellen eine Art Matrix für das Kollagen dar und bestimmen auch, je nach Ladungsschwerpunkt, die Dicke der Kollagenfasern und damit ihr physikalisches Verhalten. Die quervernetzten Kollagenfibrillen werden zunächst durch die Carboanhydratketten eines Mucoproteins stabilisiert. Im weiteren Verlauf der Aggregation werden die Fibrillen mit Hilfe eines Proteinkernes, an welchem Glykosaminoglykane gebunden sind, zu einem Glykosaminoglykan-Protein-Komplex vereinigt.

Die prozentuale Zusammensetzung der Glykosaminoglykane ist stark altersabhängig: Überwiegt bei Neugeborenen und auch bei der Neosynthese während der Wundheilung die Hyaluronsäure, so kommt es im Alter zu einer immer stärkeren Zunahme des Keratansulfates auf Kosten der Hyaluronsäure. Als natürliche Folge davon kommt es dann auch zu Kollagenveränderungen in der Haut und zu einer Abnahme des Wassergehaltes.

Die Biosynthese der Glykosaminoglykane erfolgt in den Fibroblasten. Der Syntheseweg geht von der Glukose aus und benötigt ATP (Adenosintriphosphat) und UTP (Uridintriphosphat) als Energiespender und Glutamin als Aminogruppendonator. Die Sulfatierung geschieht in Form des Phosphoadenosin-5-phosphosulfat.

Der Abbau der Glykosaminoglykane, die im Gewebe – wie eben beschrieben – als Proteoglykane vorliegen, erfolgt durch lysosomale Enzyme wie Proteasen, Peptidasen, Glykosidasen und Sulfatasen. Hierbei scheint den N-acetyl-β-hexosaminidasen eine gewisse Schlüsselrolle zuzukommen [1].

Kollagen

Wir kennen seit einigen Jahren verschiedene Kollagentypen, die sich zum Teil aufgrund ihrer Aminosäuresequenzen voneinander unterscheiden. Sie sind in bestimmten Organen oder Geweben bevorzugt lokalisiert (Tabelle 1). Beim Erwachsenen finden wir in der Haut ca. 70 % Kollagen Typ I und ca. 30 % den Typ III. Dieses Verhältnis ist aber altersabhängig. Überwiegt beim Neugeborenen und während der Neosynthese der Typ III, so kommt es mit zunehmendem

Tabelle 1. Kollagentypen und Vorkommen [Harwood R (1979) Int. Rev. Connect. Tissue Res. 8:159]

Typ	Aufbau	Vorkommen
I	$\alpha_1(I)_2, \alpha_2$	Knochen, Sehnen, Haut (~80 %), Aorta, Darm
II	$\alpha_2(II)_3$	Knorpel
III	$\alpha_1(III)_3$	Sehnen, Haut (~20 %), Aorta, Darmwand
	$[\alpha_1(IV)]_3$	Basalmembran – Kollagen: renale Glomeruli, Linsenkapsel
	$\alpha A(\alpha B)_2$	Amnion- u. Chorionmembran (Placenta)
IV	$(A)_3$	epithel. Basalmembran
	$(B)_3$	Aorta media, Placenta, Haut
	$(CP55)_3$	Aorta intima, endothel. Basalmembran

Alter zu einer ständigen Vernetzung von Typ I. Die Synthese des Kollagen in den Fibroblasten ist von zahlreichen Faktoren abhängig. Hier ist es vor allem die Hydroxylierung der Prolins zu der kollagenspezifischen Aminosäure des Kollagen, dem Hydroxyprolin, die zahlreiche Faktoren benötigt. Zunächst muß das Prolin gebunden in einer Polypeptidkette vorliegen, bevor es hydroxyliert werden kann. Ein Enzym, die Prolin-Hydroxylase, vermittelt dann die Reaktion unter Beteiligung zahlreicher Kofaktoren wie dreiwertiges Eisen, molekularer Sauerstoff, Ascorbinsäure und a-Ketoglutarsäure zur Bildung des Hydroxyprolin. Dieses nun hydroxylierte Protein wird von der Zelle über den Golgi-Apparat als lösliches Prokollagen ausgeschleust. Extrazellulär werden dann von diesem durch die Prokollagen-Peptidase einige endständige Aminosäure-Sequenzen abgespalten, bis die Vernetzung zur Fibrille stattfinden kann. Die kollagene Faser entsteht durch intermolekulare Bindungen in Art einer Schiffschen Base und je nach umgebendem Milieu in verschiedener Stärke. Nach der Biosynthese des Kollagen sollen auch noch einige Worte dem Abbau gewidmet sein (Abb. 1).

Zunächst baut eine von Fibroblasten und auch Epithelzellen sezernierte Kollagenase das Molekül in zwei große Bruchstücke im Verhältnis 1/3 zu 2/3 ab. Diese werden dann entweder intrazellulär (Phagozytose) durch lysosomale Enzyme weiter aufgespalten oder extrazellulär durch unspezifische Proteasen zu niederen Peptidasen abgebaut, die dann teilweise wieder durch eine spezifische Kollagenpeptidase zu Dipeptiden oder freien Aminosäuren (HS) aufgespalten werden. Diesen spezifischen Abbau konnte Dr. Nagelschmidt aus unserem Arbeitskreis durch die Isolierung des entsprechenden Enzyms nachweisen [2]. Ein weiteres Maß für den Kollagenabbau oder den Turnover stellt die freie Aminosäure Hydroxyprolin dar.

Als freie kollagenspezifische Aminosäure liegt das Hydroxyprolin im Serum bzw. Plasma in einer Konzentration von ca. 100–250 $\mu g/dl$ vor. 5 % sind in der Komplement-Komponente Cl_q gebunden enthalten, welches früher als Kolla-

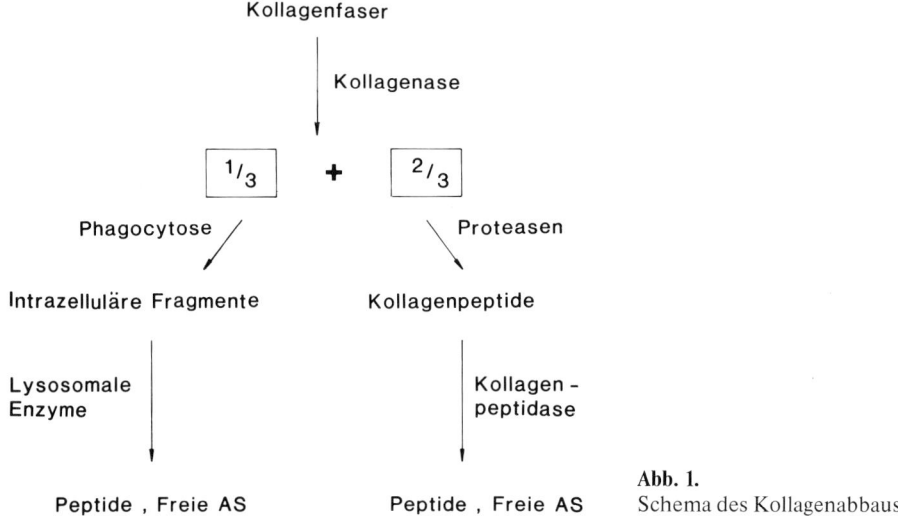

Abb. 1. Schema des Kollagenabbaus

gen-like-Protein bezeichnet wurde. Das Hydroxyprolin wird zu 90 % zu CO_2 verstoffwechselt und über die Lunge ausgeschieden. Die restlichen 10 % werden als freie Aminosäure oder im kleineren Peptidverband über die Niere ausgeschieden bzw. rückresorbiert. Das Hydroxyprolin stammt nur aus dem Kollagenabbau, da es nicht zur Synthese Verwendung finden kann. Das heißt, die Bestimmung gilt also als ein Maß für den Kollagen-Umsatz oder seinen Abbau. Wie wir in zahlreichen Publikationen zeigen konnten, ist die Bestimmung des freien Hydroxyprolin im Serum ein ebenso guter Parameter für den Kollagenstoffwechsel wie die Urin-Ausscheidung des Gesamt-Hydroxyprolin [3, 4].

Wundheilungsstoffwechsel

Schematisch läßt sich der Ablauf der Regeneration nach einer Gewebsverletzung in drei Phasen einteilen:
1. Exsudative Phase
2. Proliferative Phase
3. Reparative Phase

Um diese Abläufe charakterisieren zu können, muß man gewisse Vereinfachungen vornehmen, deren man sich aber bewußt sein sollte. So gibt es zwischen den Phasen fließende Übergänge; andere Einflüsse wie Temperatur, Luftfeuchtigkeit oder die Durchblutung des betreffenden Gewebes sind bei den Darlegungen auch nicht berücksichtigt. Desweiteren sind die regulatorischen Einflüsse von Stoffwechselinhibitoren, welche für den normalen Ablauf wesentlich sind, nicht beschrieben, da während des Heilungsstoffwechsels über sie nur sehr wenig bekannt ist.

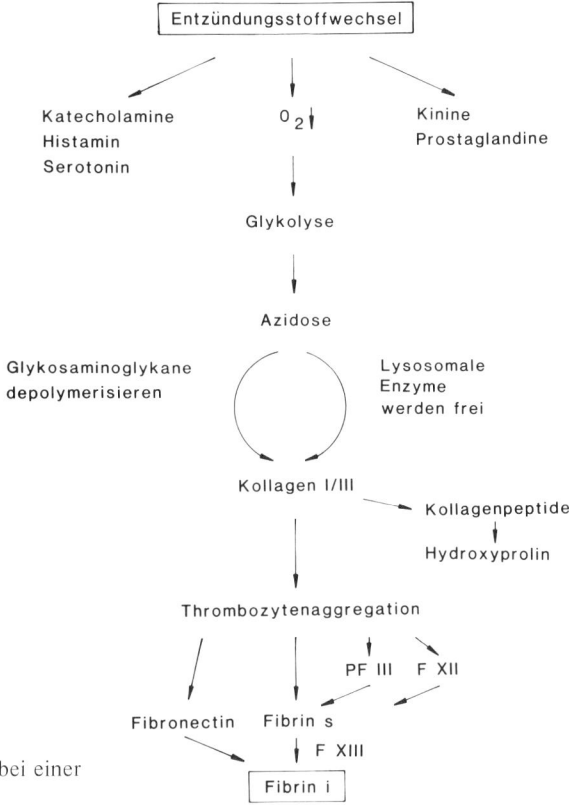

Abb. 2. Entzündungsstoffwechsel bei einer Hautverletzung

In der Abb. 2 ist nun das Geschehen nach einer Hautverletzung schematisch dargestellt. Zunächst kommt es aufgrund des sich rasch ausbildenden Sauerstoffmangels zu einer Umschaltung des Energiestoffwechsels. Die Glykolyse dominiert; gleichzeitig werden aus den Mastzellen Histamin und Serotonin frei. Aus den Zellmembranen und durch Verstoffwechselung in den polymorphkernigen Leukozyten werden Prostaglandine und Leukotriene gebildet [5]. Ebenso werden Kinine wie Bradykinin und Kallikrein durch die Einwirkung lysosomaler Enzyme aus den Zellen frei. Histamin und Bradykinin verursachen ihrerseits eine Ausschüttung von Katecholaminen aus der Nebenniere. Als Folge der hier dargestellten Substanzausschüttungen kommt es zu einer Erhöhung der Kapillarpermeabilität und damit zu einer weiteren Intensivierung der Entzündungsreaktionen. Die Glykolyse verursacht eine pH-Verschiebung im Entzündungsgebiet, als deren Folge dann eine Depolymerisierung der Glykosaminoglykane stattfindet (Ödembildung durch eine verminderte Wasserbindungskapazität derselben) und eine Ausschüttung lysosomaler Enzyme. Die Depolymerisierung der Glykosaminoglykane bewirkt einen Zerfall des Proteoglykankomplexes mit dem Freiwerden von Kollagen, das einerseits eine Thrombozytenaggregation bewirkt, als deren Folge die Thrombozyten den Plättchenfaktor III freisetzen, der gemeinsam mit dem Hagemann-Faktor die plasmatische Gerinnung in Gang bringt. Das hierbei gebildete, noch lösliche Fibrin s wird durch den aktivierten Faktor XIIIa zum unlöslichen Fibrin i umgewandelt. In dieses Netzwerk wird von den Thrombozyten ausgeschleustes Fibronectin teilweise miteingebaut.

Die vorwiegend aus den Fibroblasten und Epithelzellen stammende Kollagenase greift das freigewordene Kollagen an, so daß dieses durch unspezifische Proteasen weiter abgebaut werden kann.

Fibronectin ist ein Glykoprotein, welches gelöst als unspezifisches Opsonin im Plasma vorkommt und im Gewebe an der Zelloberfläche vor allem von Fibroblasten in ungelöster Form. Es vermag neben dem Faktor XIIIa, dem Fibrin, auch mit Kollagen und den Glykosaminoglykanen Komplexe zu bilden, so daß dem Fibronectin unter Umständen eine Regelfunktion zukommt.

Die Bedeutung der hier dargestellten Reaktionsabläufe in der Entzündungsphase auf die Wundheilungsabläufe zeigen Serum- und Gewebsuntersuchungen auf. So kommt es bei operierten Patienten, die einen Serumabfall des Faktor XIII von mehr als 50 % aufweisen, vermehrt zu Wundheilungsstörungen [6]. Die Bedeutung des Fibronectin kommt in einem fast 10fachen Anstieg im Gewebe während der Entzündungsphase zum Ausdruck [7]. Die geschilderten enzymatischen Abbauvorgänge des Kollagen können sehr deutlich durch die sofort nach der Wundentstehung ansteigende Enzymaktivität von Kollagenase und Kollagenpeptidase [8], demonstriert werden und ebenso durch den sehr rasch einsetzenden Anstieg des freien Hydroxyprolin im Serum [4]. Für das stark ansteigende Enzympotential sofort nach einer Gewebsverletzung können einige Arylamidase-Aktivitäten im Gewebe, dargestellt durch ihre Substrate, angeführt werden und ebenso die enorme Aktivitätszunahme der alkalischen Phosphatase [9].

Je nach dem Umfang der Gewebsverletzung, der Durchblutung, der allgemeinen Stoffwechsellage oder zahlreicher weiterer beeinflussender Faktoren (Tabelle 2) kommt es nach 2-4 Tagen zu einem Überwiegen der proliferativen Vorgänge im Wundgebiet (Abb. 3). Die Glykolyse wird wieder durch den aeroben Stoffwechsel ersetzt und das pH des Gewebes normalisiert sich. Ausgehend von zahlreichen Faktoren der Entzündungsphase kommt es durch den aus den Thrombozyten stammenden Plättchen-Wachstumsfaktor [10] (platelet derived

Tabelle 2. Beeinflussung der Wundheilung

1. Alter
2. Lokalisation
3. Umgebung: Temperatur, Luftfeuchtigkeit, Sauerstoffgehalt, pathogene Erreger, Strahleneinwirkung etc.
4. Geschlecht, Hormone
5. Durchblutung, Gerinnung
6. Wundversorgung
7. Allgemeinerkrankungen, genetisch bedingte Stoffwechselstörung
8. Ernährung
9. Pharmaka
10. Stimulation

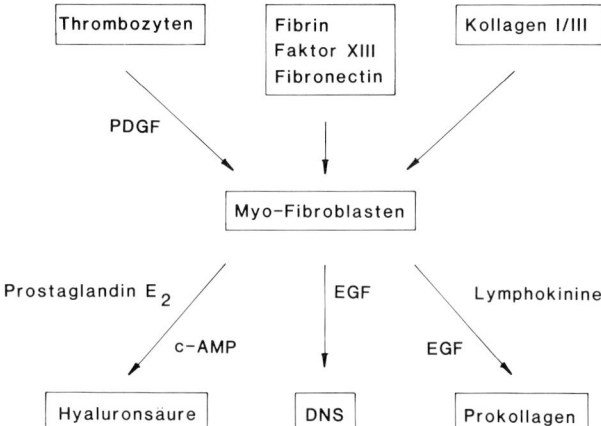

Abb. 3. Proliferationsstoffwechsel

growth factor – PDGF) und durch noch vorhandenes intaktes Kollagen [11] zu einem chemotaktischen Reiz auf die Fibroblasten, die dann in ihrer kontraktilen Form als Myofibroblasten in das Wundgebiet einsprossen und mit Hilfe des Fibronectin im Fibringerüst fixiert werden.

Der epidermale Wachstumsfaktor (EGF) regt diese Zellen vermehrt zur Proliferation und DNS-Synthese an [12]. Lymphokine aus mononuklearen Zellen bewirken eine vermehrte Proteinsynthese [13] speziell des Prokollagen. Darüber hinaus kommt in den Fibroblasten auch die Glykosaminoglykan-Synthese in Gang und zwar wird zunächst überwiegend Hyaluronsäure gebildet. Zyklisches AMP und Prostaglandin E2 können die Synthese beschleunigen. Allerdings scheint die Wirkung des Prostaglandin E2 auf die Fibroblasten noch umstritten. Es wird auch behauptet, daß das Prostaglandin E2 eine Hemmung des Fibroblastenwachstums verursachen soll [14].

Ähnlich wie bei der Glykosaminoglykan-Synthese zunächst Hyaluronsäure entsteht, wird bei der Kollagen-Synthese primär der Typ III, der embryonale Kollagen-Typ, gebildet. Die Plasmakonzentration des Faktor XIII steigt nach Abschluß der Gerinnung wieder an, das Fibronectin im Wundgebiet bleibt dagegen noch deutlich erhöht. Die hydrolytischen Enzymaktivitäten weisen in dieser Phase ihren niedrigsten Stand auf, ebenso wie das freie Hydroxyprolin im Serum als ein Maß für einen geringen Kollagenabbau bzw. einen geringen Kollagen-turnover.

Eine Ausnahme macht die alkalische Phosphatase, die zu diesem Zeitpunkt noch deutlich erhöht ist, so daß man annehmen muß, daß sie auch bei den zu diesem Zeitpunkt vorherrschenden Synthesevorgängen eine Rolle spielt [15].

Schon kurz nach Beginn der proliferativen Wundheilungsphase kommt es zu einem fließenden Übergang in die letzte, die reparative Phase, charakterisiert durch einen vermehrten Syntheseanstieg von DNS und RNS (Abb. 4), der Glykosaminoglykane und des Kollagen. Ebenso zeigen die spezifischen Enzymaktivitäten und das freie Hydroxyprolin im Serum eine leicht ansteigende Tendenz als Zeichen eines erhöhten Kollagen-turnover. Im weiteren Verlauf der

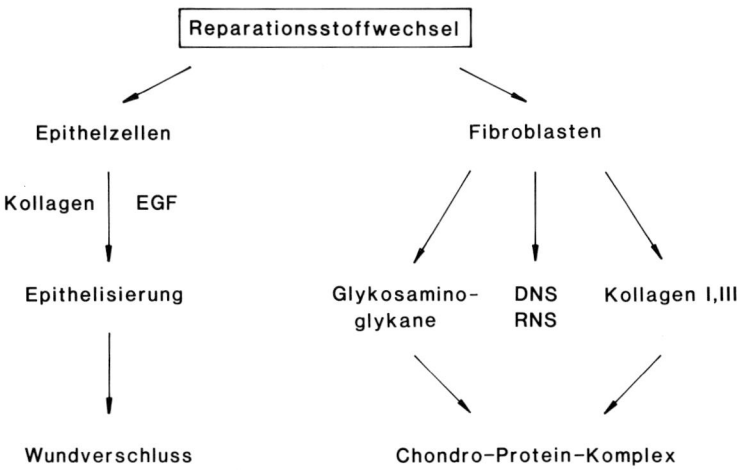

Abb. 4. Reparationsstoffwechsel

Reparationsphase entstehen immer mehr Normo-Fibroblasten, die anstelle der Hyaluronsäure Dermatansulfat und Typ-I-Kollagen synthetisieren. Als Folge davon entstehen kräftigere Kollagenfasern und erste Chondro-Protein-Komplexe. In der Abb. 4 ist auch noch die Epithelisierung des Wundbereiches angedeutet, die sich eigentlich über alle Wundheilungsphasen erstreckt und zum Wundverschluß führt. Auch auf die Epithel-Zellen wirken bereits in der Entzündungsphase chemotaktische Reize ein.

Aktivierende Substanzen üben auf Wanderung und Teilung der Epithelzellen einen großen Einfluß aus. In diesem Zusammenhang ist erwähnenswert, daß die Epithelzellen, ähnlich wie die Fibroblasten, eine Kollagenase produzieren und die Zellwanderung durch Kollagen und den epidermalen Wachstumsfaktor beschleunigt wird.

Nach 10–14 Tagen beginnen sich die überschießenden Syntheseprozesse wieder zu normalisieren. Allerdings überwiegen bei den Glykosaminoglykanen und dem Kollagen zunächst noch die embryonalen Typen wie Hyaluronsäure und Kollagen Typ III. Beim letzteren ist dieser Normalisierungsprozeß erst nach einem längeren Zeitraum abgeschlossen.

Bei all diesen geschilderten zeitlichen Stoffabläufen kommt es natürlich zu fließenden Übergängen und ebenso zu parallel verlaufenden Ab- und Aufbaureaktionen. Darüber hinaus gewinnen wir immer noch weitere Erkenntnisse über inhibitorische und aktivierende Substanzen, die in die Wundheilungsgeschehnisse eingreifen. Es handelt sich dabei vornehmlich um niedermolekulare Peptide.

Zum Abschluß der Darstellung des Wundheilungsstoffwechsels soll die regulative Wirkung des Kollagen während aller drei Wundheilungsphasen herausgestellt werden (Abb. 5).

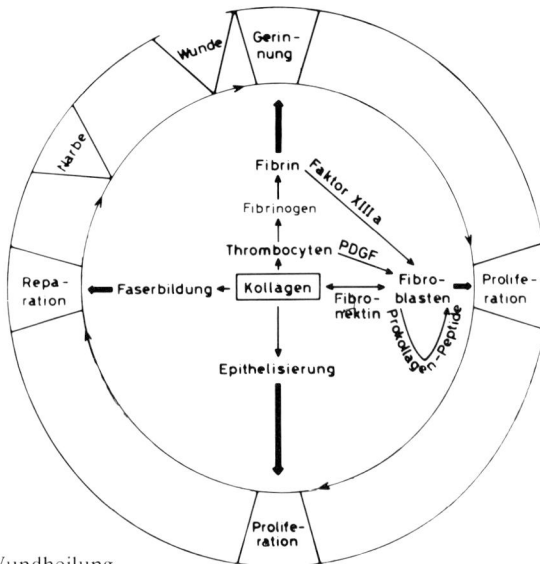

Abb. 5. Kollagen als Regulativ der Wundheilung

Im Mittelpunkt des Diagramms steht das Kollagen, um welches sich kreisförmig die Wundheilungsphasen ziehen, beginnend mit der Gewebsverletzung und der Regulation der Gerinnung. Anschließend erfolgen die regulatorischen Einflüsse auf die Fibroblasten, die Beeinflussung der Epithelisierung und schließlich während der Reparationsphase die Kollagenneosynthese und deren Beeinflussung und abschließend die Narbenbildung und Wiederherstellung der mechanischen Belastbarkeit des Gewebes [16].

Immunologische Beeinflussung des Kollagenstoffwechsels

Es ist bekannt, daß es bei der Narbenbildung zu einer überschießenden Kollagenproduktion kommen kann, von der hypertrophen Narbe bis hin zum Keloid. Auch das Krankheitsbild der Sklerodermie ist durch eine erhöhte Kollagenproduktion geprägt. Andererseits kann man sich vorstellen, daß die Wundheilung durch Zugabe von Kollagen beschleunigt werden könnte, nachdem die regulative Wirkung des Kollagen erkannt wurde. In zahlreichen Untersuchungen konnte das von einem amerikanischen Arbeitskreis [17] und von uns [18] gezeigt werden. Es erfolgt aber keine überschießende Narbenbildung, wie man vielleicht vermuten könnte. Kollagen als Protein besitzt antigene Eigenschaften, die allerdings sehr schwach ausgeprägt sind [19]. Es ist aber denkbar, daß es bei mehrmaliger Applikation von Kollagen zu einer Antigen-Antikörper-Reaktion kommen kann. Wenn eine derartige Reaktion mit exogenem Kollagen eintreten kann, dann müßte entsprechend auch umgekehrt das endogene Kollagen mit einem gegen Kollagen gerichteten exogenen Antikörper reagieren.

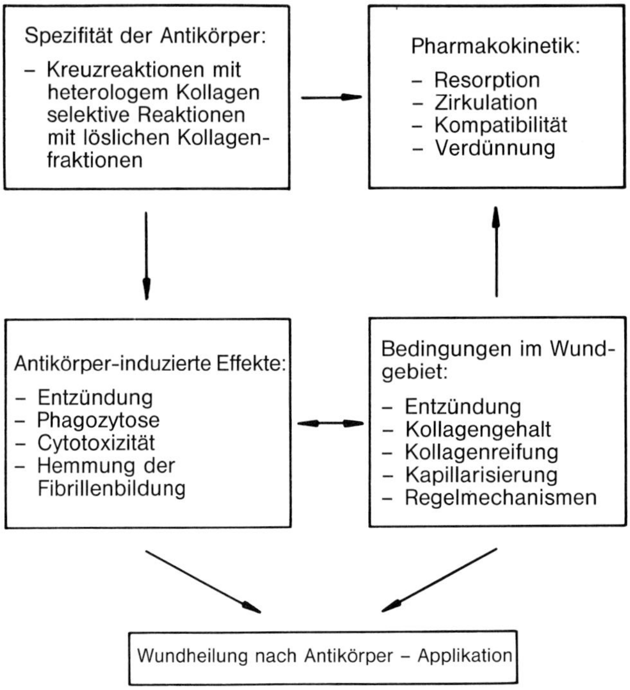

```
┌─────────────────────────┐         ┌─────────────────────────┐
│ Spezifität der Antikörper: │         │ Pharmakokinetik:        │
│ – Kreuzreaktionen mit    │────────▶│ – Resorption            │
│   heterologem Kollagen   │         │ – Zirkulation           │
│   selektive Reaktionen   │         │ – Kompatibilität        │
│   mit löslichen Kollagen-│         │ – Verdünnung            │
│   fraktionen             │         │                         │
└─────────────────────────┘         └─────────────────────────┘
            │                                    ▲
            ▼                                    │
┌─────────────────────────┐         ┌─────────────────────────┐
│ Antikörper-induzierte Effekte:│   │ Bedingungen im Wund-    │
│                         │         │ gebiet:                 │
│ – Entzündung            │         │ – Entzündung            │
│ – Phagozytose           │◀───────▶│ – Kollagengehalt        │
│ – Cytotoxizität         │         │ – Kollagenreifung       │
│ – Hemmung der           │         │ – Kapillarisierung      │
│   Fibrillenbildung      │         │ – Regelmechanismen      │
└─────────────────────────┘         └─────────────────────────┘
              ╲                    ╱
               ╲                  ╱
                ▼                ▼
        ┌──────────────────────────────────────┐
        │ Wundheilung nach Antikörper – Applikation │
        └──────────────────────────────────────┘
```

Abb. 6. Wichtige Faktoren und Wechselwirkungen, die eine Wundheilung nach Antikörperapplikation beeinflussen

Diesen Gedankengang haben wir verfolgt. Kollagenspezifische Antikörper vom Kaninchen zirkulieren nach systemischer, intraperitonealer Applikation bei der Ratte frei in der Blutbahn [20]. Diese gegen lösliches, also neugebildetes Kollagen gerichteten Antikörper werden von der unlöslichen Kollagenfaser nur in geringem Maß ohne Reiz oder Schädigung gebunden, wie frühere in-vitro-Untersuchungen von verschiedenen Autoren gezeigt haben [21]. Das heißt aber, die Antikörper werden im Organismus nur dort reagieren, wo vermehrt lösliches Kollagen vorhanden ist. Hier kommt es dann zur Bildung des Antigen-Antikörper-Komplexes mit allen seinen klassischen Immunfolgereaktionen (Anaphylaxie, Phagozytose). Auf Fibroblasten wirken derartige Antikörper zytotoxisch, sie hemmen außerdem in vitro die Fibrillen-Bildung des Kollagen (Abb. 6); [22, 23].

Von diesen Tatsachen ausgehend wurden an Ratten Hautwunden gesetzt und zu verschiedenen Zeiten nach der Wundsetzung intraperitoneal Antikörper gegen lösliches Kollagen injiziert. Zur objektiven Beurteilung erhielten Kontrolltiere entsprechende Proteininjektionen. Meßparameter waren die Wundfestigkeit und das freie Hydroxyprolin im Serum. Histologische Präparate aus dem Wundareal sollten eventuelle Entzündungsreaktionen dokumentieren.

Bis zum 3. Tag p. op. wurde bei den Versuchstieren keine Beeinflussung im Vergleich mit den Kontrolltieren beobachtet. Bei der Antikörper-Applikation am

7. postoperativen Tag kam es zu einer statistisch erhöhten Wundfestigkeit und einem Abfall des Hydroxyprolin im Serum. Das Ergebnis läßt sich als Potenzierung der Kollagen-Synthese, als Folge einer entzündlichen Immunreaktion erklären, wobei der zytotoxische Effekt der Antikörper auf die Fibroblasten einen Kollagen-Abbau verhindert. Wie wir vorher zeigen konnten, führt die Zufuhr von Kollagen zu einer erhöhten Wundfestigkeit. Bei Applikation der Antikörper am 14. Tag beobachten wir eine statistisch gesicherte Verminderung der Wundfestigkeit bei unverändertem Hydroxyprolin-Spiegel. Zu diesem Zeitpunkt wird bereits ausreichend Kollagen im Wundgebiet gebildet, so daß eine gewisse Grundfestigkeit vorhanden ist. Der Antigen-Antikörper-Komplex verhindert nun die Quervernetzung des Kollagen, wie wir aus in-vitro-Versuchen wissen. So ist die verminderte Wundfestigkeit zu erklären. Der Turnover bzw. Abbau des Kollagen scheint davon nicht beeinflußt zu sein, da sich der Hydroxyprolin-Spiegel nicht verändert. Wir können also mit der systemischen Applikation von Antikörpern gegen lösliches Kollagen, je nach der Stoffwechsellage, einen hemmenden oder fördernden Einfluß auf den Kollagenstoffwechsel ausüben und zwar gezielt dort, wo es im Organismus zu einem besonders intensiven Kollagenumsatz kommt. Sicher bedarf es, bis es zu einer allgemeineren therapeutischen Anwendung dieses Prinzips kommt, einer umfangreichen Studie über die Wirkungsabhängigkeit von der Antikörperkonzentration, dem Zeitpunkt der Applikation und den Reaktionen auf wiederholte Applikation.

Durch die speziesunspezifische Kreuzreaktion der Kollagen-Antikörper und ihre mögliche systemische Applikation sowie die gezielte Reaktion mit dem löslichen Kollagen ist die therapeutische Anwendung auf breitester Basis gegeben. Mit diesem Prinzip ist es erstmalig möglich, entzündliche Prozesse mit einer nachfolgenden pathologischen Bindegewebsneubildung (rheumatische Arthritis, Leberzirrhose und Lungenfibrose in den Frühstadien) spezifisch zu beeinflussen.

Literatur

1. Pott G, Gerlach V (1980) Diagnostic significance of connective tissue enzymes. Enzyme 25:394–406
2. Nagelschmidt M, Unger Th, Struck H (1979) Purification and properties of a collagen peptidase (PZ-peptidase) from rabbit serum. Biochim Biophys Acta 571:105–111
3. Struck H, Nagelschmidt M (1977) Hydroxyprolinfraktionen im Blut. J Clin Chem Clin Biochem 15:625–628
4. Dombrowa B, Struck H, (1981) Free hydroxyproline in serum: method and clinical application. J Clin Chem Clin Biochem. 19:8
5. Samuelsson B (1982) Die Leukotriene. Angew Chem 94:881–889
6. Moussawi M, Steltman W, Benfer J, Struck H (1978) Einfluß des Faktor XIII auf Wund- und Knochenbruchheilung. Aktuelle Chirurgie 13:219–224
7. Struck H, Nagelschmidt M, Viell B (1983) Faktor XIII und Reparationsvorgänge. In: Brückner WL Gerinnungsfaktor XIII, Urban & Schwarzenberg, S. 23–41
8. Nagelschmidt M, Unger Th, Struck H (1979) Proteolytische Enzymaktivitäten während der posttraumatischen Entzündungsphase. Tagung der Arbeitsgruppe für Bindegewebsforschung, Frankfurt, 24. 3. 1979

9. Birnbaum R (1979) Enzymaktivität bei Ratten vor und nach Wundsetzung. Dissertation. Med. Fakultät der Universität Köln
10. Dresow B, Delbrück A (1984) The isolation and activity of growth-stimulating factors from human platelets. J Clin Chem Clin Biochem 22:527-533
11. Chang C, Honck JL (1970) Demonstration of the chemotactic properties of collagen. Proc Soc exp Biol Med 134:22-26
12. Huey J, Narayanan HS, Jones K, Page RC (1980) Effect of epidermal growth factor on the synthetic activity of human fibroblasts. Bioch Biophys Acta 632:227-233
13. Johnson RL, Ziff M (1976) Lymphokine stimulation of collagen accumulation. J Clin Invest 58:240-252
14. Korn JH, Haluschka PV, Le Roy EC (1980) Mononuclear cellmodulation of connective tissue funktion. J Clin Invest 65:543-554
15. Struck H (1982) Isoenzyme der alkalischen Phosphatase. Deutscher Chirurgenkongreß, München
16. Struck H (1981) Regulationsfunktionen des Kollagens während der Wundheilung. In: Eckert P, Häring R: Wundheilung. „Bibliomed" Med Verlagsges, Melsungen, S. 15
17. Klein C, Weiss PH (1966) Induced connective tissue metabolism in vivo: Reutilization of pre-existing collagen. Proc nat Acad Sci 56:277
18. Hernández-Richter, Struck H (1964) Experimentelle Untersuchungen über die Beeinflussung der Wundheilung durch lösliches Kollagen. Münchn Med WSchr 106:310
19. Struck H (1976) Immunological investigation of antigenicity and specificity of suluble collagen fractions IV Anaphylaxis and allergy experiments. Eur surg Res 8:243
20. Pillukat Th (1984) Immunologische Beeinflussung der Wundheilung. Dissertation 1984. Med Fakultät der Universität Köln
21. Balleisen L, Nowack H, Gay S, Timpl R (1979) Inhibition of collagen-induced platelet aggregation by antibodies to distinct types of collagens. Biochem J 184:683-687
22. Duksin D, Maoz A, Fuchs S (1975) Differential cytotoxic activity of anticollagen serum on rat osteoblasts and fibroblasts in tissue culture. Cell 5:83-86
23. Hisa S, Suzuki Y (1959) A study on the antigenicity of collagen. Observation on the species spezifity of the collagen as antigen. Acta pathol Jpn 9:499-500

Neue Ergebnisse der biochemischen Morphologie der Wundheilung

J. LINDNER †

Einleitung

Wundheilung ist ein Prozeß des gefäßhaltigen Bindegewebes, der durch mechanische (operative), physikalische, thermische und chemische Gewebsschädigungen ausgelöst wird. Lokalisation, Art und Ausmaß dieser Schädigung bestimmen alle Phasen des Wundheilungsablaufes. Die Wundsetzung zerstört die Kontinuität intakter Gewebsstrukturen. Oberflächliche Wundsetzungen können ohne wesentliche morphologisch nachweisbare Folgen abheilen. In der Regel führen Wundsetzungen zu Nekrosen der betroffenen Zellverbände und ihrer Zwischensubstanzen, die resorbiert und repariert werden, zumeist mit Narbenbildungen bei Verletzungen bindegeweiger und parenchymatöser Organe, wenn deren normale Ausgangsstruktur nicht wiederhergestellt werden kann. Das gilt für die Haut (z. B. keine oder nur unzureichende Reparation der Hautanhangsgebilde, der cutanen und subcutanen Strukturen etc.) wie für Schleimhäute (z. B. des Gastrointestinal-, Respirations-, Urogenitaltraktes u. a.) und insbesondere für Parenchymwunden und -schäden (Leber, Niere, Herz, Gehirn u. a.). Obligat postmitotische Zellen sind nicht ersetzbar, fakultativ postmitotische Zellen nur unvollständig, wenn ihr Ansatz-Grundgerüst zerstört ist (z. B.: an der Leber). Im Rahmen der bisher am meisten untersuchten Wundheilung der Haut können abhängig von verschiedenen Faktoren reife oder hypertrophe Narben, aber auch Keloide entstehen.

Der mehrphasige Wundheilungsablauf beginnt unmittelbar nach Wundsetzung. Die Einzelphasen überlappen sich bei primärer, erst recht bei sekundärer Wundheilung, deren zeitliche und kausale Zusammenhänge mit modernen Methoden der Bindegewebsgrundlagenforschung weiter aufgeklärt sind [9, 28, 35, 41, 43].

Unmittelbare Wundfolgen

Blutung und Gerinnung

Die Wundsetzung führt durch Zusammenhangs-Durchtrennungen der Blutgefäße zur sofortigen Blutung.

Es folgt die Blutstillung durch kombinierte und koordinierte Reaktionen der Gefäßwand, des Gewebes, der Thrombozyten und Blutgerinnungsfaktoren mit Abdichtung der verletzten Gefäße und deren Kontraktion (u. a. durch nervale reflektorische Prozesse und durch Bildung vasoaktiver Peptide).

Die Thrombozytenaggregation an den verletzten Gefäßen, insbesondere an ihren Endothelien und dem subendothelialen Kollagentyp III (an Kapillaren auch am Kollagentyp IV) führt zur Verformung, Degranulierung und Freisetzung von ADP, von biogenen Aminen (Adrenalin, Noradrenalin, Serotonin), von Prostaglandinen, von zahlreichen Hydrolasen, insbesondere Proteasen und Glykosidasen, des Plättchenfaktors 3 u. a.). Zusammen mit der Freisetzung von Gerinnungsfaktoren aus dem verletzten Gewebe (Gewebefaktor III, Plasminogenaktivator, Fibrinopeptid B u. a.) startet die *Gerinnungskaskade:* Prothrombin wird zum proteolytisch aktiven Thrombin, das Fibrinogen als Substrat angreift, aus dem Fibrin entsteht. Es bildet mit Fibronektin Komplexe, welche die Abdichtung der verletzten Gefäße sowie die Ausbildung intra- und extravaskulärer Fibrinnetze bedingen. Zu den gerinnungsfördernden Faktoren gehören auch sulfatierte Glykosaminoglykane (GAG) der Bindegewebsgrundsubstanz und insbesondere das bei Wundsetzung aus Mastzellen freigesetzte Heparin. Die bei Mastzellen-Degranulierung freiwerdenden Granula enthalten hochwirksame Mediatoren und Modulatoren der posttraumatischen Entzündung und Wundheilung, chemotaktische Faktoren für Granulozyten, Serotonin, zahlreiche Hydrolasen etc. So werden für Blutgerinnung und Fibrinolyse verantwortlichen Enzyme (Thrombin bzw. Plasmin) aus inaktiven Vorstufen durch in Blut und Gewebe lokalisierte Aktivatoren bei Wundsetzung und Zellschädigung aktiviert und damit das physiologische Gleichgewicht zwischen Gerinnung und Fibrinolyse im Wundfeld nachhaltig gestört [9, 14, 23, 28, 31, 41, 51, 66].

Fibronektin

Die Bedeutung von Fibronektin bei Wundheilung wie in der Physiologie und Pathologie des Bindegewebes ist in den letzten Jahren genauer geklärt worden [9, 14, 31, 51, 65].

Fibronektin ist im Plasma (= kälteunlösliches Globulin) und an der Oberfläche zahlreicher Zellen vorhanden und wird wegen seiner Fähigkeit, mit Kollagen und Fibrin Bindungen einzugehen, als Fibronektin bezeichnet. An der Oberfläche zahlreicher Zellen des Wundfeldes gelegene Fibronektine bilden ein fibrilläres Netzwerk im Zusammenhang mit weiteren Komponenten der Zelloberflächen, insbesondere mit Proteoheparansulfat und Prokollagen. Dieses perizelluläre Netzwerk bedingt eine geordnete Anordnung von Membranproteinen, die auch ins Zellinnere übertragen wird und im Zusammenhang mit Ausrichtungen des Zytoskeletts steht. Fibronektin wird von vielen Zellen gebildet, besonders von Fibroblasten, Endothelien und Makrophagen unter physiologischen Bedingungen, wesentlich verstärkt bei Wundheilung der verschiedenen Gewebe und Organe. Fibronektin-Fibrin-Komplexe fördern die Anhaftung, Bindung, Ausbreitung und Migration dieser Zellen (auch epidermaler Zellen), bilden die erste Abdichtung der Wunde und damit ihren Schutz gegen Infektion und sind mitverantwortlich für die erste Wundkontraktion sowie für zahlreiche Einzelschritte des Wundheilungsbeginns. So fördert Fibronektin auch die Phagozytose von Mikro- und Makrophagen und stimuliert die Proliferation von Zellen des Wundfeldes. Durch seine Adhäsionsförderung von Zellen, an deren Oberfläche Fibronektin liegt, ist es für Zell-Zell-, Zell-Matrix- und insbesondere für Zell-Kollagen-*Interaktionen* wesentlich (einschließlich der Migration und Proliferation von Endothelien für die rasch nach Wundsetzung beginnende Kapillarisierung: weiteres dazu s. u.). Die Zell-Matrix-Interaktionen erfolgen über Kollagen- und Laminin-Rezeptoren (abhängig vom Zelltyp). Fibronektin wird wie Fibrin bei Fibrinolyse gespalten (s. Plasmin). Die Fibronektin-Bildung durch neutrophile Granulozyten und durch Makrophagen fördert die Mikro- und Makrophagozytose im Wundheilungsbeginn und -verlauf. Auch in den weiteren Wundheilungsphasen ist Fibronektin wegen seiner Stimulierung von Migration, Proliferation und Funktion der Zellen des Wundheilungsgranulationsgewebes (s. o.) wesentlich [9, 11, 14, 22, 23, 28, 31, 35, 41, 51, 52, 65–67] (Tabelle 1).

Tabelle 1. Exsudative und katabole Sofortreaktion bis zur 48. Std. nach Wundsetzung und Wundheilungsbeginn

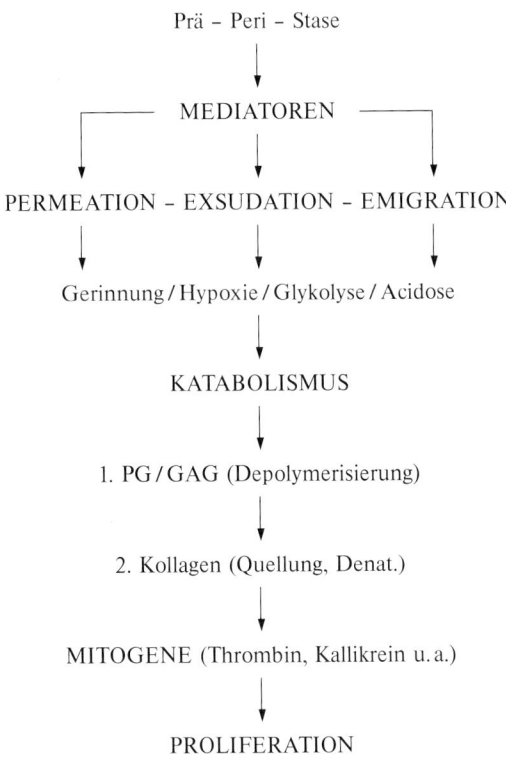

Prä-, Post- und Peristase

Die unmittelbar nach Wundsetzung eintretenden Veränderungen der *Mikrozirkulation,* die als Prästase, Stase, Poststase und Peristase bezeichnet werden, sind im Zusammenhang mit der Permeatioserhöhung durch Mediatoren wie Histamin, Serotonin, Kininen, Prostaglandinen u. a. Faktoren zu sehen. Die Vasokonstriktion im Wundgebiet beginnt Sekunden nach der Verletzung, dauert wenige Minuten, ist gefolgt von einer Vasodilatation (mit Maximum nach 10 Minuten und Dauer von einigen Stunden) mit anschließender Stase bzw. Peristase, Plasma- und Erythrozyten-Austritten. Dadurch kommt es zur lokalen *Hypoxie* mit Erhöhung der CO_2-Spannung und zur Azidose und zum *Wundödem,* an der Gefäßwand zur „Sticking"-Reaktion mit Ankleben von Thrombozyten, Granulozyten und Erythrozyten am Endothel, unter Schädigung desselben, mit Freisetzung von Mediatoren, einschließlich der Bildung chemotaktischer Faktoren, mit weiterer Aktivierung der Histaminsekretion, der Prostaglandinbildung, ihrer Transformation, zur Freisetzung von Leukotrienen etc. [9, 23, 28, 35, 41, 55, 61–63, 66, 67]. So ist die terminale Strombahn primärer Aktions- und Rekationsort bei Wundheilungsbeginn unmittelbar nach Wundsetzung (Tabelle 1). Sludge-Phänomene und alle genannten Störungen der Mikrozirklulation sind nicht nur auf die ersten Sekunden, Minuten oder Stunden nach Wundsetzung beschränkt, sondern können sich im Wundheilungsablauf, insbesondere bei gestörter Wundheilung wiederholen [9, 22, 35, 41, 55, 62, 65–67].

Zellschädigung

Die Wundsetzung führt zu Veränderungen der Zell- und Gefäßoberflächen, zu Schädigungen der Organellen der Zellen mit Zunahme des Natrium- und Wassergehaltes bei Abnahme des Kalium- und Magnesiumgehaltes mit Schwellungen der Mitochondrien bis zu ihrer Auflösung, auch anderer Zellorganellen und -strukturen. Zunächst wird deren Umsatz erhöht, bis auch diese Reaktion auf Zellschädigung nicht mehr reversibel ist. Die Zellen sterben ab und müssen ersetzt werden. Schädigungsbedingte Erhöhungen der Glykolyserate und der Laktatbildung mit entsprechender pH-Senkung, Abfall intrazellulärer ATP-Konzentrationen führen mit intra- und extrazellulären Proteolysen zum Zusammenbruch des Zellstoffwechsels mit Membranschädigungen und -auflösungen, Freisetzung insbesondere lysosomaler Enzyme in den Extrazellularraum mit beginnenden Auflösungen der Grundsubstanz-Aggregate und ihrer Interaktionen zum Fasersystem, speziell zum Kollagen. Diese *Veränderungen der makromolekularen Überstruktur* der bindegewebigen Extrazellularsubstanz werden als „Entmischung" bezeichnet. Dadurch werden wiederum die Zell-Matrix-Interaktionen geschädigt und die beschriebenen Phasen der Zellschädigung verstärkt [9, 34–37, 41, 48, 56].

Durch Zellmembranschädigungen werden die Prostaglandinsynthese und -sekretion erhöht (desgleichen durch Bradykinin, Acetylcholin, Histamin u. a.). Heparin der freigesetzten Mastzellengranula hemmt die Aktivierung des Faktors IX durch den aktivierten Faktor XI und die Aktivierung des Faktors VIII durch den aktivierten Faktor IX.

Irreversible Zell- und Matrix-Schädigungen im Wundgebiet führen zum Abbau durch Hydrolasen. Die löslichen niedermolekularen Abbauprodukte unterhalten und fördern den weiteren Katabolismus (und Anabolismus) im Wundfeld [9, 18, 23, 28, 34, 35, 41, 45, 56, 61, 62].

Permeation und Exsudation

Durch die genannten Schädigungen der terminalen Strombahn mit Permeationserhöhung kommt es zur Ausbildung des entzündlichen Wundödems, welches die vorgenannten „Entmischungsprozesse" (= Veränderungen der makromolekularen Überstruktur der Matrix) verstärkt und über eine Desaggregation, Depolymerisierung und Dekompensation den Matrixabbau einleitet, durch Mitbeteiligung der intrafibrillären Kittsubstanz auch den Kollagenabbau (Tabelle 1, Abb. 1; [8, 9, 15, 16, 28, 34-37, 41, 43, 46-48, 55, 56]).

Peristaseprozesse, Wundödem und Gewebsazidose werden durch o. g. vasoaktive Substanzen fortlaufend gesteigert = akute Entzündung [9, 23, 26, 28, 35, 41, 55, 56, 60, 65, 67].

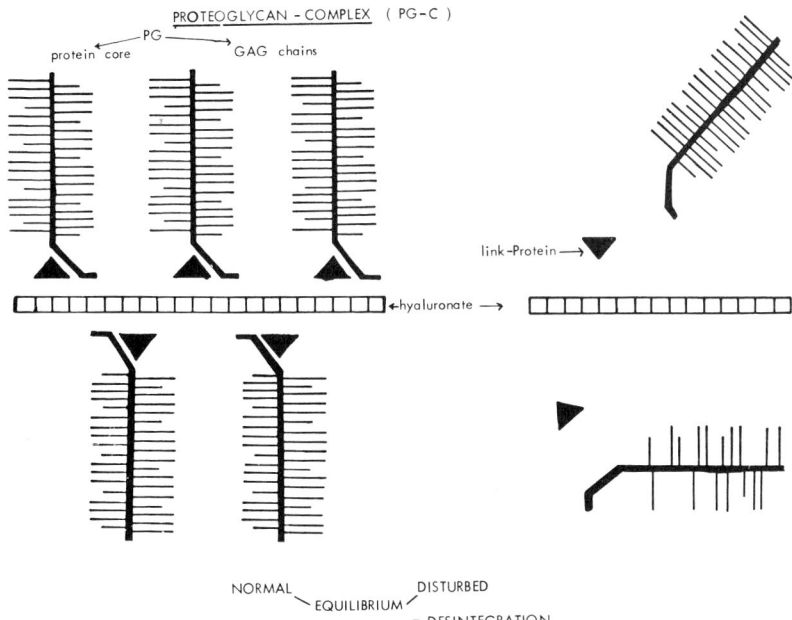

Abb. 1. Schematische Zusammenfassung der sog. „Entmischungs-Prozesse" (= der Veränderungen des makromolekularen Struktur-Gleichgewichtes der Grundsubstanz-Proteoglykan-Aggregate bzw. -Komplexe), die ihren Abbau durch Substrat-spezifische Enzyme einleiten

Permeations- und Exsudationsprozesse betreffen alle Wandbestandteile der Kapillaren sowie der prä- und postkapillären Gefäße, insbesondere ihre subendothelialen *Basalmembranen* mit Erweiterung des subendothelialen Raumes (Abb. 2) durch Teilnahme seiner Matrixbestandteile (Kollagentyp IV, aber auch III, Proteoglykane und Glykoproteine) an der entzündlichen Schwellung und Hydratation im Wundfeld.

So verstärken die aus den geschädigten Zellen freigesetzten Substanzen (Kinine, Prostaglandine, Histamine, Serotonin, Polypeptide, zytoplasmatische und lysosomale Hydrolasen etc.) die Reaktionen der terminalen Strombahn mit Zunahme der Permeation und des Wundödems (unter Einstrom von Blutplasma und Thrombozyten in den Extrazellularraum). Die hydrolytisch entstandenen niedermolekularen Spaltprodukte sind osmotisch wirksam. Der kolloidosmotische Druck im perivaskulären Bindegewebe des Wundfeldes wird erhöht. So führen die „Entmischungsprozesse" der Matrix über Desaggregation und Depolymerisierung der Proteoglykan-Aggregate zur Einleitung ihres Abbaues, auch der intrafibrillären Kittsubstanz, der Kollagenfasern mit Faserschwellung und damit beginnendem Kollagenabbau (s. u.) [4, 8, 9, 30, 34, 35, 40–42, 52, 53, 56].

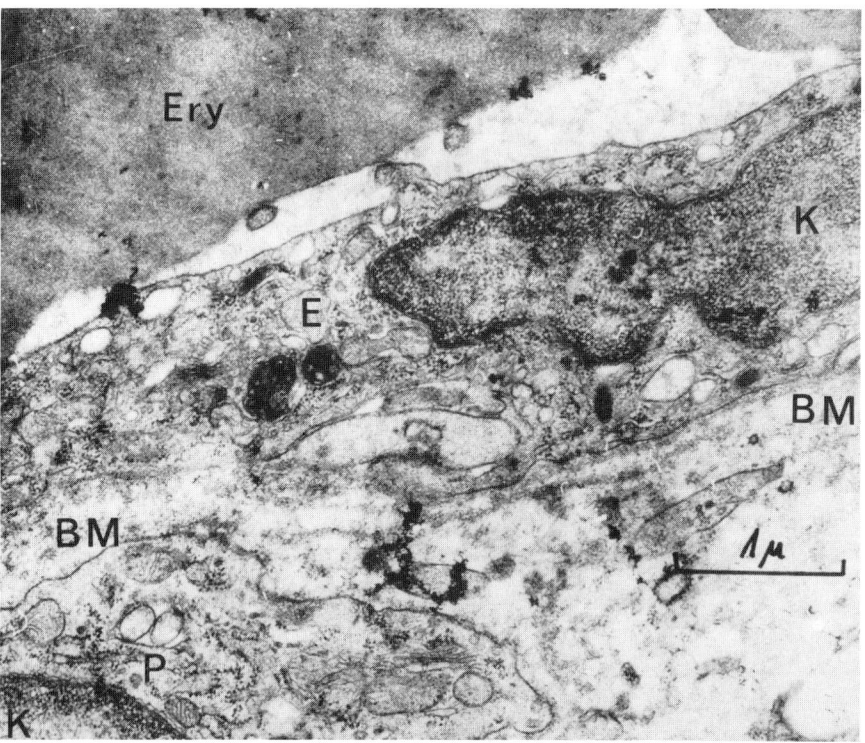

Abb. 2. Beispiele für die initialen Phasen der unmittelbar nach Wundsetzung im Bereich der Mikrozirkulation gesteigerter Permeation mit beginnender Exsudation: Schwellung der Endothelien (E), der kapillären Basalmembran (BM), der Perizyten (P) sowie der perikapillären Bindegewebs-Matrix (Grundsubstanz und Kollagen): elektronenoptisch (Ery = Erythrozyten, K = Kern)

Azidose

Die Gewebsazidose gehört zu den unmittelbaren Folgen der Wundsetzung und ist mit elektrometrischen, kolorimetrischen sowie histochemischen Methoden bereits wenige Minuten nach Wundsetzung nachweisbar. Dieser *primären Azidose* (als Folge der beschriebenen Peristase mit lokalem Sauerstoffmangel und Erhöhung des CO_2-Druckes im Wundgebiet) folgt kontinuierlich oder diskontinuierlich die sekundäre Azidose (durch lokale Konzentrationserhöhung von Milchsäure, Zitronensäure, Brenztraubensäure etc.) als Folge der anaeroben Glykolyse mit schlagartiger Störung der gesamten pH-Wert-Regelung, des Säure-Basen-Gleichgewichtes und damit des Wasserhaushaltes im betroffenen Bindegewebe (sowie seiner Eukolloidalität) [8, 9, 28, 34-37, 40-43, 48, 56]. Dadurch wird die *Molekularsiebfunktion* des dreidimensionalen Proteoglykan-Netzwerkes aufgehoben, weil es durch den physiologischen pH-Wert und die physiologische Elektrolytkonzentration des Bindegewebes garantiert ist. So wird die Auflösung der Proteoglykan-Aggregate im Rahmen der o. g. Entmischung gefördert, bis einzelne Hyaluronsäureschleifen mit anhängenden Proteoglykanen resultieren, dann deren Abspaltung und schließlich die Spaltung der GAG-Ketten im Rahmen des weiteren Abbaues (Abb. 1); [9, 41].

Mediatoren

Bei Wundheilung (= posttraumatische Entzündung) werden wie bei jeder Entzündung durch die primären katabolen Prozesse verstärkt Entzündungsmediatoren frei, die Ausmaß und Verlauf der Wundheilung entscheidend mitbestimmen [1, 9, 23, 28, 41, 44-46, 48, 52, 55, 61, 62, 65, 67] (Tabelle 1). Die aus Mikro- und Makrophagen wie aus den geschädigten Zellen des Wundfeldes freigesetzten Mediatoren (Histamin, Serotonin, vasoaktive Substanzen wie Acetylcholin, Zell- bzw. Kernabbauprodukte wie Adenin, ADP, weitere Polypeptide, Kinine, Prostaglandine, Bradykinin, Kallidin u. a.) verstärken die Einzelprozesse des primären Katabolismus im Wundheilungsbeginn (einschließlich der Bestandteile von Mastzellen-Granula, im Zusammenhang mit Leukotrienen, Thromboxanen etc.). Einige Substanzen sind mitogen (u. a. Thrombin im Zusammenhang mit Faktor XIII, Leukotaxine, Proteasen wie Plasmin und Kallikrein u. a. beim Abbau freiwerdende Substanzen, die den Kata-und Anabolismus im Wundfeld verstärken (gegenüber der physiologischen Ausgangslage vor Wundsetzung) [4, 7, 9, 11, 28, 30, 44-46, 49-52, 55, 61, 62, 67] (Tabelle 1). Durch Blockierung unspezifischer Protease-Inhibitoren sowie von Hemmern des Proteoglykan- und Kollagen-Abbaues wird der Matrixabbau im Wundfeld zunehmend gefördert. Gerinnung, Exsudation, Azidose, Ischämie, Nekrose, katabole Prozesse sowie Emigration erreichen im Wundgebiet somit in kürzester Zeit nach Wundsetzung ihren Höhepunkt [9, 18, 26, 28, 34-37, 41, 48, 55, 56, 65] (Tabelle 1, Abb. 1).

Emigration und Migration

Nach Blutflüssigkeit und Erythrozyten treten zunächst Granulozyten, dann mononukleäre Rundzellen aus, die auch in den ersten 24 Std. im Wundfeld nachweisbar sind und am 4. Tag nach Wundsetzung zumeist ihr Maximum erreichen [13, 18, 23, 28, 35, 41, 56, 59, 60, 65]. Durch spezielle autoradiographische Methoden der Vor- und Nachmarkierung mit ^{3}H-Thymidin ist der Anteil hämatogener Rundzellen an den Zellpopulationen im Wundfeld eher und zahlreicher nachweisbar, als früher angenommen wurde [9, 11, 13, 17, 27, 35-38, 40-46, 48].

Margination, Emigration, Migration und Chemotaxis der Zellen des Wundfeldes werden durch verschiedene Substanzen beeinflußt (hämatogene Monozyten u. a. durch den Thrombozytenfaktor IV, Fibronektin, die Kollagentypen IV und V, Laminin u. a.).

Insbesondere Fibronektin fördert die *Chemotaxis* auch von Fibroblasten und Endothelien. Chemotaxis ist die gerichtete Motilität und deren Steigerung durch chemische Reize. Neutrophile Granulozyten sezernieren bei Wundheilung nach Stimulierung Faktoren mit Beziehung zum Fibronektin und zu ihrer Migration. Chemotaxis und Chemokinese werden unterschieden (bei letzterer wird die Geschwindigkeit der Zellwanderung ohne Änderung der Richtung modifiziert). Die gerichtete Wanderung von Granulozyten und Monozyten entlang eines Gradienten der chemoattraktiven Substanz stellt einen Komplex von Serien biochemischer Phänomene dar, welche die Erkennung biochemischer Signale durch Zellmembranen erfordert (mit folgender Stimulierung energiebildender Prozesse in der Zelle und ihrer Translation durch zelluläre Strukturelemente = Zytofilamente). Insgesamt entsprechen diese Adaptationen der Zellen an lokale Änderungen der Konzentration von Reizen der induktiven und adaptiven Enzymsynthese (weiteres dazu s. u.). Somit ist ein intaktes *Phagozytensystem* für die katabole Phase der Wundheilung, für Migration, Chemotaxis und Chemokinese erforderlich. Zu den molekularen Ereignissen auf der Ebene der Plasmamembran gehören Interaktionen zwischen Reizen und Zelloberfläche (mit Kalzium-Ionen-Änderungen, Modifikationen des Membranpotentials, Aktivierung des Phospholipidumsatzes etc. mit wundheilungsfördernden und -modulierenden Wirkungen, auch in Abhängigkeit von Sauerstoff-Metaboliten). Mikro- und Makrophagen antworten im Wundfeld auf o. g. Substanzen und Reize mit Migration, Sekretion ihrer Inhaltsstoffe, Endozytose, Phagozytose, Aktivierung der Atmung, Bildung von Mediatoren etc. Zu den Intermediärprodukten der Sauerstoffreduktion gehören Sauerstoffradikale. Durch die Wirkung der Intermediärprodukte der Sauerstoffreduktion bei Wundheilung werden Permeation, Adhäsion der Mikro- und Makrophagen am Endothel, Histaminsekretion, Prostaglandinbildung, Thrombozytenreaktionen etc. gefördert (einschließlich der Arachidonsäure-Kaskade mit weiterer Bildung chemotaktischer Faktoren bzw. Peptide in Plasma und Gewebe mit erhöhten Interaktionen zwischen Mikro- und Makrophagen, Endothelien sowie weiteren Zell-Zell- sowie Zell-Matrix-Interaktionen). Die Inaktivierung chemotaktischer Faktoren erfolgt durch Regulationen von Protease- und Antiprotease-Aktivitäten im Wundfeld (mit Inaktivierung von Leukotrienen und Transformation von Prostaglandinen unter weiterer Förderung und Modulation der posttraumatischen Entzündung und Wundheilung). Aus Phagozyten werden insbesondere lysosomale Enzyme für den weiteren Katabolismus im Wundfeld freigesetzt, aus Lymphozyten Lymphokine, aus Makrophagen Monokine, aus Plasmazellen Immunglobuline und aus zahlreichen Zellen Prostaglandine, Leukotriene u. a. oben genannte Substanzen. Die Mikrofilamente des *Zytoskeletts* sind für Migration, Polarisierung, Lokomotion und Chemotaxis der Leukozyten wesentlich. Oberflächenrezeptoren bestimmen die Migrationsrichtung (auch von Endothelien vor ihrer Proliferation: weiteres dazu s. u.) [2, 3, 4, 5, 9, 12, 20, 22, 28-31, 36-38, 43-46, 48-50, 52, 53].

Lysosomen

Lysosomen enthalten als membrangebundene Zytoplasmabläschen eine Vielzahl hydrolytischer Enzyme. Ihr pH-Wirkungsoptimum liegt im sauren Bereich, weshalb die primäre und sekundäre Gewebsazidose im Wundheilungsbeginn ihre Wirkung fördert.

Die Synthese lysosomaler Enzyme für den Matrixabbau im Wundfeld (Kollagenasen, Proteasen, Peptidasen, Glykosidasen, Sulfatasen, Nukleasen, Phosphatasen etc.) erfolgt an Membran-ständigen Ribosomen (mit Modifikation des Kohlenhydrat-Anteiles während des Transportes durch das endoplasmatische Retikulum und den Golgi-Komplex, wie bei der Biosynthese von Membran-Glykoproteinen). In Prälysosomen erfolgt die Dissoziation von Rezeptoren und lysosomalen Enzymen, auch zahlreicher Rezeptor-Ligandenkomplexe, die an der Plasmamembran gebildet werden, und die selektive Aufnahme von Substanzen aus dem Extrazellularraum durch Rezeptor-vermittelte adsorptive Endozytose. Nach Abtrennung im Golgi-Komplex werden lysosomale Enzymvorstufen durch Proteasen über eine wechselnde Zahl von Zwischenstufen in reife Enzymformen überführt, beschleunigt bei posttraumatischer Entzündung und Wundheilung (s. auch adaptive und induktive Enzymsynthesen: Abb. 4b). Der Bindegewebsabbau im Wundfeld startet primär extrazellulär durch schlagartige Freisetzung der primären Lysosomen. Sekundäre Lysosomen entstehen durch die intrazelluläre Vereinigung endozytotisch aufgenommener Matrix- u. a. Abbaubestandteile mit den primären Lysosomen für die sekundär folgenden intrazellulären Abbauprozesse (= Heterophagolysosomen). Auch die Autophagolysosomen werden durch verstärkten Abbau zelleigener Strukturen bei der o. g. Zellschädigung im Wundfeld vermehrt [1, 4, 9, 16, 18, 23, 30, 33, 34-37, 40-42, 48, 52-54, 59, 62] (Abb. 3a und b).

Extra- und intrazellulärer Katabolismus

Die Wundsetzung bedingt eine Störung des physiologischen Regelmechanismus zwischen Auf- und Abbau im verletzten Bindegewebe mit primärer Steigerung des Katabolismus und Überwiegen desselben gegenüber der sekundär folgenden Steigerung des Anabolismus, dessen Ausmaß von der Intensität des Kata-

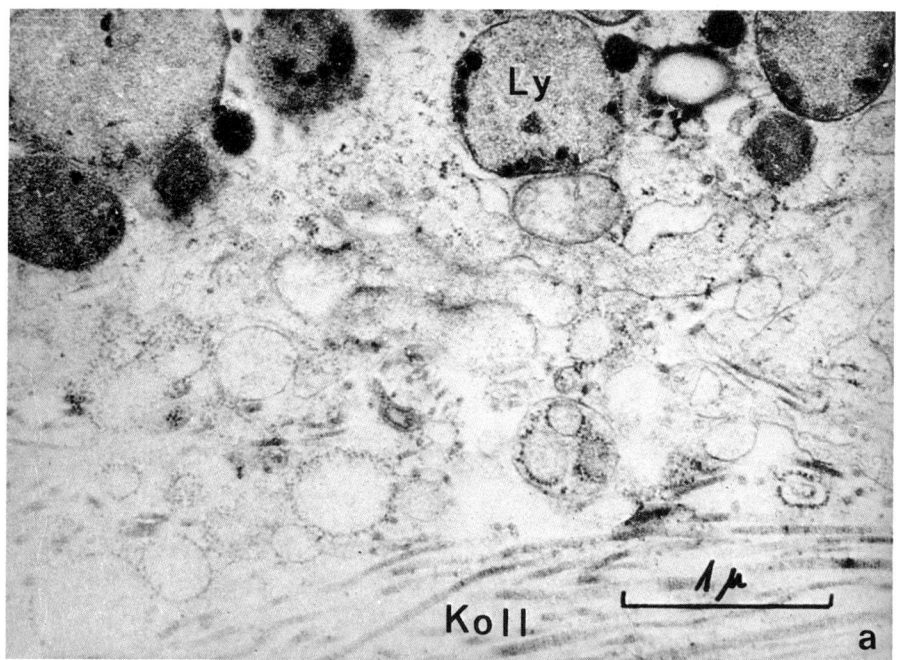

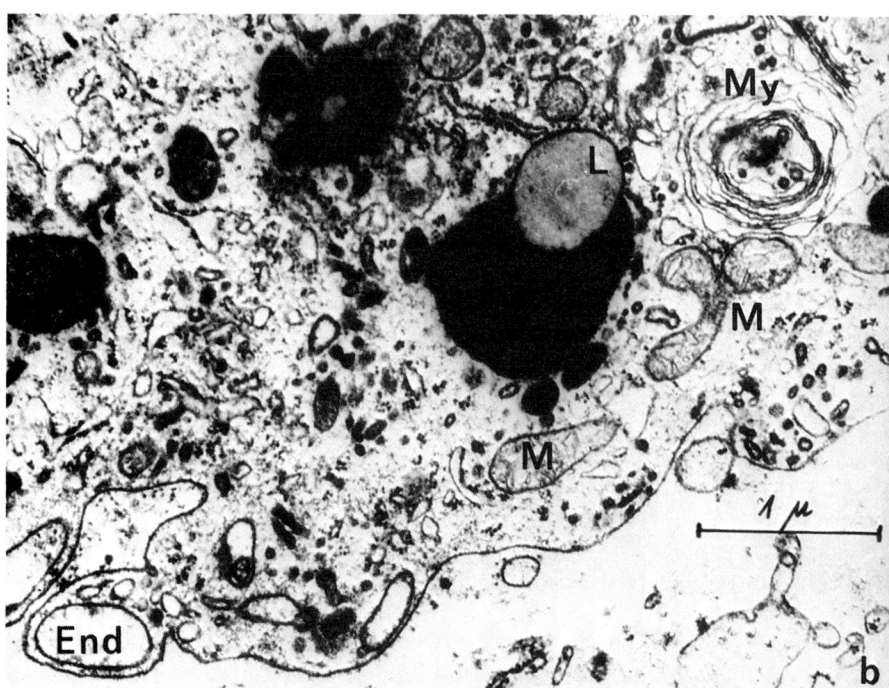

Abb. 3

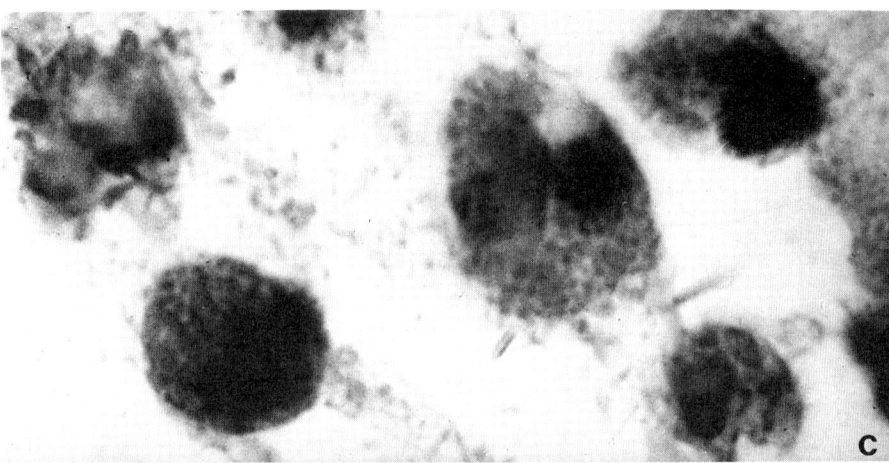

Abb. 3a–c. Elektronenoptische Beispiele des bei Wundheilung primär erhöhten extra- und intrazellulären Katabolismus: **a)** mit extrazellulär ausgeschleusten Lysosomen (Ly) u. a. Organellen zwischen den ödematös aufgelockerten Matrixbestandteilen in der nach Wundsetzung eintretenden Exsudation – bis zum Beginn des Abbaues von Kollagen (= Koll); **b)** Beispiel für die Rezeptor-abhängige adsorptive Endozytose (End), mit typischen Filopodien-artigen Zytoplasma-Ausläufern, ferner vakuoläre Lysosomen mit entsprechenden Einschlüssen, einschließlich der Entstehung von Myelinfiguren (My) im Rahmen des erhöhten Zellorganellen- und Membranabbaues (= Autophagolysosomen-Bildung), neben Lipideinschlüssen (L), geschwollenen Mitochondrien (M) u. a. Organellen; **c)** enzymhistochemisches Beispiel für den Nachweis des am Endabbau der Glykosaminoglykane (GAG) beteiligten Indikatorenzyms, der β-Glukuronidase, in Makrophagen des Wundfeldes, feingranulär intra-, z. T. auch extrazellulär (lysosomalen Strukturen entsprechend)

bolismus im Wundfeld abhängt. Die Grundvorgänge der Pino-, Phago- bzw. Endozytose in Mikro- und Makrophagen sind bei Wundheilung wie bei Entzündung nachweisbar. Die Stoffaufnahme erfolgt durch Ingestion von Zellmembran-umhüllten Substanzen für den weiteren intrazellulären Abbau durch die o. g. Bildung von Phagolysosomen (mit Steigerung von Glykolyse, oxidativen Prozessen, der Bildung und des Verbrauchs von ATP, der Phosphatidsynthese bei Neubildung der kontinuierlich bei Phagozytose verbrauchten Zellmembranen, einschließlich der Peroxidation phagozytierter Substrate und möglicher Reutilisierung von Abbauprodukten für die dem Abbau folgenden anabolen Prozesse: s. u.). Somit kommt es zur lokalen Gewebsreinigung im Wundfeld (mit Abbau von Zell- und Matrix-Bestandteilen). Diese Resorptionsphase dient der Vorbereitung der folgenden Reparationsphase der Wundheilung. Der primär extrazelluläre und sekundär intrazelluläre Abbau ist abhängig von Lokalisation, Stärke und Dauer des Wundheilungsablaufes und bestimmt das Ausmaß des folgenden Anabolismus bzw. der Reparationsphase der Wundheilung. Dieser Ablauf der extrazellulären und folgenden intrazellulären Abbaumechanismen ist in Abb. 4a durch Pfeile angezeigt (in der Zelle sind Abbauprodukte von Kol-

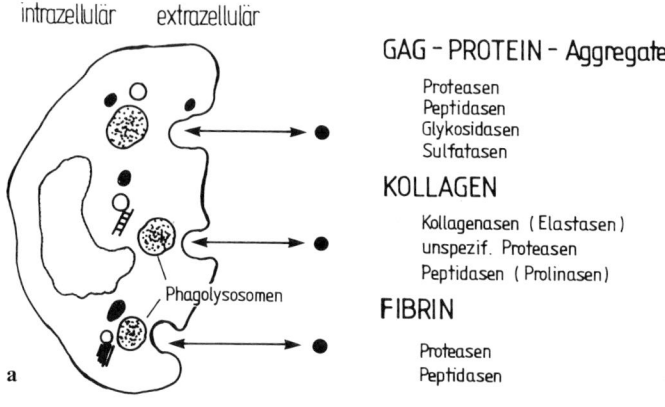
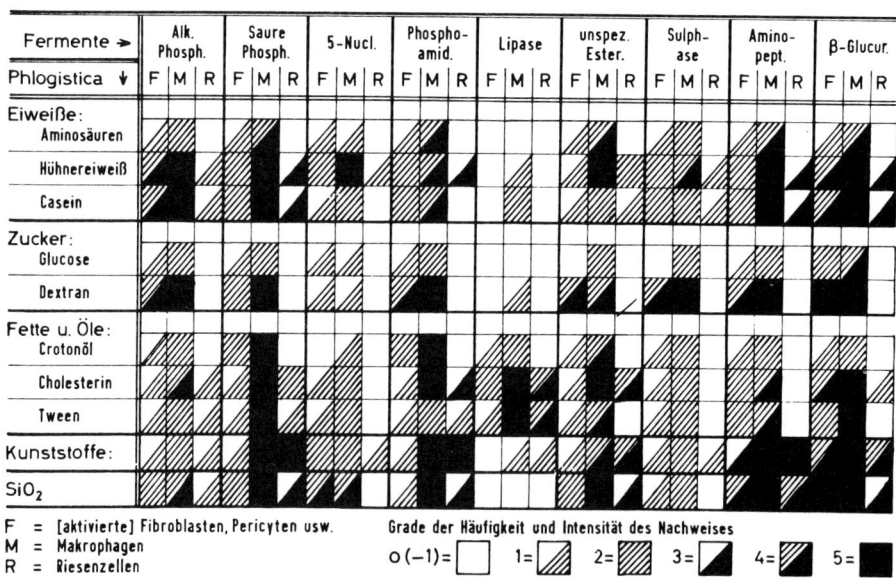

Abb. 4a, b. a) Zusammenfassende Darstellung des extra- und intrazellulären Abbaues der Hauptbestandteile des Wundfeldes durch die jeweils dazu angegebenen Substrat-spezifischen Haupt- Enzymaktivitäten (z. T. sind Fibrin- und Kollagenbruchstücke intrazellulär nachweisbar und deswegen eingetragen: Der intrazelluläre Nachweis von Kollagen mit typischer Periodik ist *stets* Beweis für den intrazellulären Kollagenabbau, weil bei der Kollagensynthese diese Periodik erst bei der extrazellulären Kollagenmontage und -aggregation entsteht: zu den weiteren Einzelheiten, auch zu den Pfeilrichtungen: s. Text); b) zusammenfassende Darstellung enzymhistochemischer Befunde zur sog. induktiven und adaptiven Enzymsynthese an 3 Zellformen des Wund-Granulationsgewebes, mit Abhängigkeit von der unterschiedlichen chemischen Zusammensetzung des durch die Rezeptor-vermittelte Endozytose aufgenommenen Materials (mit semiquantitativer Auswertung von Häufigkeit und Intensität der Enzymnachweise an aktivierten Fibroblasten und Perizyten sowie an Makrophagen und Riesenzellen)

lagen- und Fibrinfasern mit noch erhaltener, jeweils typischer Periodik dargestellt). So führt der „Entmischungsprozeß" über die o. g. Phasen der vermehrten Wasseraufnahme, Viskositätsänderung und Denaturierung von Proteoglykanen und Kollagen schließlich zu deren Abbau durch Substrat-spezifische Enzyme (s. u.) [8, 9, 26, 28, 30, 34–37, 39, 41–44, 48, 54, 56, 59, 62, 65].

Nach enzymhistochemischen Befunden sind an diesen Abbauprozessen nicht nur Mikro- und Makrophagen beteiligt, sondern auch die multipotenten Perizyten, die zu Makrophagen wie zu Fibroblasten modifiziert werden können und aufgrund ihrer Zytoskelettstrukturen und Funktionen Beziehungen zu Myofibroblasten und glatten Muskelzellen besitzen [1, 2, 3, 5, 12, 13, 18, 20, 33, 35, 37, 40–42, 54, 59].

Mit enzymhistochemischen Methoden werden die stärksten Aktivitätssteigerungen von Hydrolasen zunächst an der Wundoberfläche, dann in darunter gelegenen Regionen der Wunde mit Enzymmustern gesehen, deren qualitative und quantitative Auswertung u. a. auch für forensische Zeitbestimmungen praktisch nutzbar gemacht wurde. Quantitative biochemische Analysen haben die enzymhistochemischen Befunde (auch für ursprünglich nicht anerkannte Hydrolasen) bestätigt und erweitert. Dabei ergab sich zusammengefaßt, daß die Aktivitäten von Hydrolasen (aber auch von Oxydoreduktasen und Synthetasen) im Wundfeld gegenüber dem unverletzten benachbarten Gewebe (also auch im Vergleich zur Ausgangslage) bis zur 1. Woche nach Wundsetzung vervielfacht und innerhalb der 2. Woche zusätzlich (gegenüber dem Befund 1. Woche nach Wundsetzung) verdoppelt werden, mit anschließendem Abfall (bezogen auf Gewichtseinheiten bzw. auf den Protein- oder Stickstoffgehalt, aber auch bei Bezug auf den DNA-Gehalt bei späterer Abnahme des Zellgehaltes im Wundfeld) [28, 35, 41].

Grundsubstanz- bzw. Proteoglykan (GAG)-Abbau

Die heutigen Kenntnisse zum Proteoglykan- und Kollagenabbau sind in Abb. 4a zusammengefaßt: Extrazellulärer Start, intrazelluläre Fortsetzung; durch Pfeile sind die zuvor genannten Vorgänge des extrazellulären Startes, der intrazellulären Aufnahme und Fortsetzung des Abbaues angegeben (durch Proteasen, Peptidasen, Glykosidasen, Sulfatasen etc. – mit fermenthistochemischer Lokalisation und quantitativen biochemischen Analysen) [9, 28, 35, 41, 42, 43, 48, 54] (Abb. 3a–c). Einzelheiten zur Geschwindigkeit es Gesamtabbaues der Proteoglykane bzw. GAG, die von der Aktivität von Schrittmacherenzymen abhängen (mit Aktivitätszunahmen beim pathologisch gesteigerten Abbau im Wundgebiet) stammen aus Untersuchungen der Synthese von Proteoglykanen bzw. GAG, ihres intra-, peri- und extrazellulären Pools, der *Rezeptor-vermittelten Endozytose*, der Exozytose u. a. Details. Denn an Zelloberflächen, nicht nur von Fibroblasten, liegen zellspezifische und -unterschiedliche GAG-Muster (insbesondere Heparansulfat, nicht nur an Edothelzellen). 5-Nukleotidase ist das Marker-Enzym für die endotheliale Plasmamembran.

Prinzipiell erfolgt der Abbau von Proteoglykanen und Glykoproteinen (mit primärem Angriff von Serinproteasen) *vor* dem Kollagenabbau, wodurch die

Demaskierung des Kollagens von schützenden Proteoglykanen und Glykoproteinen mit Aktivierung der an Kollagen gebundenen latenten Kollagenase durch Proteasen einsetzt (weit. s. u.).

Kollagenabbau

Durch die genannte Mitbeteiligung der intrafibrillären Kittsubstanz an den Entmischungsprozessen der Grundsubstanz treten Quellungen und Entstabilisierungen der Kollagenfasern mit Demaskierung von ihren Grundsubstanzantei-

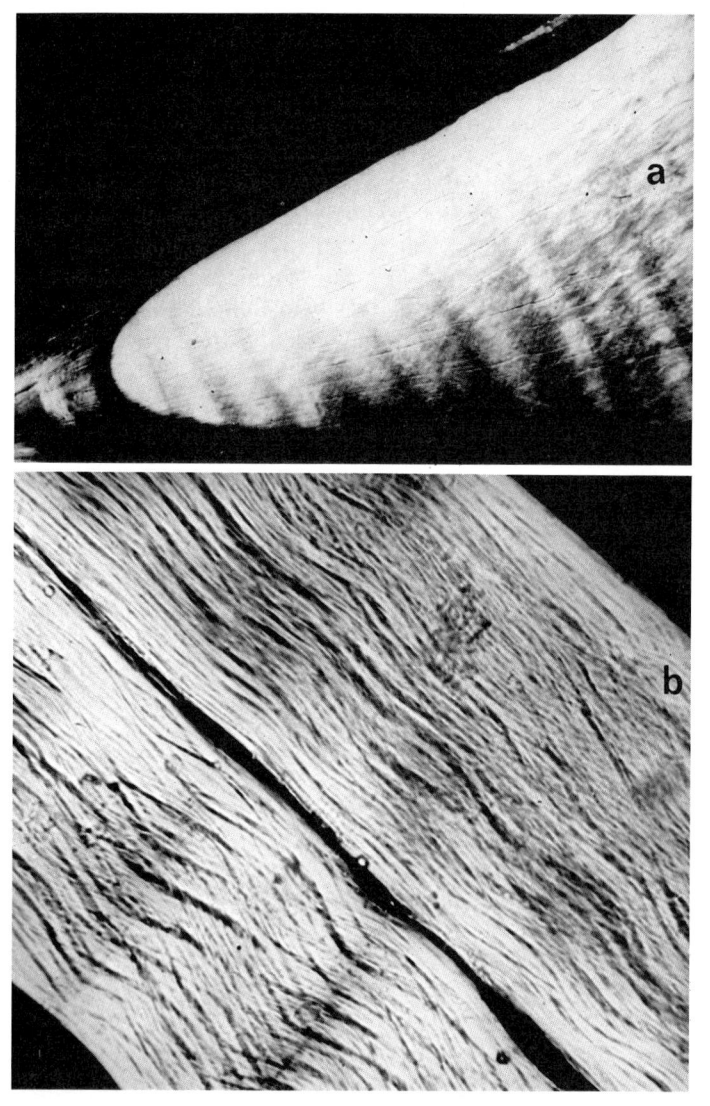

Abb. 5

len auf, ferner Degenerations- und Denaturierungsprodukte des Kollagens mit Auflösung der durch Wasserstoffbrücken und elektrostatische Wechselwirkungen stabilisierten Kollagenfaser-Struktur-Hierarchie in allen Größenordnungen [8, 26, 28, 34–37, 41, 48, 56, 63] (Abb. 5a und b).

Durch diese Aufhebung der inter- und intramolekularen Quervernetzungen wird die hydrolytische Spaltung der aufgelockerten Kollagenstruktur durch unspezifische Gewebsproteasen ermöglicht.

Spezifische Kollagenasen, die natives Kollagen abbauen, sind bei Wundheilung und Entzündung in Granulozyten, hämatogenen monozytären Makrophagen u. a. Zellen des Wundfeldes nachgewiesen. Prinzipiell können alle Zellen, die Kollagen bilden, auch Kollagen abbauen. Das Gleiche gilt für Proteoglykan- bzw. GAG u. a. Matrixprodukte des Bindegewebes. Spezifische Kollagenasen, auch als Kollagenproteasen bezeichnet, haben ihr pH-Wirkungsoptimum zwischen 7 und 8, während das pH-Optimum anderer, synergistisch am Kollagenabbau beteiligter Enzyme im sauren Bereich liegt (mit Angriff im polaren Bereich des Kollagenmoleküls und Fortsetzung des Abbaues durch verschiedene Peptidasen zu den Aminosäuren). Die apolaren Bereiche werden durch Kollagenpeptidasen gespalten. Diese sind zur Routine-Untersuchung des Kollagenabbaus mit Hilfe synthetischer Substrate geprüft [26, 28, 32, 34–37, 39–43, 48, 59, 61–63]. Die Einzelschritte des Kollagenabbaues werden in Abb. 4c dargestellt. Daraus geht hervor, daß der Kollagenabbau komplex und synergetisch erfolgt. Er wurde zuerst durch Bestimmungen freigesetzten Hydroxyprolins durch entzündetes Bindegewebe bei Wundheilung an Homogenaten desselben mit und ohne Zusatz von Trypsin auf nativen Testkollagenplatten (mit signifikanter Abbauhemmung durch Trasylol) nachgewiesen [26, 35, 37, 40, 41].

```
                            KOLLAGEN
                               |
UNSPEZIFISCHE PROTEASEN  ───→  |  ←───  KOLLAGEN - PROTEASEN
                               |
                      HOCHMOLEKULARE PEPTIDE
                               |
UNSPEZIFISCHE PEPTIDASEN ───→  |  ←───  KOLLAGEN - PEPTIDASEN
                               |
                      NIEDERMOLEKULARE PEPTIDE
                               |
      PROLIDASEN         ───→  |  ←───        PROLINASEN
                               |
                          AMINOSÄUREN
c
```

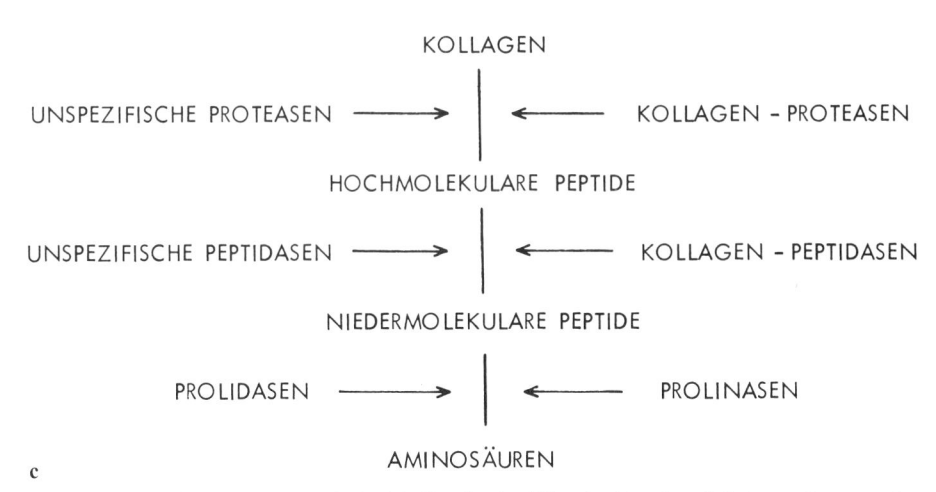

Abb. 5a–c. Polarisationsoptische Beispiele für die detailliert im Text beschriebenen Prozesse der Kollagenfaserquellung vor dem primär gesteigerten Katabolismus im Wundfeld: **a)** mit Auftreten der im Text geschilderten Bauhierarchie = polarisationsoptisch sichtbare Periodik der gequollenen größeren Fasereinheit; **b)** Darstellung der Verflechtung der Faseruntereinheiten miteinander zu einer spiraligen Kabelstruktur; **c)** Zusammenfassung der am synergistischen Kollagenabbau beteiligten spezifischen und unspezifischen Proteasen und Peptidasen, der Prolidasen und Prolinasen

Bestimmungen von freiem oder Gesamthydroxyprolin im Serum und Urin werden experimentell und klinisch zur Erfassung des Ausmaßes des Kollagenabbaues bei Wundheilung benutzt [28, 40-43].

Spezifische Kollagenasen, im Wundfeld aus inaktiven Vorläufern durch Proteasen aktiviert, sind die besten Parameter für die Bestimmung des Kollagenabbaus und spalten die intakte Triplehelix an charakteristischer Stelle in ein 1/4- und ein 3/4-Fragment. Aktivatoren, Effektoren und Modulatoren dieser Kollagenase sind geprüft (Proteasen, das Substrat Kollagen, pH-Wert-Verschiebungen bei Wundheilungsazidose, Kalzium u. a. Salze, Kristalle, Hormone etc., auch freie Radikale). Eine Reutilisierung von Abbauprodukten der Matrixbestandteile bei Wundheilung ist nach den bisherigen morphologischen, biochemischen und radiobiochemischen Untersuchen anzunehmen und wichtig für die folgende Reparation bei Wundheilung. Denn das durch Wundsetzung gestörte physiologische Gleichgewicht zwischen Auf- und Abbau von Kollagen und Proteoglykanen wird in den ersten Stunden nach Wundsetzung mit einer entsprechenden pathologischen Steigerung der Kollagen- und Proteoglykan-Synthese (gegenüber der Ausgangslage) beantwortet (= Rückkopplungs-Regelmechanismus) [35-39, 41-50].

Normalisierung des Gewebs-pH

Bei zunehmender Blut- und Sauerstoffversorgung des Wundfeldes werden die posttraumatische primäre und sekundäre Gewebsazidose des Wundfeldes normalisiert, die Aktivität verschiedener Hydrolasen mit saurem pH-Optimum reduziert, besonders mit Inaktivierung vasoaktiver Kinine und damit von Mediatoren und ihren Wirkungen. Dadurch kommt es zur Abnahme der katabolen Prozesse und Zunahme anaboler Prozesse, bis schließlich der Anabolismus gegenüber dem Katabolismus bei Normalisierung der O_2- und CO_2-Spannung im Wundgebiet überwiegt (bei zunehmender Kapillarisierung: s. u.) [9, 28, 34-37, 41, 55, 56, 62].

Wundheilungs-Anabolismus (= Proliferationsphase)

Herkunft und Proliferation der Zellen des Wundgranulationsgewebes

Neben den hämatogenen Granulozyten stammt auch der größte Teil der Makrophagen des Wundfeldes von hämatogenen Zellen = Monozyten (ebenfalls der Histiozyten-Pool). Aus Histiozyten können wie aus perikapillären multipotenten Perizyten im Wundfeld Makrophagen und Fibroblasten entstehen. Der histiogene Fibroblastenanteil ist vom hämatogenen Anteil im Wundgranulationsgewebe nur durch spezielle *autoradiographische Vor- und Nachmarkierungsverfahren* bestimmbar [10, 13, 18, 27, 36-38, 41, 43-46, 48-50, 58]. Kurz nach Wundsetzung im Wundfeld auftretende Zellen sind hauptsächlich hämatogenen Ursprungs. Bei ihrer weiteren Transformation und Differenzierung, besonders in Makrophagen und Fibroblasten, aber auch in Endothelien, ist ihre Unterscheidung gegenüber primär histiogenen Zellen gleicher Struktur und Funktion im Wundgranulationsgewebe nur durch vorgenannte spezielle autoradiographische Verfahren möglich [10, 13, 27, 36–38, 41–50, 58] (Tabelle 2a, b).

Auch lymphoide Zellen besitzen multipotente Transformations- und Differenzierungs-Fähigkeiten, desgleichen Perizyten und Adventitialzellen. Kapillarendothelien wandern und können proliferieren, also histiogener *und* hämatogener Herkunft sein (weiteres s. u.). Fibroblasten des Wundfeldes, nicht nur perizytärer Herkunft, sind aufgrund ihres Mikrofilamentsystems, das parallel zur Längsachse der Zelle verläuft, glatten Muskelzellen ähnlich. Das gilt auch für die Funktion dieser Myofibroblasten für Kontraktionsvorgänge im Wundfeld und dessen zunehmende Festigkeit [2, 3, 5, 12, 20, 27, 36–38, 43–46, 58].

Im Wundnahtbereich und um weiteres Fremdmaterial in der Wunde auftretende Riesenzellen entstehen in der Regel durch Konfluenz einkerniger hämatogener Monozyten, wie ebenfalls autoradiographisch bewiesen wurde. Beispiele

Tabelle 2. a) Proliferationsphase der Wundheilung (vom 1.–4. Tag) mit übersichtlicher Zusammenfassung der zeitlichen und kausalen Beziehungen der im Text geschilderten Einzelprozesse; **b)** Beispiel für die Quantifizierung morphologischer ³H-Thymidin-autoradiographischer Verfahren mit Absicherung durch parallele radiochemische Analysen im Tricarb: Die in der linken Spalte aufgeführte Zahl zuvor ausgezählter ³H-Thymidin-markierter Zellkerne ergibt jeweils die in der Mittelspalte eingetragenen Meßwerte (Ipm = Impulse/Minute) bei dem beschriebenen Vorgehen im Flüssigkeitsszintillationsspektrometer. Die rechte Spalte zeigt die geringe Schwankungsbreite der errechneten durchschnittlichen Impulsraten pro markiertem Zellkern

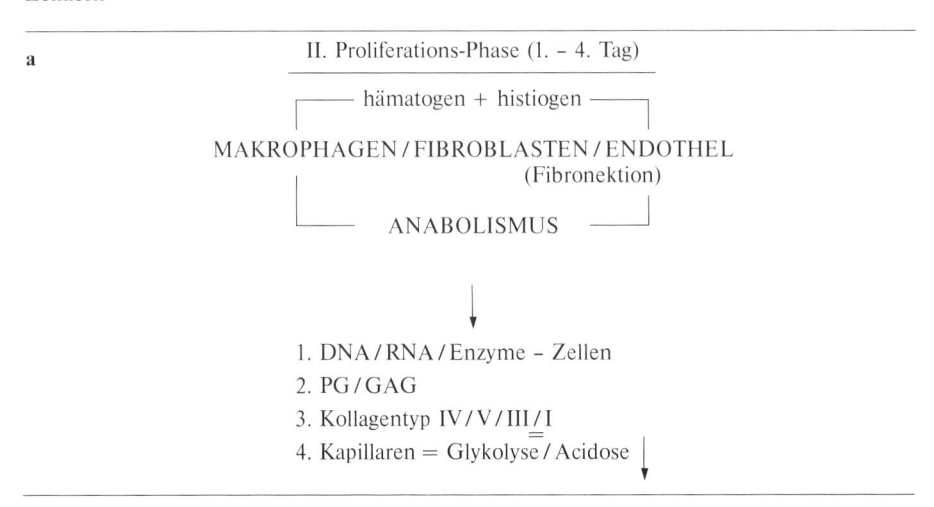

a

II. Proliferations-Phase (1. – 4. Tag)

hämatogen + histiogen

MAKROPHAGEN / FIBROBLASTEN / ENDOTHEL
(Fibronektion)

ANABOLISMUS

1. DNA / RNA / Enzyme – Zellen
2. PG / GAG
3. Kollagentyp IV / V / III / I
4. Kapillaren = Glykolyse / Acidose

b	Zahl ³H-Thymidinmarkierter Zellen	Ipm	Ipm/markierte Zelle
	200	50,4	0,25
	400	114,8	0,29
	600	142,4	0,24
	800	178,1	0,22
	1000	266,0	0,26

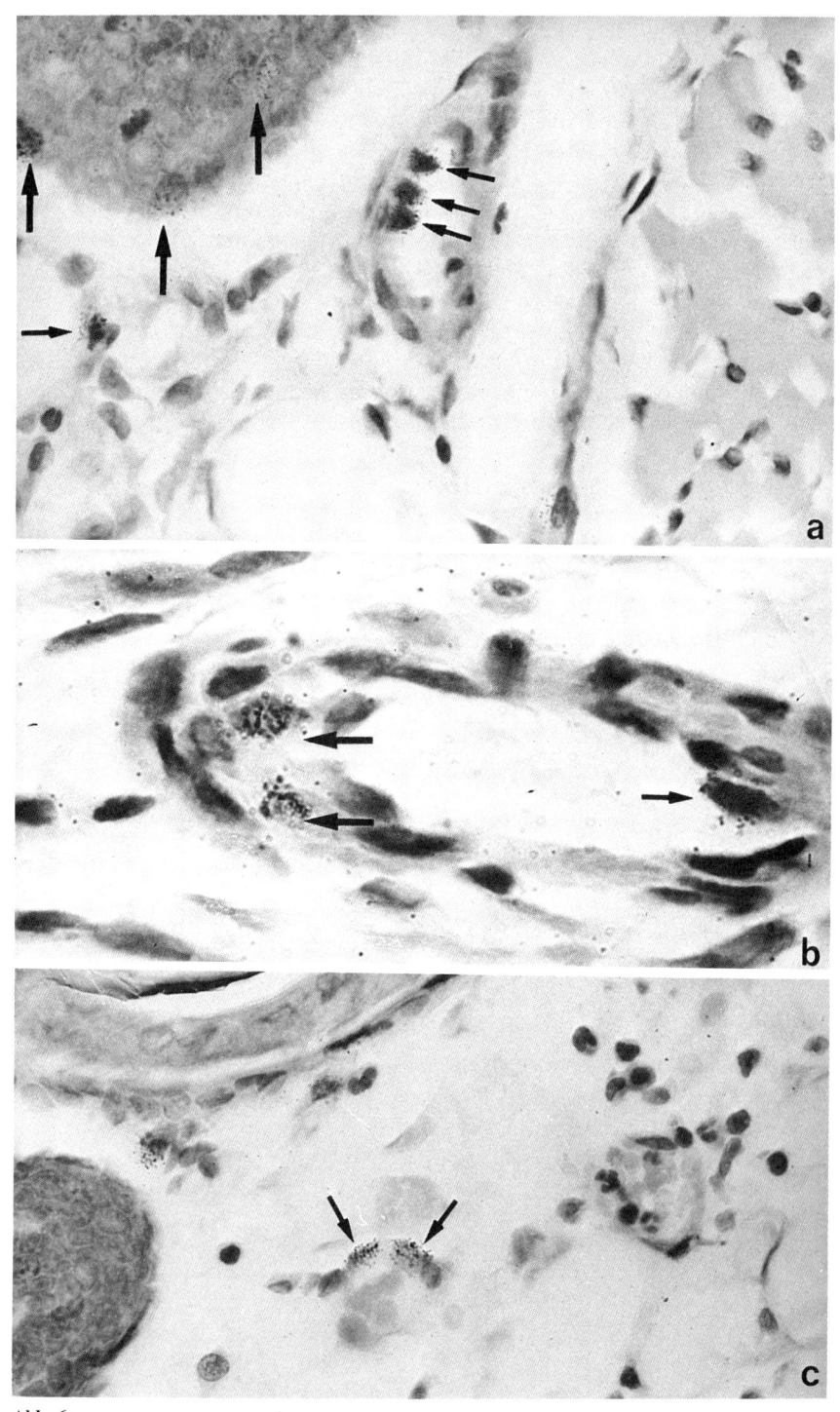

Abb. 6

für die Identifizierung hämatogener Zellen durch autoradiographische Vor- und Nachmarkierungsverfahren sind in Abb. 6 und 7 dargestellt: Anlagerung von nach Vormarkierung ^{3}H-Thymidinmarkierter hämatogener Zellen des Knochenmarks am Endothel (Abb. 6a), Nachweis ihres Durchtrittes durch die Gefäßwand (Abb. 6b), Darstellung der durch Vormarkierung identifizierten endothelialen Herkunft von hämatogenen Monozyten (Abb. 6c), demgegenüber bei Nachmarkierung nachgewiesene Teilung von Endothelien und der vorgenannten pluripotenten Perizyten (Abb. 7). Zum Verständnis dieser (wie der weiteren epidermalen) autoradiographischen Beispiele ist festzustellen, daß nach in vivo- *und* in

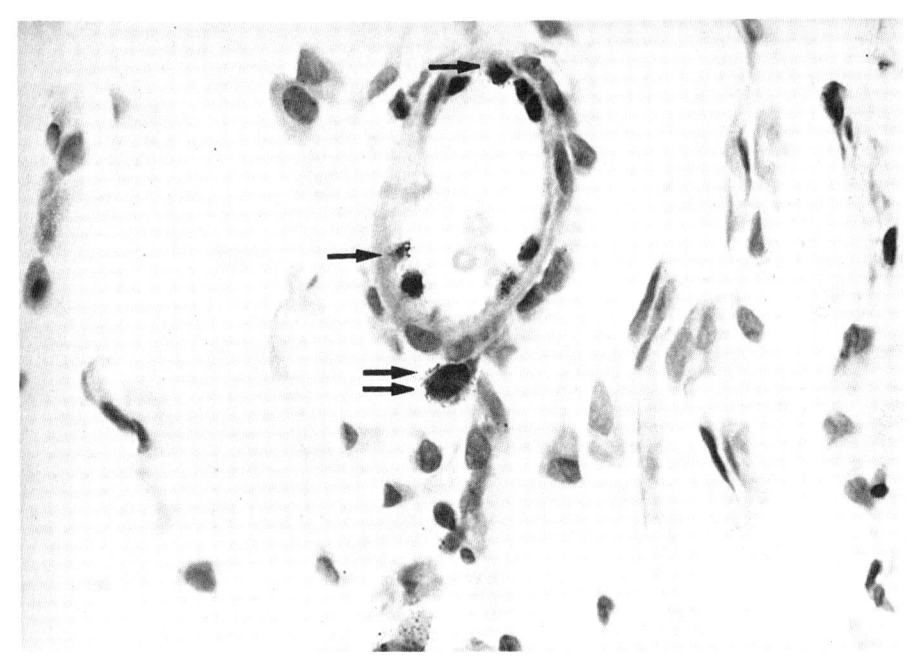

Abb. 7. Gegenüber den in Abb. 6 vorgewiesenen Befunden ein Beispiel für die durch ^{3}H-Thymidin-Nachmarkierung nachgewiesene Teilung von Endothelien (= also histiogener Herkunft neben der in Abb. 6 gezeigten hämatogener Herkunft der Endothelzellen (dünne Pfeile) sowie der pluripotenten Perizyten (Doppelpfeil) bei Wundheilung

Abb. 6a-c. ^{3}H-Thymidin-Autoradiogrammbeispiele: **a)** Anlagerung von (nach Vormarkierung) ^{3}H-Thymidin-markierten hämatogenen monozytären Zellen des Knochenmarkes an das Gefäßendothel *vor* ihrem Durchschnitt (dünne Pfeile); mit dicken Pfeilen sind ^{3}H-Thymidin-markierte Basalzellen der Haarbälge angezeigt: Ihre Umsatzraten werden sofort nach Wundsetzung erhöht, entsprechend der Epidermis; **b)** Beispiel für den Nachweis des folgenden Durchtrittes vormarkierter hämatogener Zellen durch die Gefäßwand (dicke Pfeile) sowie ein Beispiel für die mit Text besprochene Transformation ^{3}H-Thymidin-vormarkierter hämatogener Monozyten in Endothelzellen der Gefäßwand (dünner Pfeil = rechte Bildseite); **c)** weiteres Beispiel für die durch ^{3}H-Thymidin-Vormarkierung mögliche Feststellung der Transformation hämatogener Monozyten in Endothelien neu gebildeter Kapillaren bei Wundheilung (dünne Pfeile)

vitro-Applikation (also auch an *bioptisch* gewonnenem menschlichen Material) durch den radioaktiv markierten Kernbaustein-Vorläufer ^{3}H-Thymidin *die* Zellen im Autoradiogramm markiert sind, die sich zum Applikationszeitpunkt in der DNA-Synthesephase vor der Zellteilung befinden. Diese Zellen werden durch Entwicklung von Silberkörnern in der über dem Schnitt gelegenen Emulsion oder Filmbeschichtung im Autoradiogramm identifiziert und quantifiziert (vergleichend auch durch eine Methode, bei der die Bestimmung der ^{3}H-Thymidin-Markierungsraten und der Silberkörner autoradiographisch erfolgt, an Folgeschnitten ihre Aktivitätsmessung im TriCarb) [17, 35–38, 41] (Tabelle 2b).

Die Ergebnisse beider Bestimmungen sind vergleichbar, die autoradiographische Untersuchung ermöglicht zusätzlich die Quantifizierung der Teilungsraten der verschiedenen Zellpopulationen des Wundgranulationsgewebes sowie der Epidermis und der epidermalen Anhangsgebilde (dazu s.u. sowie Abb. 6a), durch die genannten Vor- und Nachmarkierungen auch die *hämatogene und histiogene Herkunft* der identifizierten Zellen des Wundgranulationsgewebes vom Wundzentrum zur Peripherie im zeitlichen Ablauf der Wundheilung [10, 11, 17, 27, 35–38, 41–46, 48–50, 57, 58].

Am Wundheilungsbeginn im Wundfeld auftretende endogene mitogene Substanzen, die zuvor besprochen wurden, fördern die Proliferation zur raschen Entwicklung des Wundheilungs-Granulationsgewebes [9, 10, 11, 13, 18, 27, 36–38, 43–46, 48–50, 58] (Abb. 7). Vergleichsuntersuchungen werden am Wundgranulationsgewebe bei Frakturheilung in Abb. 8a und b gezeigt).

Grundsubstanzsynthese

Die intrazelluläre Proteoglykan- bzw. GAG-Synthese wird an Fibroblasten bei Wundheilung der Haut wie prinzipiell im Wundgranulationsgewebe ebenso wie in Osteoblasten und Chondroblasten bei Knochenbruchheilung und in anderen Bindegewebszellen mit geeigneten radioaktiven Vorläufern morphologisch und biochemisch lokalisiert sowie quantifiziert [9, 17, 35–38, 40–50, 54, 60–62].

Die Grundvorgänge sind in Abb. 8a für die Grundsubstanzsynthese auf der linken Bildseite, für die Kollagensynthese auf der rechten Bildseite dargestellt, zugleich die Geschwindigkeit des Ablaufes, die mit Hilfe radioaktiv markierter Vorläufer morphologisch und autoradiographisch sowie radiobiochemisch bestimmt ist: ribosomale Synthese des Proteincores, postribosomale Modifikation im rauhen ER- und Golgi-Feld mit Synthese der GAG-Ketten am Proteincore durch Anheftung von Monosaccharidresten mit Hilfe der *GAG-Typen* bestimmenden Glykosyl- und Sulfotransferasen (Abb. 9a) [9].

Es folgt die extrazelluläre Ausschleusung über Sekretvakuolen mit extrazellulärer Ausbildung höherer Aggregate durch Anheftung meherer Proteoglykane an Hyaluronsäure. Diese größeren Aggregate haben (lokalisationsabhängig) in den verschiedenen Bindegeweben wesentlich längere Halbwertszeiten als die einzelnen GAG und gehen Wechselwirkungen mit den einzelnen Kollagentypen, weiteren Strukturproteinen und Zelloberflächenbestandteilen (z. B. Laminin, Fibronektin etc.) ein [9, 17, 36–38, 43, 47, 48, 54, 61–63].

Auch die Synthese sulfatierter GAG wird durch quantitative Auswertungen von Autoradiogrammen sowie durch parallele Messungen der Inkorporations-

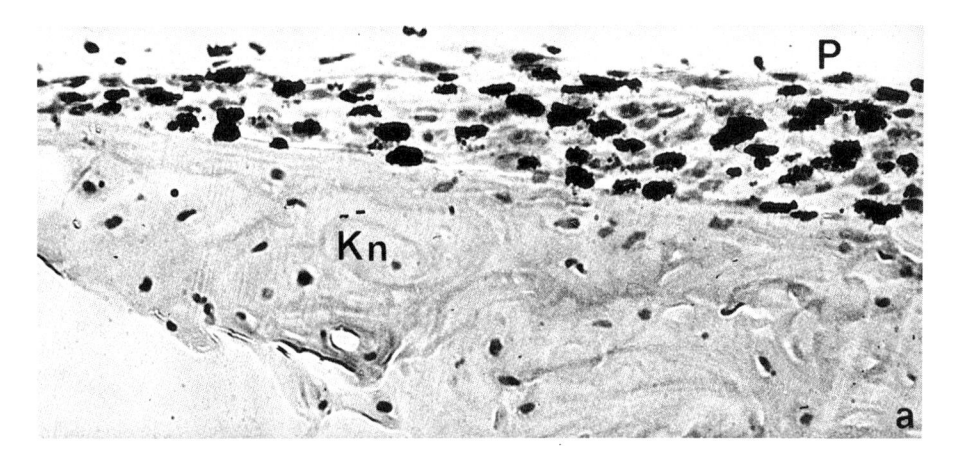

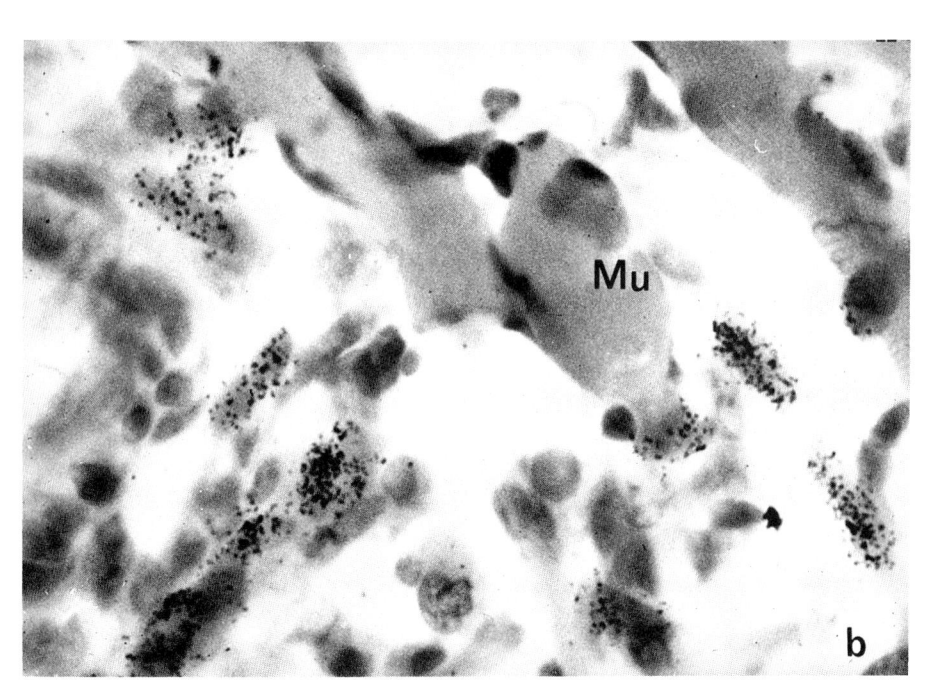

Abb. 8a, b. ³H-Thymidin-Autoradiogrammbeispiele der Knochenbruch-Wundheilung: **a)** Maximum der ³H-Thymidin-Markierungsindices bei periostaler (P) Zellproliferation, 24-48 Std. nach Fraktursetzung (Kn = Knochen); **b)** ³H-Thymidin-markierte, durch die geschilderte autoradiographische Technik identifizierte histiogene Fibroblasten neben untergehenden Muskelfasern (Mu) in der Nachbarschaft des noch bindegewebigen Kallus-Gewebes 4 Tage nach experimenteller Knochenfraktur

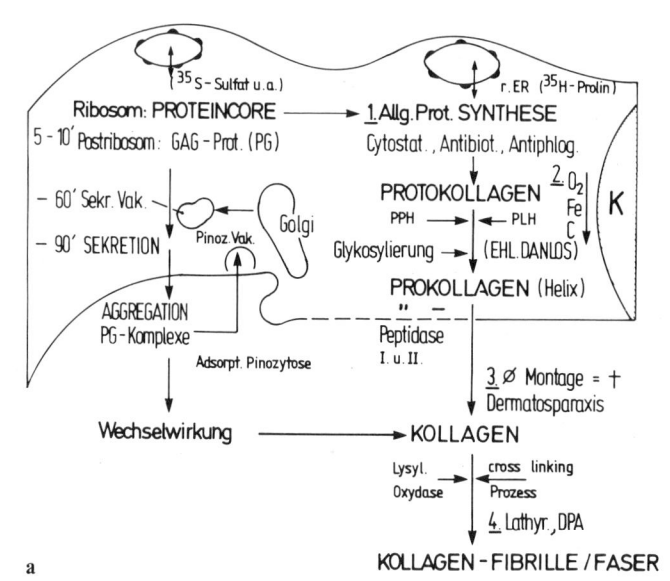

Abb. 9a–c. a) Zusammenfassende Darstellung der Proteoglykan (PG)/Glykosaminoglykan (GAG)- sowie der Kollagen-Synthese und ihrer Störungen in der anabolen Phase der Wundheilung; **b)** theoretisch und praktisch wichtige *Korrelation* des Verlaufes der ^{35}S-Sulfat-Inkorporation (als Indikatormethode für die Synthese sulfatierter GAG) mit dem O_2-Verbrauch, mit parallelen Maxima am 5. und 11. Tag nach Wundsetzung im Rahmen der rasch nach der Verwundung startenden anabolen Prozesse (zur Kompensation des primären Katabolismus im Wundfeld); **c)** im Vergleich dazu dargestelltes Maximum der Synthese sulfatierter GAG der Grundsubstanz am 13. Tag nach Fraktursetzung im Verlauf der experimentellen Knochenbruchheilung, mit ebenfalls nachgewiesener *Korrelation* zum Maximum des O_2-Verbrauches wie am zuvor gezeigten Beispiel der Hautwundheilung

raten geeigneter Vorläufer, z. B. von ^{35}S-Sulfat (mit und ohne Fraktionierung der GAG-Typen) bestimmt. Diese Inkorporationsraten-Messungen werden in Serienuntersuchungen der Wundheilung und ihrer Beeinflussung bevorzugt, ihre Ergebnisse sind den Verläufen der spezifischen GAG-Aktivitäten vergleichbar [9, 17, 36–38, 41–43, 48, 50, 54].

Bereits innerhalb der ersten 60 min nach Wundsetzung ist eine Erhöhung der Grundsubstanzsynthese gegenüber der Ausgangslage des unverletzten Gewebes, z. B. der Haut, nachweisbar. Die Grundsubstanzsynthese startet bei Wundheilung vor der Kollagensynthese (wie bei jeder postembryonalen und embryonalen Bindegewebsneubildung) [17, 35, 36, 40–50].

Von besonderer Bedeutung für die Validität der verwendeten Methoden sowie für *Klinik und Praxis der Wundheilung* ist die von uns nachgewiesene Parallelität und *Korrelation* der mit ^{35}S-Sulfat-Inkorporationsanalysen nachgewiesenen *Synthese sulfatierter GAG zum Sauerstoffverbrauch des Wundgranulationsgewebes* (mit Maxima am 5. und 11. Tag nach Hautwundsetzung: Abb. 9b). Im Vergleich dazu wird am Beispiel der *Knochenbruchheilung* (bei experimentellen Ratten-Femurfrakturen) ein entsprechendes Maximum der Synthese sulfatierter

Abb. 9b

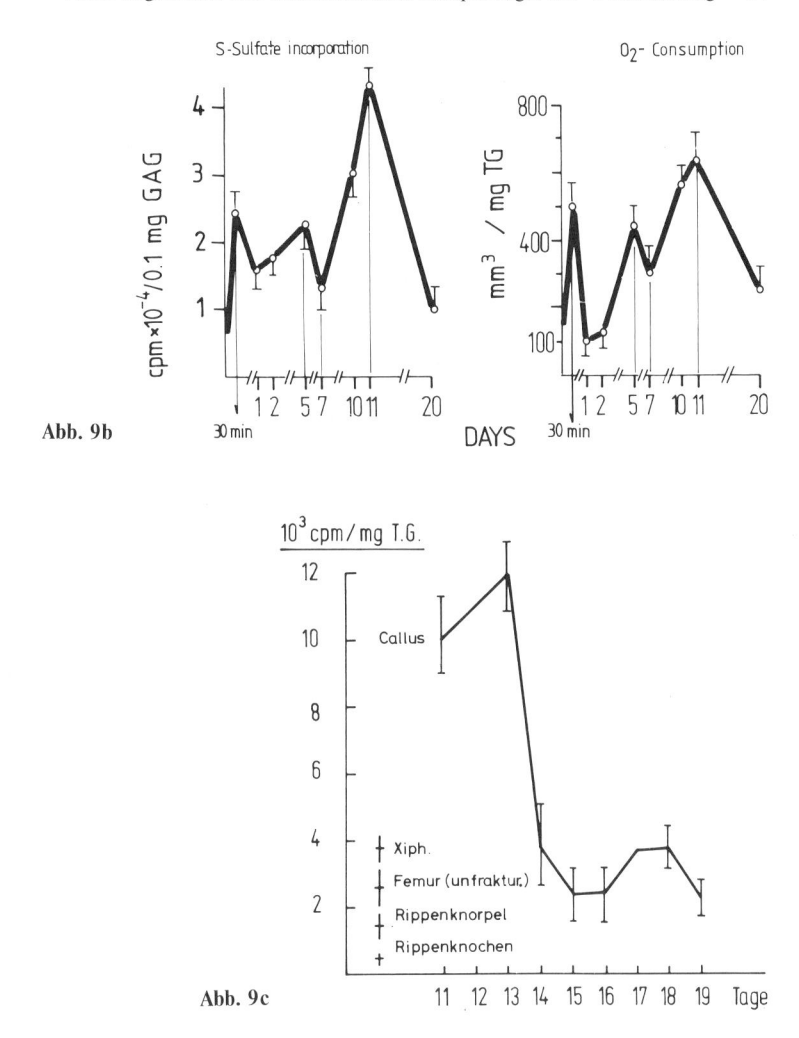

Abb. 9c

GAG *und* des Sauerstoffverbrauchs am 13. Tag nach Wundsetzung vorgewiesen (Abb. 9c) sowie das Maximum der ^{3}H-Thymidin-Markierungsindices bereits 24–48 Std. nach Bruchsetzung, mit Abfall auf 60 % dieses Maximalwertes im Knorpelkallus und fortlaufender weiterer Abnahme (Abb. 8) [17, 41, 43, 46].

Die primäre Grundsubstanz- und sekundäre Kollagensynthese bei Wundheilungen werden mit Hilfe biochemischer Bausteinanalysen nicht ausreichend erfaßt, sondern durch vorgenannte kombinierte autoradiographische und radiochemische Methoden. Daraus ergibt sich, daß *Synthese* und Umsatz der Proteoglykane (GAG) der Grundsubstanz und des Kollagens im Wundgranulationsgewebe gegenüber den entsprechenden Werten der unverletzten Haut (am Beispiel der Hautwunde, wie an anderen Wundgeweben) erhöht sind, mit Verkürzung der biologischen *Halbwertszeiten* der einzelnen GAG- und Kollagenfraktionen (wie weiterer Strukturmakromoleküle) [9, 28, 35, 40–43, 46–50].

Diese Umsatzerhöhung wird erst bei Abschluß der Wundheilung an die Werte des unverletzten jeweiligen Bindegewebes des betreffenden Organismus (mit Altersunterschieden) angeglichen [26, 34–37, 41, 49, 50, 60].

Kollagensynthese und Kollagentypik

Grundsubstanz- und Kollagensynthese können in ein und derselben Bindegewebszelle stattfinden, bei Wundheilung auch im Fibroblast [35–38]. Die Kollagensynthese ist in Abb. 9a zusammengefaßt: intrazelluläre ribosomale Bildung prolinreicher Protokollagen-α-Ketten, Hydroxylierung etwa der Hälfte der Prolinreste durch Lysylhydroxylase. Es folgt die Glykosylierung (mit Anbau von Galaktose und Glukose an Hydroxylysin). Kollagen wird somit zu einem Glykoprotein, dessen Kohlenhydratgehalt typenabhängig variiert (s. u.). Bei unzureichender Hydroxylierung und Glykosylierung sind auch die folgenden intrazellulären Syntheseschritte behindert: die Ausbildung von Disulfidbindungen sowie die Bildung der Triple-Helix (= spiralige Quartärsstruktur mit Ausbildung einer Superhelix). Diese Behinderung betrifft vor allem auch die Ausschleusung des bei diesen Prozessen entstandenen Prokollagens in den Extrazellularraum. Es resultiert ein intrazellulärer Anstau von unfertigem und damit nicht ausschleusbarem Prokollagen, wodurch die Zelle schließlich zugrunde geht. Ursächlich dafür können verschiedene lokalisierte und generalisierte Bindegewebserkrankungen und Medikamenteinflüsse, aber auch Alterung und Stoffwechselerkrankungen sein [9, 19, 21, 22, 24, 25, 32, 40–48, 63] (Abb. 9a, 10b).

Prinzipiell ist eine generelle Synthesenhemmung von Proteinen und damit auch von Proteoglykanen, Kollagen, Elastin und weiteren Glykoproteinen, aber auch von Informationsmakromolekülen (RNA und DNA) durch zahlreiche Medikamente möglich, die an Beispielen in Abb. 9a und 10b gezeigt und anschließend wegen ihrer *praktisch-klinischen Bedeutung* besprochen werden (im Zusammenhang mit Abb. 10c).

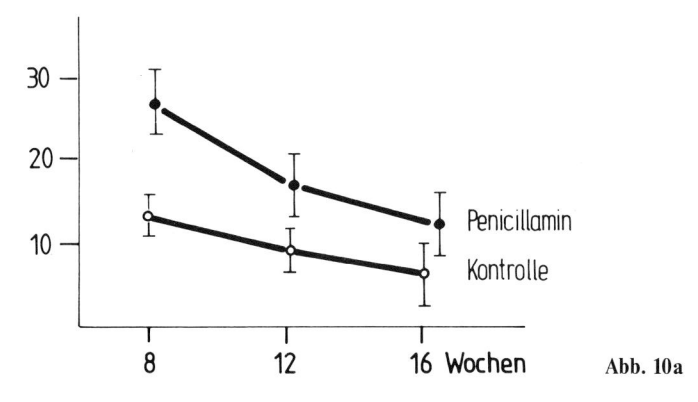

Abb. 10a

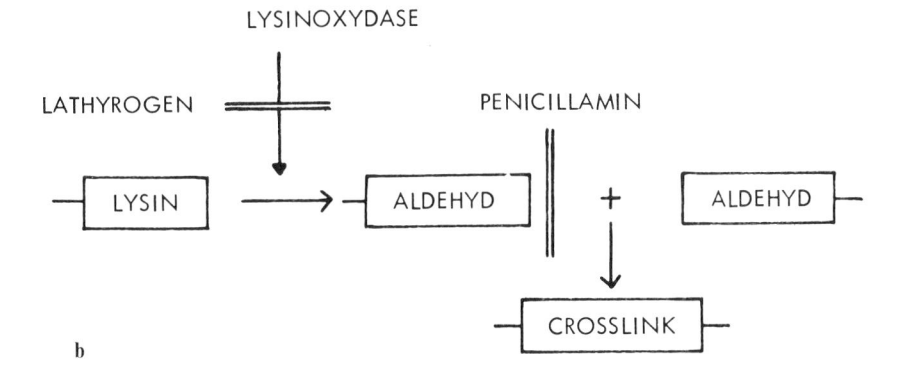

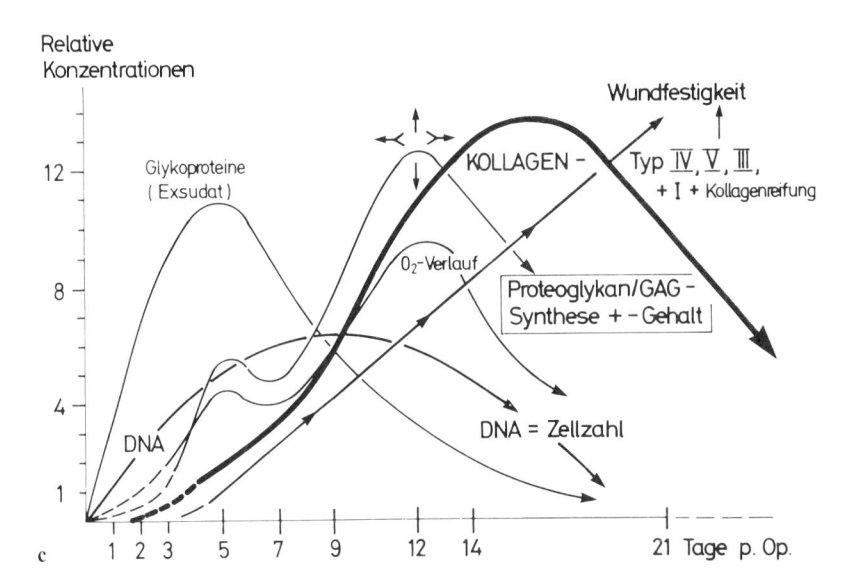

Abb. 10a–c. a) Beispiel für die medikamentöse Beeinflussung der Kollagensynthese und -reifung durch Penicillamin mit Zunahme des prozentualen Anteiles der neutralsalzlöslichen Kollagenfraktion (NSC) am Gesamtkollagen der Haut im Behandlungsverlauf; **b)** schematische Zusammenfassung der Wirkung von Lathyrogen sowie von Penicillamin: Lathyrogene hemmen direkt die (im Text in ihrer Bedeutung für die Kollagenreifung besprochene) Aktivität der Lysyloxidase, während Penicillamin das durch diese Enzymwirkung entstandene Lysin- bzw. Hydroxylysinaldehyd blockiert: Die Wirkung beider Substanzen ist somit die gleiche: eine *Hemmung* der intermolekularen Kreuzbindungen bzw. Quervernetzungen. Es resultiert ein vermehrter Abbau der nicht ausreifenden löslichen Kollagenfraktionen und eine Instabilität des Kollagens mit Wirkung auf die biomechanischen Eigenschaften des Wundgranulationsgewebes; **c)** zusammenfassende Darstellung der relativen Konzentrationen von Informations- und Struktur-Makromolekülen im zeitlichen Wundheilungsablauf: Primäre Zunahme der Glykoproteine mit raschem Abfall, im wesentlichen abhängig vom entzündlichen Exsudat, Zu- und Abnahme des DNA- bzw. des Zellgehaltes, primäre und raschere Zunahme sowie frühere Abnahme der Synthese und des Gehaltes an Proteoglykanen/GAG gegenüber Kollagen – mit der Reihenfolge des Auftretens der Kollagentypen, mit Korrelation zur Zunahme der Wundfestigkeit mit dem Überwiegen des Kollagentyps I bei Heilungsende, an dem ein Ausgleich der primären „Hyperplasie" von Zellen, Grundsubstanz und Kollagen mit finalem relativen und absoluten Überwiegen des Kollagens in der resultierenden Narbenbildung dargestellt ist

Heute unterscheidet man verschiedene *Kollagentypen,* auch bei der Kollagensynthese im Rahmen der Wundheilung, mit primärem Auftreten der Basalmembrankollagentypen IV und V, dann der interstitiellen Kollagentypen III und I (Abb. 10c, Tabellen 3a, b).

Tabelle 3. a) Wundheilungs-Reparationsphase: vom 3.–20. Tag nach Wundsetzung mit primärer Zunahme des Zell- und Matrix-Gehaltes sowie der Kapillaren (s. Pfeilrichtungen). Die sog. epitheliale Wundheilung ist berücksichtigt. Es folgt bei Wundheilungsende die Abnahme des Zell-, Grundsubstanz- und Kapillargehaltes, während die Kollagenkonzentration im Wundfeld noch zunimmt (bis zu den in dieser Tabelle in Stichworten angegebenen Folgen dieser zeitlichen Reihenfolge der Wundheilungs-Reparation); **b)** zusammenfassende Darstellung des Kollagen-Polymorphismus und seiner Bedeutung für die Wundheilung

a

↑ Zellgehalt

↑ 1. GAG – PG – Aggregate
↑ 2. Kollagentyp III < I
↑ 3. Kollagentyp IV/V = Kapillaren
   Durchblutung ↑

Epithelhyperplasie
Epithelanpassung

↓ Zell (DNA/RNA) – Gehalt
↓ Proteoglykan – Gehalt
↓ Kapillar – Gehalt

↑ Kollagen – Gehalt
   Kollagen – Hyerplasie
   Kollagen – Fibrose (Struktur – inadäquat)
   Kollagen – Narbe (Funktions – inadäquat)

b Kollagen-Typ	Molekulare Kettenzusammensetzung	Bildung und Organverteilung
I	$\alpha 1\,(I)_2\,\alpha 2$	Haut, Arterien (↑Alterung), Knochen, Sehne, Herz, Leber und viele andere Bindegewebe
II	$\alpha 1\,(II)_3$	Hyaliner Knorpel
III	$\alpha 1\,(III)_3$	Haut, Arterien (↓Alterung), Lymphknoten und viele andere Organe (= „Retikulin"?): *Leber*
IV	$\alpha 1\,(IV)_3$	Basalmembranen: kapillär, mesenchymal, epithelial und andere, z. B. Disse Spalt (verschiedene Untertypen)
V	$\alpha B_2 \alpha A$ oder $(\alpha A)_3$; $(\alpha B)_3$	Basalmembranen z. B. Muskel, andere Organe, bisher nicht ausreichend analysiert

Der *Kollagentyp I* ist der am häufigsten in der Haut nachgewiesene Kollagentyp, der bei der Wundheilung im Fibrose- und Narbenstadium überwiegt (mit dickeren Fibrillen als bei den anderen Kollagentypen [15, 19, 21, 22, 32, 43, 46, 63] (Tabelle 3b).

Der *Kollagentyp II* ist das knorpeltypische Kollagen mit beträchtlichem Kohlenhydratgehalt, hohem Hydroxylysingehalt und dünneren Fibrillen als beim Kollagentyp I [19, 21, 32, 43, 46, 63] (Tabelle 3b).

Der *Kollagentyp III* wird bei Wundheilung wie bei jeder embryonalen und postembryonalen Bindegewebsneubildung mit den Basalmembrankollagenen zuerst synthetisiert und beträgt dann mehr als ein Drittel des Gesamtkollagens, mit nachfolgender Reduktion und Abnahme bis zum Wundheilungsende zugunsten des Kollagentyps I in der Haut wie in jedem Wundheilungsnarbengewebe. Der Kollagentyp III enthält 4–5mal so viel Hydroxylysin und über 50 % mehr glykosidisch gebundene Kohlenhydrate als der Kollagentyp I (wodurch die charakteristischen Anfärbungseigenschaften mit validisierten Verfahren bedingt sind: Versilberung, PAS-Positivität etc.). Der Kollagentyp III wird auch als „Weichmacher" bezeichnet, weshalb er funktionsadäquat in Arterien reichlicher als in unverletzter Haut und Sehne ist (letztere enthalten unter normalen Bedingungen nur um 10 % des Kollagentyps III gegenüber 90 % des Kollagentyps I und wenigen Anteilen der Kollagentypen IV und V) [6, 9, 15, 19, 21, 22, 31, 32, 43, 46, 63] (Tabelle 3b).

Der *Kollagentyp IV,* das sog. Basalmembrankollagen (mit Untertypen epithelialer und bindegewebiger Basalmembranen) hat den größten Prozentsatz an Kohlenhydraten von allen Kollagentypen (bis zu 15 % des Gesamtgewichts). Dies gilt auch für den *Kollagentyp V,* der zu den Zellmembran-Kollagenen gehört und an verschiedenen Zellen, auch an Fibroblasten, nachgewiesen wurde, im Zusammenhang mit Fibronektin (s. o.), Laminin sowie anderen Membran- und Zelloberflächen-Proteinen, die für die Physiologie und Pathologie des Bindegewebes eine große *klinische Bedeutung* gewonnen haben. Der Kollagentyp IV enthält mehr Hydroxyprolin, Hydroxylysin und glykosyliertes Hydroxylysin als der Kollagentyp I. Der jeweilige Glykosylierungsgrad des Kollagens ist Typ-, Gewebs- und Spezies-verschieden und stellt die prinzipielle Voraussetzung für die Stabilisierung und Reifung des Kollagens dar. Heparansulfat an Zelloberflächen (s. zuvor Kollagentyp V) und Basalmembranen (Kollagentyp IV) sowie Proteodermatansulfat sind bei interstitiellen Kollagenen, besonders des Kollagentyps III, von Bedeutung. Der Kollagentyp IV ist im Gegensatz zu den Kollagentypen I–II nicht fibrillär, sondern stellt ein scherengitterartiges flexibles Netzwerk dar, das für Struktur und Funktion der Bindegewebe, besonders der Basalmembranen, nicht nur der Kapillaren, von besonderer Bedeutung für die Funktion, besonders für die biomechanischen Eigenschaften der Basalmembranen unter physiologischen und pathologischen Bedingungen ist (einschließlich der Zell-Matrix-Interaktionen der Endothelzellen, zusammen mit Laminin, Heparansulfat u. a. Proteoglykanen) [5, 6, 14, 15, 21, 22, 31, 32, 43, 46, 48, 63] (Tabelle 3b).

In letzter Zeit sind neben dem *Kollagentyp IV,* der zunächst als „Intimakollagen" bezeichnet wurde, auch die Kollagentypen VII, VIII, IX, X und XI identifiziert, die bei der bindegewebigen Wundheilung der Haut keine Rolle spielen und deswegen nicht weiter besprochen werden. Denn auch der Langketten-Kollagentyp VIII ist in seiner Verbindungsfunktion (Interaktion) zwischen Stroma und Basalmembran bisher nur an der Augenhornhaut unter physiologischen Bedingungen geprüft, nicht bei Verletzung und Wundheilung (auch anderer Organe).

Prinzipiell gelten für die Synthese aller Kollagentypen die in Abb. 9a angegebenen Einzelschritte, insbesondere intrazellulär (s. o.). Beim Übergang der intra- zur extrazellulären Kollagensynthese, also bei der Prokollagen-Ausschleusung aus Kollagen-synthetisierenden Zellen, werden durch die Prokollagen-Peptidase I und II das N-terminale und C-terminale Peptid abgespalten, wodurch erst die typische Aggregation (Seit-zu-Seit- und End-zu-End-Anlagerung) der Kollagenmoleküle mit Versetzung um ein Viertel der Moleküle zu Fibrillen sowie die Ausbildung kovalenter Bindungen innerhalb der einzelnen und zwischen den verschiedenen Kollagen-Molekülen möglich ist, also die sog. Kollagen-Montage mit der für die Kreuzbindungen bzw. Quervernetzungen verantwortlichen Lysyloxydase (Abb. 9a). Durch dieses Enzym entstandene Lysin- und Hydroxylysin-Aldehyde reagieren mit Lysin- bzw. Hydroxylysin-Resten benachbarter Moleküle unter Bildung Schiff'scher Basen, die dann in instabile Quervernetzungen umgewandelt werden. Diese intermolekularen kovalenten Bindungen bedingen die Säureunlöslichkeit und damit die mechanische Stabilität und Festigkeit des unlöslichen Kollagens (= wesentlich für die Biomechanik der Wunde sowie deren Reiß- und Zugfestigkeit: s. o.) [8, 9, 22, 24, 25, 28, 32, 40, 42, 46, 48, 51, 64] (Abb. 10a–c sowie Tabellen 3a, b).

So werden bei der Kollagensynthese der Wundheilungsreparation insbesondere am Kollagentyp I die Primärstruktur (durch räumliche Anordnung der Peptidketten), die Dreierkette der Sekundärstruktur, die ihr übergeordnete Schraubenstruktur der sog. Tertiärstruktur und schließlich die Quartärstruktur (mit Interaktionen zwischen Kollagen, Proteoglykanen u. a. Strukturmakromolekülen der Bindegewebsmatrix) ausgebildet. Die Umsatzraten für die einzelnen Kollagentypen sind bei Wundheilung noch nicht ausreichend bestimmt. Dabei erfolgt zuerst eine Zunahme löslicher Kollagene, dann ihre Abnahme zugunsten unlöslicher Kollagens, dessen Alter im Wundgebiet an das der unverletzten Umgebung erst nach Jahren angepaßt wird [64]. Somit ist Kollagen im Wundgebiet stets jünger als im benachbarten unverletzten Gewebe. Nach Schädigungsbeginn sind bei Wundheilung die Parameter für die Kollagensynthese und den Kollagenumsatz rasch erhöht (^{3}H-Prolin-Einbau, spezifische Hydroxyprolin-Aktivität, ^{14}C-Hydroxyprolin-Aktivität, die Aktivität des Indikator-Enzyms der Kollagensynthese = Prolylhydroxylase: Abb. 9a), mit folgendem Abfall bei Zunahme der Gesamtkonzentration an Kollagen. Als klinische Parameter für den Verlauf der Wundheilung (und seiner Beeinflussung) werden Prokollagen III-Peptide, Laminin u. a. Intermediärprodukte des Kollagens – wie des GAG-Stoffwechsels einschließlich anaboler Enzyme (s. Prolylhydroxylase) im Serum geprüft, heute weniger freies und gebundenes Hydroxyprolin in Serum und Urin sowie GAG-Bausteine (Aminozucker und Uronsäuren), neben weiteren Enzymen, darunter auch saure alkalische Phosphatase, Prostaglandine, Fibronektin (mit Abnahme seines Serumgehaltes im Wundheilungsbeginn: s. o.). Experimentell sind z. T. Korrelationen der Hydroxyprolin-Ausscheidung im Urin zu

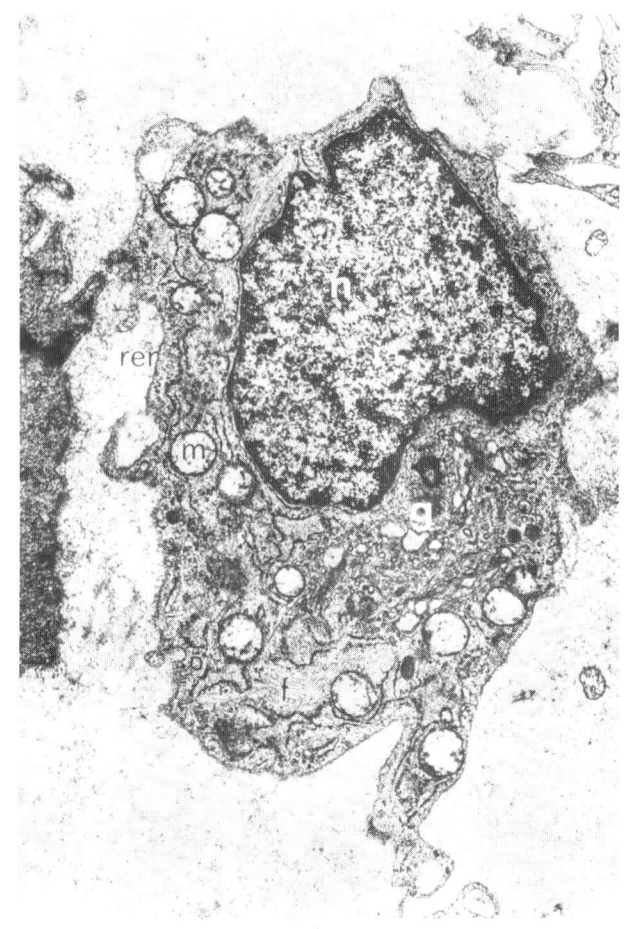

Abb. 11. Elektronenoptische Beispiele eines im Wundfeld aktivierten Fibroblasten: n = Nukleus, rer = vermehrtes rauhes endoplasmatisches Retikulum sowie g = Golgi-Feld und reichlich Mitochondrien (m) bei gesteigerter Fibroblastenfunktion, insbesondere der Synthese von Proteoglykanen und Kollagen (f = Filamentbündel)

den biomechanischen Eigenschaften der Wunde nachgewiesen (z. B. bei Erreichen der normalen Festigkeit der Hautwunde = auch Normalisierung der Hydroxyprolin-Ausscheidung im Urin, neben anderen Korrelationen), [8, 9, 28, 34–43, 46–51, 56, 60, 62–65] (Beispiele für aktivierte Fibroblasten bei Wundheilung: s. Abb. 11).

Beeinflussung der Kollagensynthese und Wundfestigkeit

In Abb. 10a und b ist gezeigt, daß Lathyrogene direkt die Lysyloxydase-Aktivität, Penicillamin (DPA) die durch dieses Enzym entstandenen Lysin- und Hydroxylysin-Aldehyde blockieren, wobei u. a. mit radioaktiv markiertem Penicillamin dessen direkter Einbau im Kollagen nachgewiesen wurde [24, 32, 40-43, 46-48]. Penicillamin-bedingte *Kollagenreifungshemmungen* und ihre vorgenannten Ursachen sind in Abb. 10a, b am Beispiel der Haut vorgewiesen (hier *ohne* kontinuierliche Steigerung mit der Behandlungsdauer), weil dabei die ursächliche Zunahme neutralsalzlöslichen Kollagens erfaßbar ist, die auch durch andere Einflüsse erfolgen kann. Dieser Anstau löslicher *Kollagenfraktionen* führt zu ihrem vermehrten Abbau und damit zur Zunahme o. g. Kollagenabbauprodukte im Serum sowie zu vermehrter Ausscheidung von freiem und gebundenem Hydroxyprolin im Urin (s. o., auch zu diesen Parametern zur Beurteilung des Wundheilungsablaufs und seiner Beeinflussung), [9, 28, 39-44]. Beim erhöhten Kollagenumsatz im Wundfeld sind die biologischen Halbwertszeiten der o. g. Kollagenfraktionen, besonders der löslichen Kollagene, auf die Hälfte der biologischen Halbwertszeiten der betreffenden Kollagenfraktionen der unverletzten Haut reduziert (z. T. noch mehr). Dabei werden im Wundgranulationsgewebe des alten und jungen Organismus vergleichbare Umsatzraten und biologische Halbwertszeiten der Kollagenfraktionen gefunden, z. T. altersabhängige Veränderungen [9, 21, 24, 28, 31, 40, 43, 45-50, 63, 64]. Am besten ist die *Kollagenkonzentration* im Wundverlauf untersucht, in der Regel jedoch nicht auf den Zellgehalt bezogen, z. T. mit Zunahme bis über die 3. Woche nach Wundsetzung [9, 28, 40, 41, 44, 45, 49, 50] (Abb. 10c, Tabelle 3a).

Wundfestigkeit, Dehnungsstärke und Reißfestigkeit der Wunde sind erstrangig von ihrem Kollagengehalt abhängig und gehen dessen Zunahme zeitlich parallel [9, 28, 36, 37, 40, 41, 49, 50, 60] (Abb. 10c, Tabelle 3a). Die Reifung und damit die biomechanischen Eigenschaften des Wundkollagens werden auch durch weitere Medikamente, Hormone und Vitamine beeinflußt (s. u. sowie Abb. 9a = hinsichtlich der Cofaktoren der intrazellulären Kollagen-Biosyntheseschritte). Wie angegeben, werden die biomechanischen Eigenschaften des Kollagens von den Proteoglykanen der Faserkittsubstanzen u. a. Interaktionen mit den weiteren Strukturmakromolekülen der Matrix des Wundgranulationsgewebes beeinflußt [8, 22, 24, 25, 28, 32, 41, 42, 47, 64] (Abb. 10b, Tabelle 3).

Kapillaren

Nach den Sofortreaktionen der terminalen Strombahn unmittelbar nach Wundsetzung folgt in der anabolen Phase eine Einsprossung von Kapillaren in das Wundfeld, abhängig vom Ausmaß der Wundsetzung und der Beschaffenheit des Wundfeldes. Regulation, Organisation und Verteilung der Kapillarisierung sind von physikochemischen Mediatoren, Stimuli und Wachstumsfaktoren abhängig (spezifische Faktoren für Endothelmigration und -proliferation werden zunehmend in vitro analysiert und sind z. B. identisch mit o. g. Wachstumsfaktoren für Fibroblasten, z. B. PDGF, FGF, EGF, IL III).

Die Kapillarsprossung geht von den Zellen des Gefäßbindegewebes unter Mitwirkung hämatogener monozytärer Elemente aus. An Proliferation und Migration, insbesondere der *Kapillarendothelien*, sind also zahlreiche o. g. Faktoren beteiligt, die bisher nur z. T. durch in vivo- und viel detaillierter durch

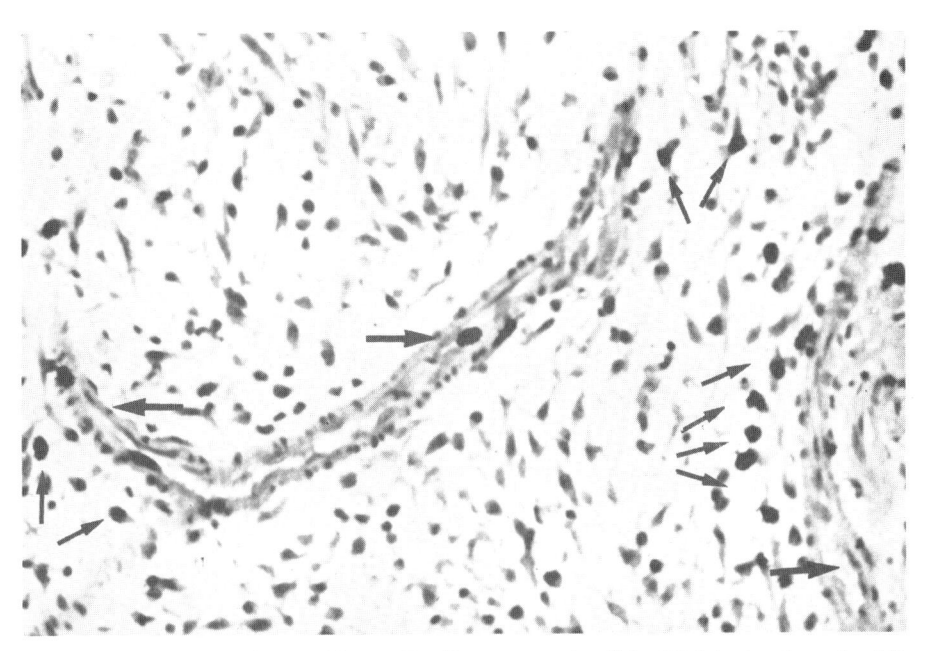

Abb. 12. Kanalisierung der markierten Kapillarsprossen (= dicke Pfeile), daneben ebenfalls ³H-Thymidin-markierte Zellen des Wundgranulationsgewebes (= dünne Pfeile)

neuere in vitro-Untersuchungen analysiert sind. Je größer der Hyaluronsäuregehalt, desto geringer ist die Kapillarbildung, die mit der Synthese von sulfatierten GAG und von Kollagen bis zum Erreichen ihrer normalen Regulationen zueinander bei Wundheilung (wie bei embryonaler Bindegewebsbildung) zunimmt [9, 28, 41, 47–50, 60, 62]. Die Proliferation wird durch ³H-Thymidin-Autoradiogramme morphologisch dargestellt und quantifiziert (Abb. 6, Abb. 7 sowie 12, 13).

Der Kapillarsprossung folgen die Anastomosierung und die endgültige Kanalisierung der Gefäßräume. Dazu ist die mit morphologischen Methoden, auch immunhistochemisch nachweisbare Bildung der *kapillären Basalmembran-Kollagentypen IV* erforderlich, wahrscheinlich synergistisch durch Endothelien und Perizyten. Letztere sind mögliche Vorläufer vaskulärer glatter Muskelzellen mit vergleichbaren feinstrukturellen Charakteristika einschließlich von Myofibrillen, Actin, Myosin und Mikrotubuli sowie weiteren *Intermediärfilamenten,* mit Unterschieden zwischen sich differenzierenden Monozyten und Fibroblasten, Myofibroblasten, Endothelien, Perizyten und glatten Muskelzellen. Diese Differenzierungen zu glatten Muskelzellen sind bei der Entwicklung von Arteriolen und Venolen im Wundgranulationsgewebe ebenfalls von Bedeutung [2, 3, 5, 12, 20–22, 41].

An den Endothelien größerer Gefäße sind Stress-fibres aus Actin- und Myosin-artigen Filamenten, an der Plasmalemm-Terminationsstelle der Streß-Fasern: α-Actin und Vinculin, auf der extrazellulären Seite Laminin, Fibronektin

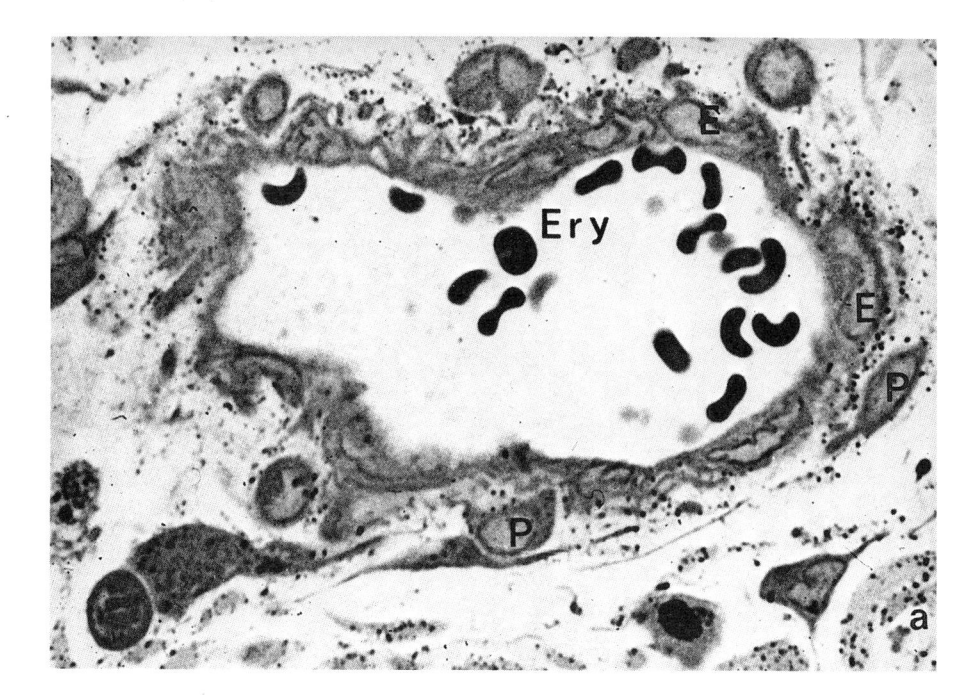

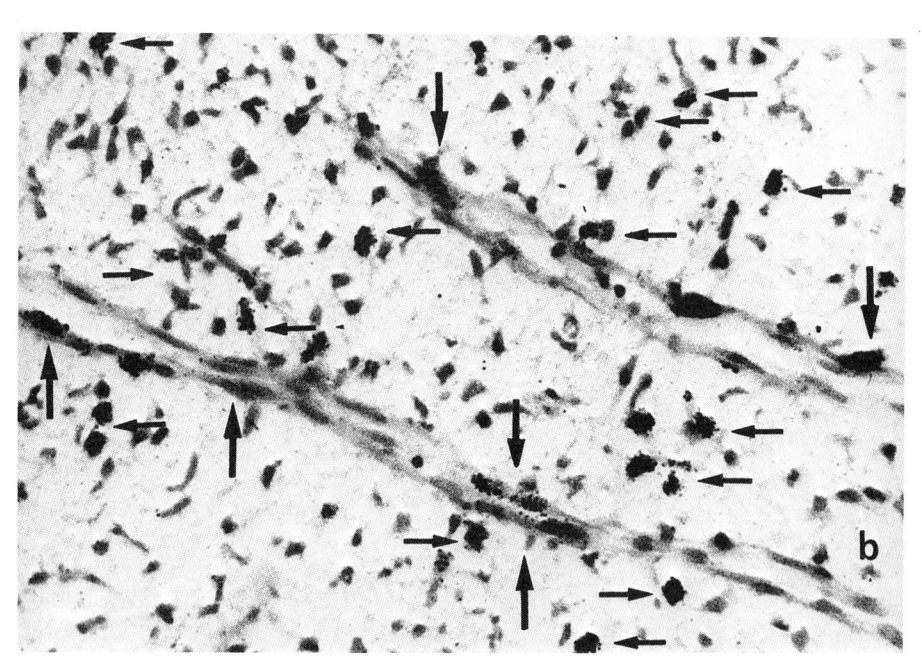

Abb. 13a, b. a) Synergismus von Endothelien (E) und Perizyten (P) bei der Basalmembranbildung (^{3}H-Prolin-Autoradiogramm) (Ery = Erythrozyten in der Lichtung); **b)** im Vergleich dazu: ^{3}H-Thymidin-autoradiographische Markierung der Proliferation beider Zelltypen an Kapillaren (= dicke Pfeile) sowie von Zellen des Wundgranulationsgewebes (= dünne Pfeile)

und Kollagentyp III festgestellt, deren Veränderungen bei Wundheilung (insbesondere von Gefäßwänden) noch näher geprüft werden. Bei Wundheilungs-Schädigung wie bei anderen Reizen können sich die endothelialen Streß-Fasern kontrahieren (ähnlich wie das Zytoskelett der zuvor genannten Zellformen des Wundheilungs-Granulationsgewebes).

Erst durch neuere immunhistochemische Untersuchungen ist die Bedeutung des *Zytoskeletts* der einzelnen Zellpopulationen des Wundgranulationsgewebes bei der Wundheilung näher geprüft (einschließlich von Desmin und Vimentin an den Bindegewebszellen, zum Keratin u. a. Zytoskelettbestandteilen epidermaler Zellen: s. u.) [2, 3, 9, 12, 20–22, 41, 51, 57, 58, 62, 63]. Auch die Zytoskelettanalysen erklären die Zellfunktionen im Wundfeld.

Prinzipiell ist die phänotypische Heterogenität von Endothelzellen durch monoklonale Antikörper gegen verschiedene Endothelzellen im Zusammenhang mit der Wundheilung aber weiter zu klären, desgleichen die Exprimierung von Proteinen, Enzymen, Antikörpern und Zytoskelettbestandteilen der Endothelzellen, wie der vorgenannten Zellpopulationen des Wundgranulationsgewebes.

Das gilt auch für die Lectin-artige Funktion der Zellbindungsregion für Fibronektin und dessen Interaktionen mit Laminin und den o. g. genannten Kollagentypen, insbesondere der Basalmembrankollagentypen IV, die also noch in weitere Subtypen unterschieden werden.

Die o. g. Abhängigkeiten der *Migration* von Endothelien *vor* ihrer *Proliferation,* mit Sprossung ortsständiger Kapillaren, und die hämatogene Herkunft von Endothelien bedingen insgesamt die Kapillarisierung bis zur Normalisierung des O_2- und CO_2-Druckes im Wundfeld mit Rückgang der primären und sekundären Azidose. Durch die Kapillarisierung wird die erhöhte Sauerstoffversorgung und der vermehrte Sauerstoffbedarf des zellreichen Wundgranulationsgewebes für dessen Ernährung garantiert (und damit die Syntheseleistungen im Rahmen der Reparation der Wunde (Tabelle 3a). Bei Hautwundheilung sind Anordnungen des Kapillarnetzes im Gegensatz zur Ausgangslage mit vertikalem Verlauf in den oberen Wundschichten beobachtet. *Wundheilungsstörungen* können diese Anordnungen verändern und auch dadurch das Ausmaß der Wundheilung sowie ihren zeitlichen Ablauf erheblich beeinflussen (insbesondere Vitamin C-Mangelzustände etc.) (weit. s. u.); [9, 28, 35, 41, 43, 48] (Tabelle 3a).

Die Wiederherstellung der Ausgangslage des subepidermalen, kutanen und subcutanen Gefäßgeflechtes bei Hautwundheilung benötigt längere Zeit und ist also wie alle Wundheilungsprozesse von Größe, Art und Ausmaß der Wundsetzung abhängig. Die Permeabilität neu gebildeter Gefäße wird wie die gesamte Gefäßfunktion des Wundgranulationsgewebes erst nach längerer Zeit normalisiert bzw. den Verhältnissen der Ausgangslage angepaßt, am schlechtesten in hypertrophen Narben und Keloiden. Diese zeigen gegenüber normalerweise die Wundheilung beendenden, sog. reifen Narben noch Kapillar-Endothel- und -Perizytenproliferationen sowie -kontraktionen bis zur Kapillar-Obliteration, bedingt durch pathologischen Sauerstoffmangel, der durch diese Prozesse verstärkt wird. Schließlich können in atrophischen Narben nach *thermisch- und strahlenbedingten Wundsetzungen* Hemmungen und schließlich auch stärkere Reduktionen der Vaskularisierung im Vergleich zu reifen Narbenbildungen beobachtet werden [5, 21, 22, 28, 35, 41, 48, 58, 62]; (Tabelle 3a).

48 J. Lindner †

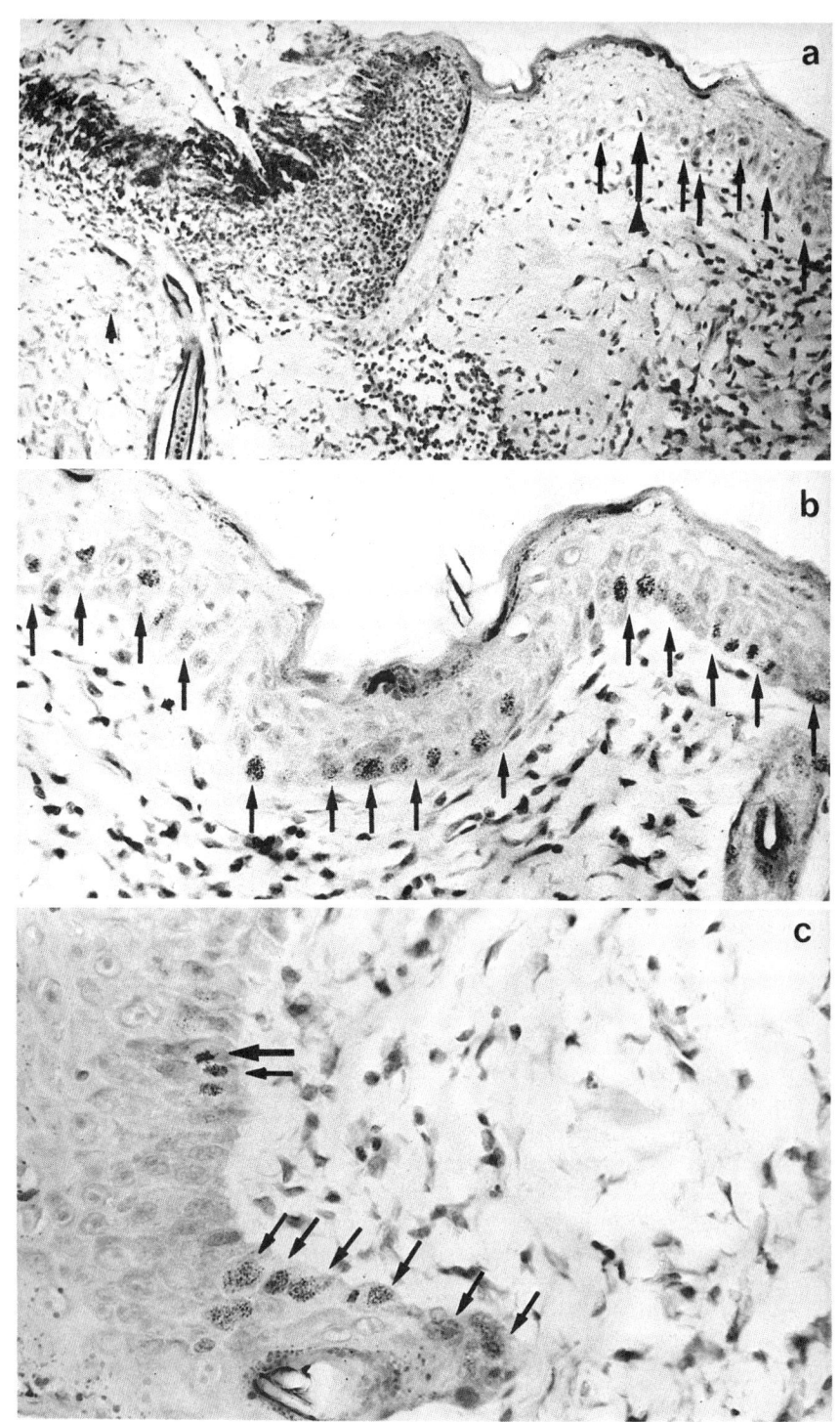

Abb. 14

Epithelregeneration

Die Epithelmigration verläuft mit der Epithelproliferation parallel, wird durch verschiedene Faktoren beeinflußt, beginnt von der Peripherie in den ersten Stunden nach Wundsetzung und erreicht nach wenigen Stunden bereits maximale ^{3}H-Thymidin-Markierungs- und Mitose-Indices im unmittelbaren Wundzentrum, mit Abnahme dann zur Wundperipherie. An ^{3}H-Thymidin-Autoradiogrammbeispielen (Abb. 14a) der Hautschnittwunde wird gezeigt, daß 24 Std. nach Wundsetzung zentral eine irreversibel geschädigte Zone vorliegt, mit darüber gelegener *Schorfbildung,* die als Leitmatrix für die Wanderung epidermaler Epithelien (unter Mitwirkung von genannten Mitogenen sowie von Fibronektin u. a. Substanzen, einschließlich Wachstumsfaktoren) dient. Bei stärkerer Vergrößerung (Abb. 14b, c) ist in der unmittelbaren Wundperipherie bereits 24 Std. nach Schnittwundsetzung eine Erhöhung der ^{3}H-Thymidin-autoradiographisch erfaßten Proliferation, besonders der basalen Epidermiszellen, im ^{3}H-Thymidin-Autoradiogramm markiert durch Silberkörner, nachweisbar. Die *Quantifizierung* ergibt am 1. Tag den reduzierten Markierungsindex im Wundzentrum (Abb. 15a) und seine 60 %ige Erhöhung beiderseits vom Wundschnitt und damit der Zellproliferation nicht nur von Epithelien, bei Verlust ihrer epidermalen, proliferationshemmenden *Chalone,* sondern auch der Bindegewebszellen, bis zu 40 %, 300 Basalzellen vom Wundschnitt entfernt, über den Kontrollen der Wundperipherie der gleichen (wie unverletzter) Tiere. Am 2. Tag nach Wundsetzung liegt ein umgekehrtes Bild vor (Abb. 15b): die höchste Zellproliferation besteht jetzt im Wundzentrum mit Wanderung der epidermalen Zellen, die pro Zeiteinheit gemessen sehr hoch ist. Das als Fibrin-Netzwerk-Leitschiene benutzte Gerüst wird abgebaut. Proteolytische und kollagenolytische Enzymaktivitäten sind nicht nur an Bindegewebszellen, sondern auch an Epithelzellen bei Wundheilung nachgewiesen. Die Migration erfolgt durch die amöboide Beweglichkeit der Epithelzellen mit Pseudopodien. Migration und Proliferation bei Wundsetzung an Schleimhäuten, besonders des Intestinaltraktes wie des Respirations- und Urogenitaltraktes, sind durch entsprechende Verfahren ebenso nachgewiesen und altersabhängig [9, 11, 13, 14, 29, 31, 38, 44, 45, 48, 50, 57, 58, 61–63].

Die Migration wird von der entsprechenden Erhöhung der Mitoseaktivität der Epidermiszellen begleitet, die im wesentlichen auf die basalen Zellager der Epidermis beschränkt ist, also an den Basalzellen stattfindet (Abb. 14 + 15). Neuere Untersuchungen zeigen, daß nach Zellteilung in der Basalschicht beide Tochterzellen zunächst basal liegenbleiben können, mit Zunahme von Tonofilamenten und -fibrillen bei weiterer Differenzierung, ehe die eine oder beide Tochterzellen in die spinöse Schicht wandern (= Migration). Die *Keratinsynthese*

Abb. 14a–c. a) ^{3}H-Thymidin-autoradiographische Beispiele des frühen Beginns der Basalzellproliferation der Epidermis neben dem Wundschorf (= dünne Pfeile, mit einem dicken Pfeil ist eine nicht markierte Mitose angezeigt); **b)** bei stärkerer Vergrößerung nachweisbare Zunahme der ^{3}H-Thymidin-Markierung der basalen Epidermiszellen; **c)** desgleichen = dünne Pfeile, während in diesem Bildausschnitt auch eine markierte Mitose einer Basalzelle angezeigt ist (= dicker Pfeil) Quantifizierung in Abb. 15)

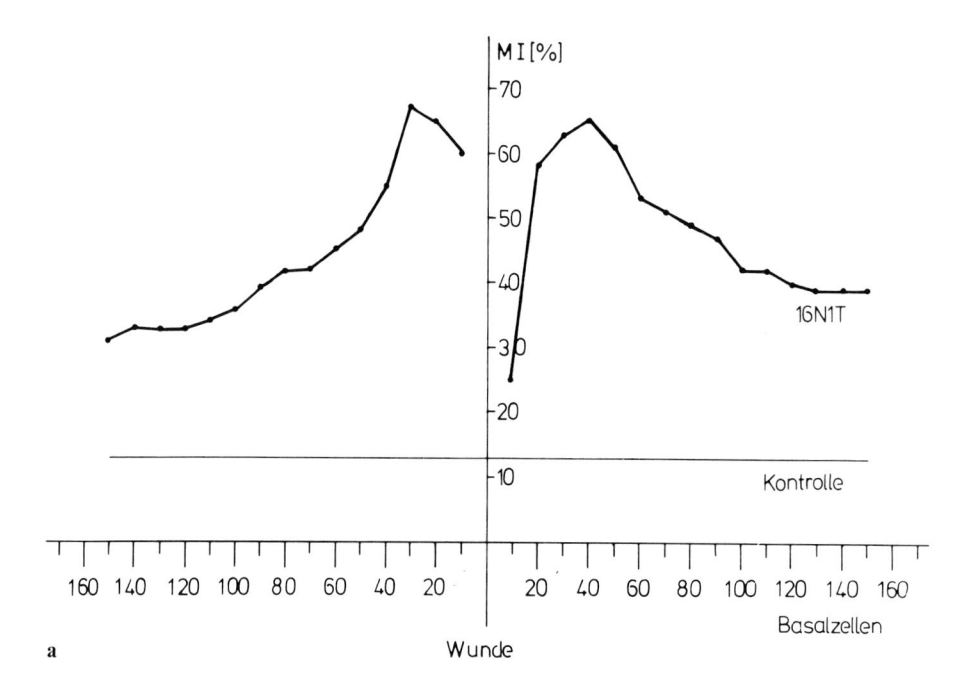

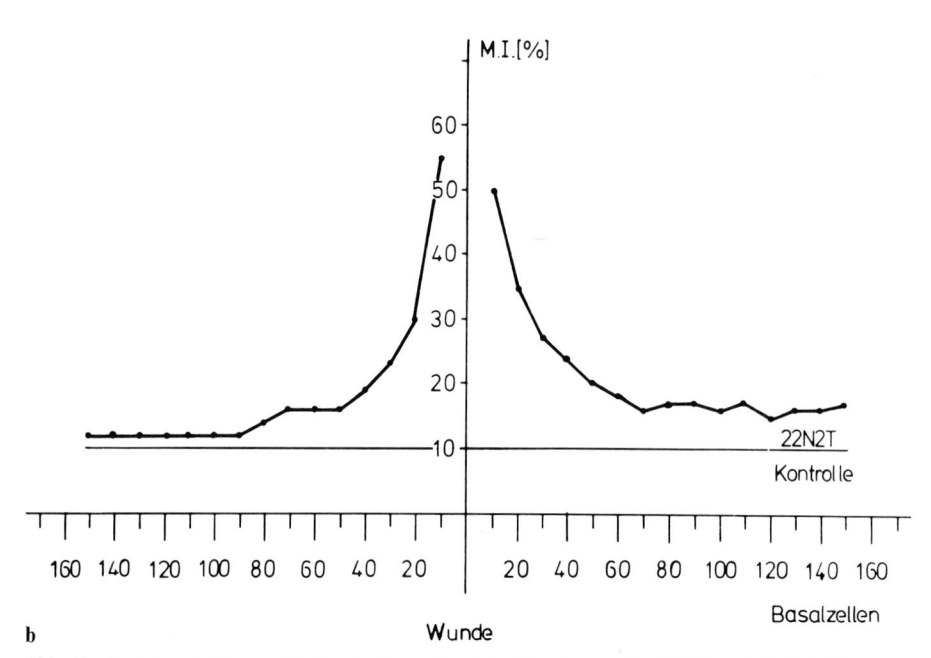

Abb. 15a, b. a) Am 1. Tag nach Wundsetzung liegt das Maximum der ³H-Thymidin-Markierungsindices (in %) beiderseits vom Wundschnitt, 40 Zellen vom Wundrand entfernt; **b)** am 2. Tag nach Wundsetzung liegt die höchste Zellproliferation im Zentrum mit Abnahme zur Peripherie (jeweils signifikant über den Kontrollwerten)

ist immunhistochemisch bei gleichzeitiger ³H-Thymidin-Markierung nachweisbar [57]. Das zeigt, daß auch sich differenzierende Zellen der Epidermis noch teilungsfähig sind und die Differenzierung (weit. dazu s. u.) nicht nur in teilungsunfähigen Zellen der Epidermis erfolgt. Tagesrhythmische Unterschiede sind bisher zum Teil untersucht, desgleichen die Frage der Reutilisierung von Nukleinsäuren und deren Abbauprodukten (wie im Wundgranulationsgewebe die Frage der Lymphozyten-Funktion als sog. Trephozyten). Bei der epidermalen Zellwanderung aus der Basis in die oberflächlichen Epidermisschichten sind unterschiedliche Bindungen der verschiedenen Lectine neben anderen Zelloberflächen-Glykokonjugaten zu beachten, die in der Regel von der basalen bis zur oberflächlichen Epidermisschicht zunehmen (zu weiteren Konzentrations-Gradienten: s. u.).

Die *Mitoseaktivität* und damit die Zellerneuerung wird in der Epidermis, wie an anderen Epithelien und bindegewebigen Zellpopulationen, durch Mitosehemmer (Chalone) kontrolliert. Sie sind an der Epidermis besonders untersucht: Bei Wundsetzung und -heilung kommt es zu einem Verlust dieser Mitosehemmer (Glykoproteine mit einem Molekulargewicht von etwa 30 000). Ihre Konzentration ist in peripheren, verhornenden Epidermiszellen am höchsten, in der basalen Zellschicht am niedrigsten, mit Ausnahme des basalen G_2-Chalons. Die epidermalen Chalone werden mit Chalonen anderer Zellen, auch der Granulozyten, verglichen, welche durch reife Granulozyten gebildet werden und die Zellteilung im Knochenmark hemmen. Entsprechende Chalone sind also für viele Bindegewebige und epitheliale Zellen in den einzelnen Geweben und Organen nachgewiesen und haben entsprechenden Anteil an deren Replikation und Reparation bei Wundheilung.

Epidermale Chalone sollen nicht nur Mitose-, sondern auch Keratinisierungs- und Alterungs-Gene beeinflussen bzw. aktivieren. Mit der Mitosehemmwirkung der epidermalen Chalone wird der antimitotische Effekt sog. Stresshormone verglichen, an der Epidermis besonders mit Adrenalin, gegebenenfalls auch mit Glukokortikoiden, die auch andere anabole Prozesse der Wundheilung hemmen. Der Abfall der Mitoseaktivität vom unmittelbaren Wundrand zur Peripherie wird mit einem entsprechenden Gradientenabfall der Mitosehemmerkonzentration korreliert. Das Mitosemaximum der regenerierenden Epidermis der Wunde ist wie alle Wundheilungsprozesse von Lokalisation, Größe und Art der Wundsetzung abhängig [9, 10, 11, 28, 29, 41, 43–46, 48–50, 57, 58, 61, 62].

Epidermale Differenzierung und Basalmembranbildung

Bei Wundheilung nehmen in aktivierten epidermalen Zellen des Wundrandes nicht nur die hydrolytischen Enzymaktivitäten zu, sondern auch Aktivitäten aller Enzyme des oxydativen Stoffwechsels und Energieverbrauches. Einer Abnahme des Glykogengehaltes folgt die Zunahme desselben (Abb. 16a, b) sowie der RNA- und DNA-Gehalte epidermaler Zellen im Rahmen ihrer Leistungssteigerungen mit Synthese von Enzymeiweißen, von Differenzierungsproteinen und Mikrofilamenten (bei Mitbeteiligung der Epidermiszellen an der Synthese ihrer Basalmembranen, wie elektronenoptisch nachgewiesen ist). Die Zunahme von

Tonofilamenten und Tonofibrillen führt zur *Keratinisierung* (= Differenzierung) der Epidermiszellen. Ihre Desmosomenzahl nimmt zu, elektronenoptisch in der Regel bei gleichzeitigem Beginn der Basalmembranbildung [9, 20, 28, 31, 41, 48, 57, 58]. Diese erfolgt durch Epithel-Mesenchym-Interaktionen unter Mitbeteiligung epidermaler, fibroblastischer und anderer Wachstumsfaktoren, einschließlich von Insulin- u. a. Hormonkontrollen und -regulationen [9, 20, 28, 29]. Bishe-

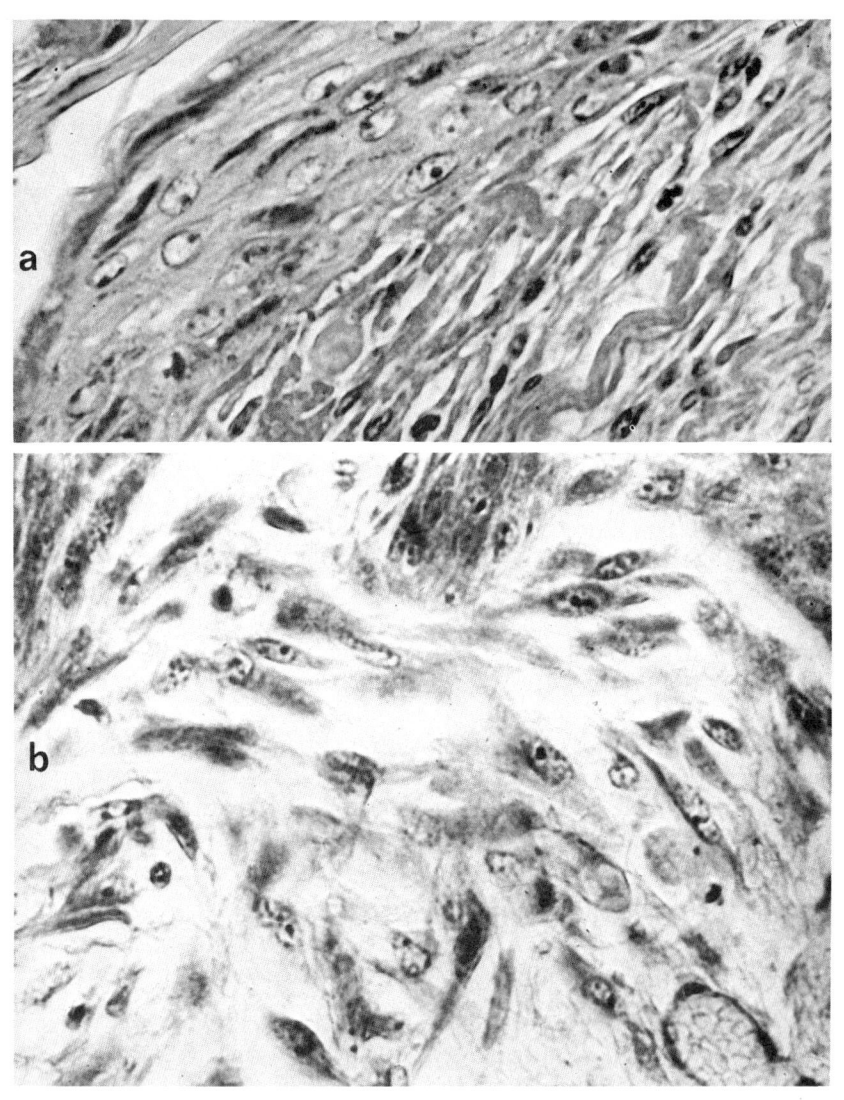

Abb. 16a, b. a) Beispiel für die bereits am 8.–10. Tag nach Wundsetzung mögliche Epithel-Mesenchym-Abgrenzung, noch ohne Wiederherstellung der lichtoptisch erkennbaren Basalmembran, mit Fibrinresten zwischen den Fibroblasten im Bindegewebe und mit Beginn der epidermalen Differenzierung (Keratinisierung, Glykogenzunahme etc.); **b)** Beispiel für die deutlichere Epithel-Mesenchym-Abgrenzung am 14. Tag nach Wundsetzung, mit Ausbildung der subepithelialen Basalmembran, unter Mitbeteiligung von Fibroblasten und epidermalen Zellen

rige in vivo-Befunde werden ebenfalls in vitro detailliert überprüft. Elektronenoptisch sind Kontakte von epidermalen Basalzellen-Zytoplasmaprojektionen zu Fibroblasten des Granulationsgewebes in ihrer Interaktion bei der epidermalen Basalmembransynthese erörtert (jedoch noch nicht die Mitbeteiligung der epidermalen Langerhans-Zellen u. a. digitierender Zellen). Neben o. g. Kollagentypen IV und V werden Heparansulfat u. a. GAG (z. B. Proteodermatansulfat) sowie Laminin, Fibronektin und andere Glykoproteine in ihren Interaktionen als Bestandteile der verschiedenen Basalmembran- und Bindegewebs-Matrix-Strukturen in neuerer Zeit weiter analysiert [9, 14, 16, 19, 21, 22, 31, 32, 41, 46–48, 63, 65] (Tabelle 3a und b).

Bei Bedeckung der Wundoberfläche durch regenerierende Epidermis wird der noch nicht abgebaute restliche Wundschorf abgestoßen. Seine Deck- und Schutzfunktion ist erfüllt. Die weitere Differenzierung der Epidermis kann über das Stadium einer *Epithelhyperplasie* erfolgen (Tabelle 3a). Gleiches gilt für das Bindegewebe. Hyperplasien können reduziert werden oder bestehen bleiben (Tabelle 3a), bis zu den vorgenannten hypertrophen Narben und Keloid-Bildungen. Die normale Epidermis-Schichtung und Struktur der Ausgangslage vor Wundsetzung wird ebenfalls oft erst nach längerer Zeit erreicht. Bei größeren Narbenbildungen resultiert häufig eine *atrophische Epidermis* mit und ohne Hyperkeratose. Die epithelialen Hautanhangsgebilde, deren Migrations- und Teilungs-Prozesse ähnlich wie an der Epidermis untersucht sind, aber separaten Steuerungsmechanismen einschließlich weiterer Mitosehemmfaktoren (Chalone) etc. unterliegen, werden in der Wundnarbe nur unvollständig, wenn überhaupt, regeneriert. Die epitheliale Wundheilung ist von wesentlicher Bedeutung für die Rekonstruktion und *Remodellierung* des cutanen Wundheilungsgranulationsgewebes [9, 28, 29, 35–38, 41, 48, 57, 58, 62–64] (Abb. 17a–c).

Abschluß, Regulation und Beeinflussung der Wundheilung

Die Wundreparation ist prinzipiell vom Ausmaß des primären Abbaus bei Wundheilung abhängig. In ihrem Verlauf nehmen zuerst der Glykoprotein-, dann der Zell- bzw. DNA- und schließlich auch der Grundsubstanz-Proteoglykan- und der Kapillargehalt ab, während der Kollagengehalt erst relativ, dann auch absolut überwiegt (Abb. 10c; Tabelle 3a). So entsteht bei ungestörter und unbeeinflußter Wundheilung, also bei der *klinisch* zu unterscheidenden *primären* wie bei der praktisch besonders wichtigen *sekundären Wundheilung* zunächst eine „Hyperplasie" der Strukturmakromoleküle, besonders des Kollagens, dessen spätere (unterschiedliche) Reduktion jeweils am Ende von Tabelle 3a und in Abb. 10c zusammengefaßt wird.

Die resultierende Narbe ist demnach struktur- und funktionsinadäquat, um so mehr, je stärker der primäre Abbau bei Wundheilung war, auch an der Haut, wo erst nach längerer Zeit die strukturellen und *klinisch* so wesentlichen biomechanischen Eigenschaften (sowie das Kollagenalter) [64] der Umgebung angepaßt, aber z. B. der Gehalt oder die Anordnung von biomechanisch, d. h. von funktionswichtigen elastischen Fasern, aber auch von Hautanhangsgebilden *nicht* in der ursprünglichen Form wiederhergestellt werden (je größer die Wunde, desto weniger!) (Abb. 17a–c).

Die Altersabhängigkeit der Wundheilung ist von besonderer praktisch-klinischer Relevanz. Im alternden Bindegewebe nimmt die Zellzahl ab, der Zwischensubstanzgehalt nicht nur relativ, sondern auch absolut zu. In der Haut ist wie in den meisten Bindegeweben bis in das hohe Greisenalter ein ständiger Ersatz von Epithel- und Bindegewebszellen nachweisbar, dessen Altersabnahme

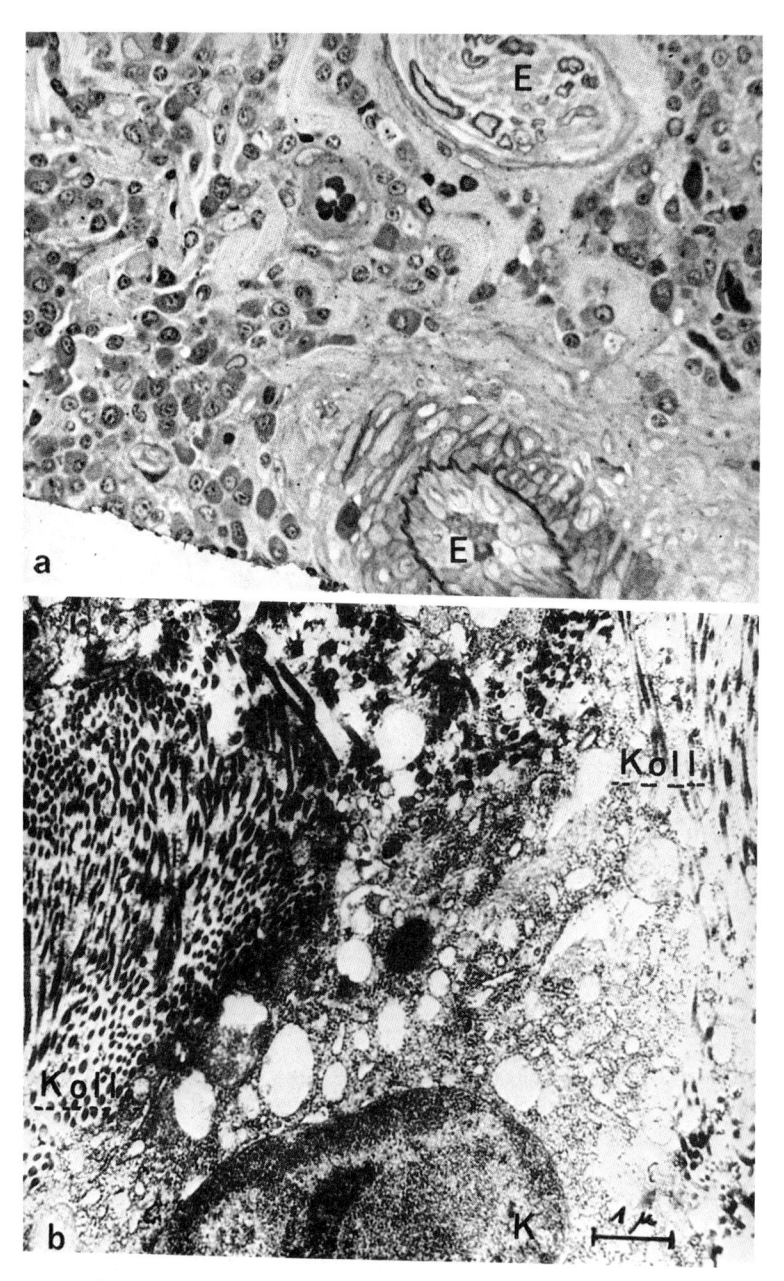

Abb. 17

für die einzelnen Zellpopulationen noch nicht ausreichend analysiert, sondern zumeist nur global durch DNA-Analysen quantitativ wie biochemisch bestimmt ist [9, 28, 40, 41]. Da Alternsheterochromatisierungen der DNA ihre genetische Informationsmenge einschränken, könnte darin auch die Ursache für die verminderte Syntheseleistung alternder Bindegewebszellen gesehen werden. Viele Befunde sprechen aber dafür, daß die Fibroblastenleistungen im höheren Alter gleich wie in der Jugend sind. *Altersabhängige Verzögerungen der Wundheilung* scheinen vielmehr durch eine Abnahme der Fibroblasten (u. a. Bindegewebszellen) im Wundgranulationsgewebe im Vergleich zum jugendlichen Organismus bedingt zu sein [9, 40, 41, 43–46, 48–50, 61]. Damit kombinierte relative und absolute alternsabhängige Zunahmen der Zwischensubstanz und damit der Transitstrecke sind mitverantwortlich für die morphologischen und funktionellen Wundheilungsverzögerungen im Alter [2, 5, 9, 28, 37, 40, 41, 49, 50, 61, 64].

Die *Wundreparation* ist im alten Organismus unvollständiger als im jugendlichen (einschließlich der verzögerten Epithelisierung, Basalmembranbildung, Gefäßregeneration, Matrix-Bildung und Remodellierung). Aber es resultiert beim alten Menschen ein Narbengewebe, dessen Zwischensubstanz-Charakteristika jünger sind als die des übrigen Organismus sowie in der unverletzten Haut der Wundumgebung. Dieser „lokale" Altersunterschied (besonders des

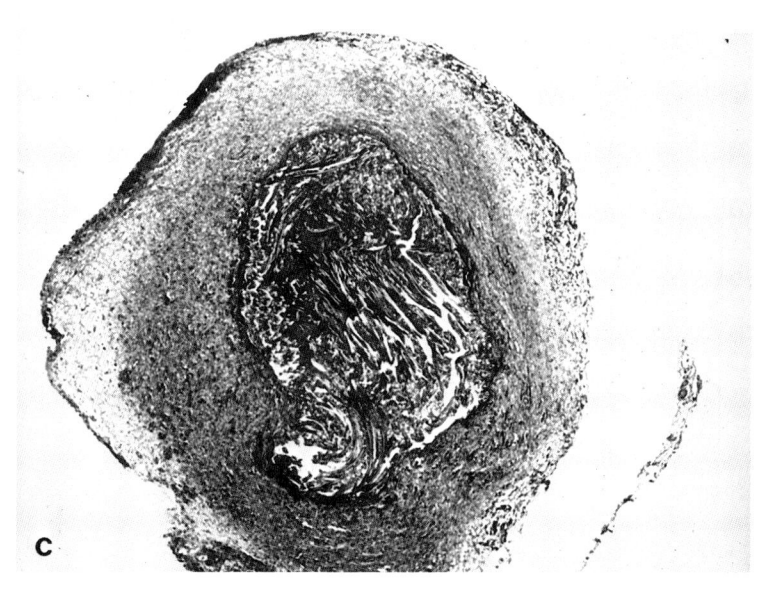

Abb. 17a–c. a) Chronisches, noch zellreiches Wund-Granulationsgewebe mit Darstellung der Lichtungs-verschließenden Endothelzell-(E)-Proliferation, die zur Gefäßverarmung auch in reifen Narben und vermehrt in hypertrophen Narben führt (Semidünnschnitt); **b)** elektronenoptisches Beispiel für das bei Wundheilungsende im Narbengewebe nachweisbare Überwiegen des Kollagengehaltes (Koll) (z. T. mit Darstellung der typischen Kollagenperiodik), bei Abnahme des Zell-, Grundsubstanz- und Gefäßgehaltes im Narbengewebe (K = Kern); **c)** Beispiel des Modelles der sog. „inneren Wundheilung" mit Granulationsgewebe im Watteschwamm-Granulom (= Zentrum) und insbesondere in der Umgebung: am 14. Tag nach Implantation, ebenfalls mit Überwiegen des Kollagengehaltes bei Abnahme des Zell- und Grundsubstanzgehaltes

sog. „Kollagenalters") der Wunde gegenüber ihrer Umgebung gleicht sich erst nach mehreren Jahren aus [3, 5, 40, 41, 64].

Hormon-Einflüsse auf die Wundheilung sind am meisten am Beispiel der *Nebennierenrinden-Hormone* geprüft: Cortison hemmt Wachstum und Leistung von Fibroblasten, vermindert Zahl und Leistung sowie Stoffwechselaktivität von Mastzellen u. a. Bindegewebszellen sowie prinzipiell die GAG-Synthese und -konzentration, es erhöht die biologischen Halbswertszeiten der GAG und des Kollagens, senkt Permeation, Ödem, Exsudation, Fibrinbildung und zahlreiche Mediatorwirkungen. Kleinere Cortisondosen können konträre Wirkungen (u. a. mit Steigerungen von Bindegewebs-Stoffwechselparametern) haben (Abb. 18a).

Mineralocorticoide haben entgegengesetzte Effekte auf die vorgenannten Parameter im Vergleich zu Corticosteroiden [5, 9, 17, 23, 28, 41–43, 46, 62, 65]. Bei *Schilddrüsenüberfunktion* kommt es zur Abnahme von Mastzellen und damit deren detailliert geschilderten Wirkungen bei Wundheilung, ferner zur Reduktion von Synthese und Konzentration der GAG, der Diffusion und Permeation, mit Erhöhung des GAG-Abbaues und -umsatzes, mit Verkürzung der biologischen Halbwertszeiten der GAG und des Kollagens [9, 28, 35, 41]. Bei *Schilddrüsenunterfunktion* sind Abbau und spezifische Aktivität der GAG vermindert, ihre Halbwertszeiten verlängert und ihre Konzentration im Gewebe erhöht. Das gilt auch für die entsprechenden Parameter des Kollagenstoffwechsels [9, 28, 35, 40, 41].

Insulinmangel wirkt ähnlich wie Cortison und Alterung: Abnahme von Synthese und Konzentration der GAG, zum Teil auch des Kollagens, mit Verlängerung ihrer biologischen Halbwertszeiten, Veränderungen der Proteoglykan-Aggregation sowie ihrer Interaktionen mit Kollagenen u. a. Strukturmakromolekülen des Bindegewebes bei Wundheilung (unter Hinweis auf die bei *diabetischer Mikroangiopathie* charakteristische Basalmembran-Verdickung mit nachgewiesenen Veränderungen ihres Kollagentyp-IV-Umsatzes etc.) [3, 5, 9, 28, 35, 40, 41, 63].

Insulinzufuhr erhöht wie Wachstumshormon die Proliferation verschiedener Bindegewebszellen und deren Matrixsynthese. Lokale Konzentrationserhöhungen von Aminozuckern sind im Zusammenhang mit ihrer Reutilisierung bei Wundheilung noch nicht ausreichend analysiert [41]. Einflüsse der *Nebenschilddrüse* und der *Hypophyse* auf die Wundheilung sind weniger untersucht (das Wachstumshormon STH wirkt über Somatomedin [mit Protein-anabolen Wirkungen]: Erhöhung der Synthese von Proteinen einschließlich der Proteoglykane und des Kollagens, Hemmung der Aufnahme und Utilisierung von Glukose [= Insulin-antagonistisch], Stimulierung der DNA-Synthese und damit des Wachstums). Im Gegensatz dazu steht die glukokortikoid-bedingte katabole Stoffwechsellage (mit Erhöhung von katabolen Prozessen bei Wundheilung und Hemmung der Synthese von Informations- und Struktur-Makromolekülen, also der Teilung und Leistung von Zellen des Wundfeldes) [9, 28, 35, 40–43].

Vitamineinflüsse auf die Wundheilung wurden früher intensiver diskutiert, im Zusammenhang mit Mangelernährungen, sind aber klinisch und experimentell weniger als Vitamineinflüsse auf den Stoffwechsel verschiedener Bindegewebe untersucht (s. auch die Vitamin C-Cofaktor-Wirkung für die Aktivität der Indikatorenzyme der Kollagen-Biosynthese: Prolyl- und Lysylhydroxylase). Vitamin C

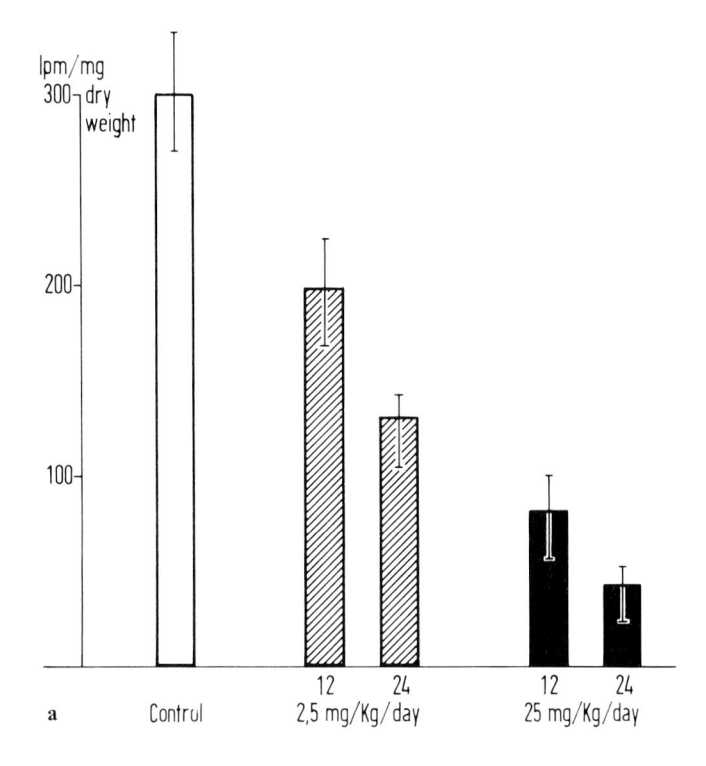

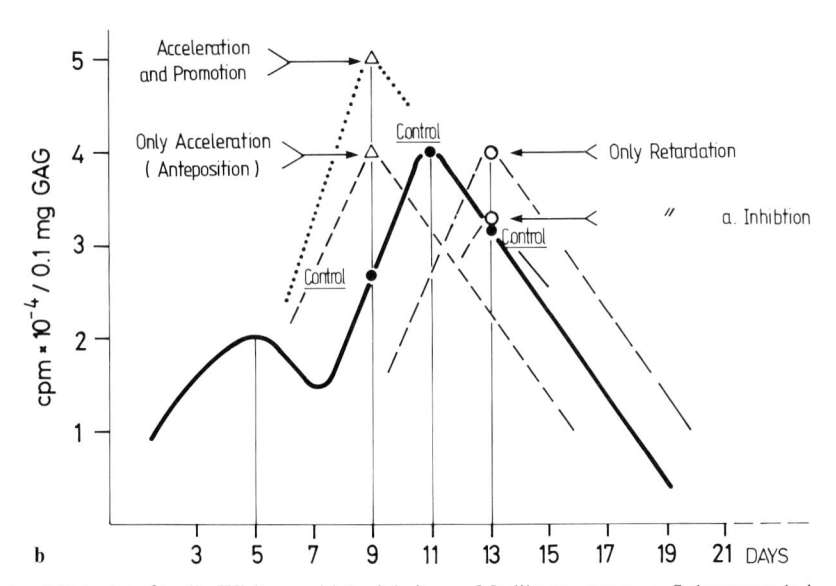

Abb. 18a, b. a) Beispiele für die Wirkungsabhängigkeit von Medikamenten u. a. Substanzen bei Wundheilung von der Dosis und der Dauer der Behandlung am Beispiel des Cortisons; **b)** übersichtliche Zusammenfassung der verschiedenen Möglichkeiten der Beinflussung der Wundheilung am Beispiel der Grundsubstanzbildung mit den im Text dazu angegebenen Schlußfolgerungen

fördert auch die GAG-Synthese. Besonders untersucht sind die Einflüsse nichthormoneller *Antiphlogistika* und Antirheumatika sowie von Analgetika auf die Wundheilung. Sie können, wie die sog. *Immunsuppressiva* (= Zytostatika), die Synthese von Informations- und Strukturmakromolekülen wie insgesamt die Proteinsynthese und damit katabole wie anabole Prozesse der Wundheilung entscheidend hemmen (s. auch Abb. 9a). Geprüft sind insbesondere Substanzen, die direkt auf die Wunde aufgetragen werden, besonders bei schlecht heilenden Wunden (*Antiseptika, Antibiotika* sowie sog. wundheilungsfördernde Substanzen) [28, 35, 41].

Wesentlich für *Klinik und Praxis* ist, daß der normale, ungestörte Wundheilungsablauf so reguliert ist, daß eine Beschleunigung durch die verschiedenen Medikamente u. a. Substanzen kaum erfolgt. Dagegen ist eine Wundheilungs-Beschleunigung bei *Wundheilungs-Störungen* (insbesondere also bei schlecht heilenden Wunden) von größtem praktischen Interesse, weil dabei *Wundheilungskomplikationen* am häufigsten und nachhaltigsten sind. Dabei müssen, im Gegensatz zur ungestörten Wundheilung, die Abbauvorgänge angeregt werden, um die davon abhängigen Reparations- und Heilungsprozesse zu ermöglichen. Ihre Abhängigkeit voneinander ist deswegen genau dargestellt worden.

Regulationen und Einflüsse, auch von Medikamenten, wirken nicht nur auf *einen* der geschilderten Einzelschritte der katabolen und der anabolen (reparativen) Wundheilungsphasen, sondern können gleichzeitig verschiedene dieser Einzelschritte verändern [1, 3–5, 7, 11, 16–18, 23–26, 28–30, 32, 34–49, 52, 53, 55, 60–62, 65].

Prinzipiell sind bei allen Medikamenten, die vor, während und nach Wundsetzung appliziert werden (lokal und/oder systemisch), Beeinflussungen der Wundheilung möglich. Dabei wurden, wie bei anderen Bindegewebserkrankungen, besonders dosisabhängige *konträre* Wirkungen auf die geschilderten Einzelphasen des Wundheilungsablaufes nachgewiesen [28, 35, 41, 45, 46, 49, 50] (Abb. 18a). In Abb. 18b wird schließlich am Beispiel der Grundsubstanz gezeigt, in welcher Weise hemmende und fördernde Einflüsse auf die Wundheilung nachweisbar sind: Gegenüber dem Maximum der Grundsubstanzsynthese (von Proteoglykanen bzw. GAG) am 11. Tag nach Wundsetzung (= Kontrolle, s. auch Abb. 9b) kann eine Beschleunigung = Vorverlegung dieses Maximums erfolgen oder zusätzlich eine Förderung = Vorverlegung *und* Erhöhung des Maximalwertes der Kontrolle. In gleicher Weise können Hemmungen der Wundheilung zu einer Verlangsamung, also zu einer zeitlichen „Rechtsverschiebung" = Verzögerung des Maximums des Kontrollwertes führen oder zusätzlich zu einer Senkung desselben. Das bedeutet, daß fördernde und hemmende Einflüsse auf die Wundheilung nicht an *einem* Verlaufzeitpunkt experimentell prüfbar sind, sondern nur im Verlauf! Sonst entstehen falsche Bewertungen der Wundheilungsbeeinflussung, wie an diesem Beispiel schematisch dargestellt ist. Es beruht auf den Ergebnissen entsprechender Untersuchungen der Wundheilungsbeeinflussung durch die verschiedenen Medikamente, Hormone u. a. Substanzen [28, 34–38, 41–50, 61, 62] (Abb. 18b).

Schlußbetrachtung

Die wunschgemäße Darstellung unserer heutigen Kenntnisse zur Wundheilung ergibt, daß durch moderne morphologische und biochemische Methoden eine Analyse des Wundheilungsablaufes bis in den molekularbiologischen und -pathologischen Bereich resultiert, die von *praktisch-klinischer Relevanz* ist. Das zeigen die dargestellten Ergebnisse der Grundlagenforschung des Bindegewebes zur Wundheilung in ihrem Verlauf von der Wundsetzung bis zum Abschluß der Reparation. Ihre *Zusammenfassung* erfolgt abschließend tabellarisch und stichwortartig: Dabei ist die Methodenabhängigkeit unserer Kenntnisse zu berücksichtigen, die also noch nicht abgeschlossen bzw. endgültig sind. In dieser Zusammenfassung ist jeweils der mit den heute verfügbaren Methoden erfaßbare *Beginn* der Einzelprozesse kataboler und anaboler Wundheilungsphasen angeführt. Sie überlagern sich! Somit wird besonders deutlich, *wie rasch* die Einzelphasen der Wundheilung nach Wundsetzung eintreten, wie eng katabole und anabole Prozesse aufeinander folgen, voneinander abhängig und miteinander verbunden sind:

1.–4. Stunde

Verletzung, Zell- und Gewebsschädigung, Einblutung bis zur Wundhämatomfüllung des Defektes und dessen Abdeckung durch Wundschorfbildung: sofortige Aktivierung des Fibrinogen-Fibrin-Systems, Aggregation von Thrombozyten, besonders am Kollagentyp III, Ausbildung des Fibringerüsts unter Teilnahme von Fibronektin (in Beziehung zum Faktor XIII): Verschluß der verletzten Gefäße, Blutstillung, Kontraktion der Wundränder durch das sich retrahierende Fibringerüst unter Mitbeteiligung kontraktionsfähiger Zellen (u. a. Myofibroblasten) und Fasern der verletzten Haut.

Primäre Azidose, Grundsubstanzentmischung = Störung der makromolekularen Überstruktur der bindegewebigen Extrazellularsubstanz, speziell der Proteoglykan-Aggregate der Grundsubstanz mit Störung ihrer Eukollidalität: Permeabilitätssteigerung, Hypoxie des Wundfeldes (Peristaseprozesse mit Thrombozyten- und Erythrozytenaggregation (Sludge-Phänomene): Fortsetzung der intravaskulären Gerinnung: Mastzellen- und Thrombozyten-Degranulierung: Freisetzung von Heparin, Histamin, Serotonin u. a. biogenen Aminen und Kininen (Bradykinin), von PDGF, Proteasen u. a. Hydrolasen, von Prostaglandinen, Peptiden u. a. Mediatoren und Modulatoren, von Chemotaxinen etc., mit entsprechenden vasoaktiven u. a. Wirkungen: Freisetzung von Gerinnungsfaktoren aus dem verletzten Gewebe (Gewebefaktor III, Plasminogenaktivator, Fibrinopeptid B u. a.): Verstärkung der Gerinnungs-Kaskade und der Arachidonsäure-Kaskade mit weiterer Bildung chemotaktischer Faktoren in Plasma und Gewebe: erhöhte Interaktionen zwischen Mikro- und Makrophagen, Endothelien sowie Verstärkung weiterer Zell-Zell- sowie Zell-Matrix-Interaktionen:

Zunahme von Exsudation, Margination, Emigration, Migration, Chemotaxis und Chemokinese, von Zelldemaskierung, -schädigung und -nekrosen, von Pino- und Phagozytose sowie der Rezeptor-vermittelten Endozytose mit induktiven und adaptiven Enzymsynthesen, Exozytose etc.: Zunahme des extra- und intrazellulären Katabolismus.

4.–12. Stunde

Sekundäre Azidose: Hypoxiebedingte Umschaltung des Wundfeldes auf anaerobe Glykolyse mit abbaubedingter Freisetzung und lokaler Konzentrationserhöhung von Laktat (u. a. organischen Säuren) mit Störung der pH-Wert-Regelung, des Säure-Basen-Gleichgewichts und damit des Wasserhaushaltes in verletzem Bindegewebe (sowie einer Viskosität und Eukollodalität): Wirkungsoptimum für saure Hydrolasen hämatogener und histiogener Zellen des Wundfeldes: Zunahme von Abbauprodukten aus Thrombozyten u. a. zerfallenden Zellen (Leukotriene u. a. Substanzen aus Granulozyten) sowie aus dem Fibrin- und Zwischensubstanzabbau, mit Mediatorwirkungen: vasoaktiv, chemotaktisch, Ab-, Aufbau-, Migrations-, Proliferations- und Funktions-fördernd (Mitogene, z. B. Thrombin, Plasmin, Kallikrein, Leukotaxine u. a.): Fortsetzung der Zell- und Matrix-Interaktionen, ihrer Schädigungen *und* Aktivierungen im Wundfeld.

Gerinnung, Exsudation, Azidose, Ischämie, Nekrosen und katabole Prozesse (durch histiogene und hämatogene Zellen) erreichen im Wundgebiet somit in kürzester Zeit nach Wundsetzung ihren Höhepunkt.

12.–48. Stunde

Weitere Zunahme des Katabolismus im Wundfeld (abhängig von Art, Stärke und Einwirkungsdauer des Entzündungsreizes bzw. der Verletzung): von Proteoglykanen bzw. Glykosaminoglykanen (GAG) der Grundsubstanz und von Kollagen, Freilegung desselben, Aktivierung der an Kollagen gebundenen latenten Kollagenasen, die zusammen mit zelleigenen Kollagenasen den synergistischen Kollagenabbau steigern. Peroxidation phagozytierter Substrate und mögliche Reutilisierung von Abbauprodukten für die dem Abbau folgenden anabolen Prozesse: *Reinigung des Wundfeldes!* Zunehmende Überlagerung der primär gesteigerten Abbauprozesse durch den sekundär kompensatorisch erhöhten Anabolismus: Proliferation hämatogener monozytärer und histiogener Zellen mit Differenzierung in Makrophagen, Fibroblasten und Endothelien bei Abnahme der Granulozyten, mit zunehmender Inaktivierung chemotaktischer Faktoren durch Regulationen von Protease- und Antiprotease-Aktivitäten im Wundfeld: Inaktivierung von Leukotrienen und Transformation von Prostaglandinen unter weiterer Förderung und Modulation dieser Wundheilungsphase. Wanderung proliferierter mesenchymaler und epithelialer Zellen (aus der Basalschicht der verletzten Epidermis). Zunahme der Migration und Proliferation von Endothelzellen und Perizyten mit kapillären Aussprossungen. Zytoskelett-Differenzierungen der verschiedenen bindegewebigen Zellpopulationen etc.

2.–4. Tag

Fortsetzung der Gefäßproliferation: Bildung von Gefäßknospen (und von Basalmembrankollagentypen IV); Entstehung von Kapillarlichtungen = Zunahme der Blutversorgung und damit der Sauerstoffspannung mit Abnahme der Wundazidose mit folgender Normalisierung des Gewebs-pH (= Aufhebung des pH-Optimum der primär wirksamen sauren Hydrolasen). Verschiebung der Zellverhältnisse zugunsten hochaktiver differenzierter Fibroblasten mit Ausbildung des

Wund-Granulationsgewebes und weiterer Steigerung des Anabolismus = Grundsubstanz- und Kollagenbildung (in dieser Reihenfolge, aber gleichzeitig in der gleichen Bindegewebszelle möglich), teilweise Reutilisierung von Abbauprodukten für die erhöhten Syntheseprozesse.

4.-7. Tag

Zunehmende Nachweisbarkeit der Kollagensynthese nach primärer Proteoglykansynthese durch Fibroblasten aus proliferierten und differenzierten hämatogenen und histiogenen Zellen; Zunahme des proliferierten epidermalen Migrationspools zur Epithelisierung des Wunddefektes mit beginnender Bildung der supepidermalen Basalmembran durch epitheliale und mesenchymale Zellen (aus Glykoproteinen, Proteoglykanen, Laminin, Basalmembrankollagentypen IV u. a.). Relationsverschiebung von Kollagentyp III zu I mit stetig steigender Wundkontraktion und -festigkeit im Rahmen der Kollagenreifung und Zunahme der Zahl intra- und intermolekularer Kreuzbindungen und damit der beginnenden Dehnungs- und Reißfestigkeit der Wunde.

7.-14. Tag

Fortsetzung der vorgenannten Prozesse mit Abnahme des Wassergehaltes, Zunahme des Aggregationsgrades der Grundsubstanz-Proteoglykankomplexe bei Relationsverschiebung der GAG- und Kollagentypen und -muster: zunehmende Angleichung an die Ausgangslage: stetige Abnahme des Gehaltes an Glykoproteinen bei rascher Steigerung von Synthese, Umsatz und Konzentration der Proteoglykane bzw. GAG und der verschiedenen Kollagene (mit Verkürzung ihrer biologischen Halbwertszeiten) im Wundfeld („Hyperplasie" beider bindegewebigen Strukturmakromoleküle mit Zunahme ihrer Aggregatbildungen höherer Ordnung) = deutliche Steigerung der biomechanischen Eigenschaften und damit der Festigkeit der Wunde. Klinischer Nachweis von Synthese-Produkten und -Enzymen im Serum (Prokollagen III-Peptide, Laminin, Prolylhydroxylase u. a.) zur klinischen Beurteilung des Wundheilungsablaufs, seiner Störungen und ihrer Beeinflussungsmöglichkeiten.

14.-21. Tag

Abnahme der Zell-„Hyperplasie" und damit des Sauerstoffverbrauches, Abnahme der Synthese und des Gehaltes von Proteoglykanen, danach auch der Kollagen-„Hyperplasie" sowie der Epidermis-Hyperplasie (nach Differenzierung mit Ausbildung des Zytoskeletts, bei Zunahme von Tonofilamenten und Tonofibrillen bei Keratinisierung, Ausbildung der subepidermalen Basalmembran etc.).

Zunehmende Wiederherstellung des Regelgleichgewichtes zwischen Auf- und Abbau sowie Anpassung der Wunde an Stoffwechsel, Funktion und Struktur des umgebenden, nicht verletzten Hautbindegewebes (mit Abklingen der generalisierten, unspezifischen Mitreaktion desselben): relatives und absolutes Überwiegen des Kollagengehaltes gegenüber dem Proteoglykan- und schließlich auch dem Zellgehalt des Wundfeldes, bei mangelhafter Regeneration elastischer

Fasern, von Hautanhangsgebilden etc. Angleichung des „Kollagenalters" der Wunde an das der umgebenden Haut erst nach Monaten (bzw. Jahren), erkennbar an seinen biomechanischen Eigenschaften u. a. Parametern der Kollagenstruktur und -funktion.

Die epitheliale Wundheilung ist wesentlich für die Rekonstruktion und Remodellierung des cutanen Wundheilungsgranulationsgewebes. Der Wundheilungsverlauf wird von Art, Größe und Lokalisation der Wunde sowie vom Ausmaß des primären Katabolismus bestimmt, von dem das Ausmaß des sekundär folgenden kompensatorischen Anabolismus im Wundfeld abhängt (neben dem Einfluß zahlreicher, angeführter lokaler und allgemeiner Faktoren sowie Regulation des Gesamtorganismus).

Zusammenfassung

Die Zusammenfassung des heutigen Wissensstandes zur Wundheilung zeigt, daß ihr Verlauf durch moderne morphologisch-biochemische Methoden bis in den molekularbiologischen Bereich analysiert ist, einschließlich der Störungs- und Beeinflussungsmöglichkeiten.

Die Wundsetzung führt zur Störung des physiologischen Gleichgewichts zwischen Auf- und Abbauvorgängen von Zellen, Grundsubstanz und Fasern (mit Erhöhung ihrer Umsatzraten) im verletzten Gewebe. Die Wundheilung ist stets ein Prozeß des Bindegewebes.

Die primäre Zunahme des Katabolismus bestimmt das Ausmaß der sekundären kompensatorischen Steigerung des Anabolismus von Zellen, Proteoglykanen und Kollagen.

Art, Größe und Lokalisation der Wunde sind verantwortlich für ihre Heilung und damit für das Ausmaß der Anpassung von Struktur, Funktion und Biomechanik der Wunde an das umgebende, unverletzte Gewebe.

Kapillarisierung und Epithelisierung der Wunde starten ebenfalls rasch nach Wundsetzung. Sie werden ebenso wie der Zellersatz und die Zelleistung im Wundgewebe durch moderne autoradiographische Verfahren lokalisiert und quantifiziert (ergänzt durch die in der modernen Wundheilungsforschung der Pathologie angewandten biochemischen und radiochemischen Analysen). Neben sog. reifen Narben können atrophische oder hypertrophe Narben entstehen, schließlich auch Keloide.

In diesem Zusammenhang werden Regulationen und Störungen der verschiedenen Wundheilungsphasen dargestellt, insbesondere die Interaktionen der Zellen und ihrer Differenzierungsprodukte.

Abschließend sind Regulationen und Störungen der verschiedenen Wundheilungsphasen besprochen, insbesondere Zell- und Matrix-Hyperplasien und ihre unzureichende Rückbildung bei pathologischen Wundheilungsverläufen.

Die abschließende Zusammenfassung der mit den heute verfügbaren Methoden der Zellpathologie erfaßbaren katabolen und anabolen Wundheilungsprozesse zeigt, wie rasch sie nach Wundsetzung eintreten, voneinander abhängen und in ihren Wechselwirkungen den gesamten Verlauf bis zum Abschluß der Wundheilung bestimmen.

Die Ergebnisse der modernen Bindegewebsforschung zur Wundheilung sind von besonderer praktischer und klinischer Bedeutung.

Literatur

1. Allison AC, Davies P (1975) Mononuclear phagocyte activation in some pathological processes. In: Wagner WH, Hahn H, Evans R (eds) Activation of Macrophages. American Elsevier, New York-Amsterdam, p 141
2. Anderson PJ (1978) Actin in young and senescent fibroblasts. Biochem J 169:169
3. Ariyan S, Enriquez R, Krizek J (1978) Wound contraction and fibrocontractive disorders. Arch Surg 113:1034
4. Baggiolini M, Schnyder J, Dewald B, Bretz U, Payne TG (1982) Phagocytosis-stimulated macrophages. Production of prostaglandins and SRS-A. Immunobiology 161:369
5. Bailey AJ, Bazin S, Sims TJ, Lelous M, Nicoletis C, Delaunay A (1975) Characterization of the collagen of human hypertrophic and normal scars. Biochim Biophys Acta 405:412
6. Becker U, Nowack H, Gay S, Timpl R (1976) Antibodies against the aminoterminal region in bovine type III collagen. Immunology 31:57
7. Bittmann S, Mangold I, Thäter G, Schütte B, Lindner J (1977) Further results regarding the influence of Kallikrein on DNA synthesis and cell proliferation. In: Haberland GL, Rohen JW, Blümel G, Huber P (eds) Kininogenases. Schattauer, Stuttgart, New York, Kallikrein 4:137
8. Brack WJ, Lindner J, Jasper A (1962) Reaktionsformen von Kollagenfasern. II. Mitt.: Quellung, Kontraktion und Schrumpfung. Acta histochem 13:195
9. Buddecke E (1978) Pathobiochemie. W de Gruyter, Berlin New York
10. Büchner TH (1971) Entzündungszellen im Blut und im Gewebe. Zellkinetische Studie über die experimentelle granulierende Entzündung durch Fremdkörper und bei der Wundheilung. Fischer, Stuttgart. Veröff. aus der morph Path H 86
11. Cottier H (1980) Wundheilung, Reparation und ihre Störungen mit Hinweisen auf Fremdkörperreaktionen. In: Cottier H (Hrsg) Pathogenese. Springer, Berlin Heidelberg New York, Bd 2
12. Dabelstein E, Kremenak CR (1978) Demonstration of actin in the fibroblast of healing palatat wounds. Plast Reconstr Surg 62:429
13. Dvořak R, Lindner J (1970) Übertragung markierter mononukleärer Zellen von lymphatischen Organen und Geschwulstwirte. Verh Dtsch Ges Path 54:203
14. Engvall E, Ruoslathi E, Müller EJ (1978) Affinity of fibronectin to collagen of different genetic types and to fibrinogen. J Exp Med 147:1584
15. Epstein EH (1974) α 1 (III)$_3$ human skin collagen. J Biol Chem 249:3225
16. Fossum S, Rolstad B, Ford WL (1984) Thymus independence, kinetics and phagocytic ability of interdigitating cells. Immunobiology 168:403
17. Freytag G, Lindner J, Johannes G, Schlosser GA, Reiher W, Schmidt I (1967) Autoradiographical and radiochemical investigations on the bone racture-healing. In: Krompecher St, Kerner E (eds) Callus Formation. Akad Kiadò, Budapest. Symp on the Biology of Fracture-Healing, 1965, p 191
18. Furth van R (1975) Mononuclear Phagocytes in Immunity, Infection and Pathology. Blackwall, Oxford London Edinburgh Melbourne
19. Furthmayr H, Timpl R (1976) Immunochemistry of collagens and procollagens. Int Rev Conn Tissues Res 7:61
20. Gabbiani G, Chapponier C, Hüttner I (1978) Cytoplasmic filaments and gap junctions in epithelial cells and myofibroblasts during wound healing. J Cell Biol 76:561
21. Gay S, Müller PK, Meigel WN, Kühn K (1976) Polymorphie des Kollagens. Neue Aspekte für Struktur und Funktion des Bindegewebes. Hautarzt 27:196
22. Gay S, Viljanto J, Raekallio J, Penttinen R (1978) Collagen types in early phases of wound healing in children. Acta Chir Scand 144:205

23. Glatt M, Peskar G, Brune K (1974) Leucocytes and prostaglandins in acute inflammation. Experientia (Basel) 30:1257
24. Grasedyck K, Lindner J (1975) The behaviour of (^{14}C)-D-penicillamine in collagen metabolism Conn Tiss Res 3:171
25. Grasedyck K, Lindner J (1977) Aortic protocollagen proline hydroxylase (PPH). In: Manning W, Haust D (eds) Atherosclerosis. Plenum Publ, New York, p 758
26. Gries G, Lindner J (1961) Untersuchungen über den Kollagenabbau bei akuten Entzündungen. Z Rheumaforsch 20:122
27. Helpap B, Cremer H (1972) Autoradiographic studies on connective tissue proliferation in skin wounds. Res Exp Med 157:289
28. Hernandez-Richter HJ, Struck H (1970) Die Wundheilung. Thieme, Stuttgart
29. Houck, JC (1976) In: Houck JC (ed) Chalones. Amer Elsevier, New York p 395
30. Janoff A, Blondin J, Sandhaus RA, Mosser A, Malemud C (1975) Human neutrophil elastase: in vitro effects on natural substrates suggest important physiological and pathological actions. In: Reich E, Rifkin DB, Shaw E (eds) Proteases and Biological Control. Cold Spring Harbor Laboratory, p 603
31. Jilek F, Hörmann H (1978) Cold insoluble globulin (Fibronectin). IV. Affinity to soluble collagen of various types. Hoppe-Seyler's Z physiol Chem 359:247
32. Kühn K (1977) Biochemie des Kollagens. In: Kreysel H-W (Hrsg) D-Penicillamin. Schattauer, Stuttgart New York, S 61
33. Leder LD (1967) Der Blutmonocyt. Springer, Berlin Heidelberg New York
34. Lindner J (1959) Histochemische und biochemische Untersuchungen der traumatisch gestörten Beziehung zwischen Grundsubstanz und Kollagenfasern. Verh Dtsch Ges Path 43:61
35. Lindner J (1962) Die Morphologie der Wundheilung. Langenbecks Arch klin Chir 301:39
36. Lindner J, Freytag G, Jurukowa Z, Beste G, Gries G (1966) Quantitative und qualitative Bestimmungen der Regeneration von Bindegewebe. Verh Dtsch Ges Path 50:286
37. Lindner J (1967) Neue Ergebnisse zur Morphologie, Biochemie und Radiochemie der Wundheilung. Zbl Chir 92:1061
38. Lindner J, Grasedyck K, Johannes G (1968) Beitrag zu quantitativen Untersuchungen an Autoradiographien. Verh Dtsch Ges Path 52:533
39. Lindner J, Grasedyck K (1971) Determination of tissue collagenpeptidases attacking apolar peptide sequences. Z Klin Chem u Klin Biochem 9:68
40. Lindner J (1972) Altern des Bindegewebes. In: Altmann HW et al (Hrsg) Handbuch der allgemeinen Pathologie. Springer, Berlin Heidelberg New York, Vol VI/4, S 245–368
41. Lindner J (1972) Die posttraumatische Entzündung und Wundheilung. In: Gohrbandt E et al (Hrsg) Handbuch der plastischen Chirurgie. de Gruyter, Berlin New York, Vol I, S. 1–153
42. Lindner J, Grasedyck K (1973) Experimental fibrosis in liver and other organs. In: Kulonen E, Pikkarainen J (eds) Biology of fibroblast. Academic Press, London New York, p 539
43. Lindner J (1974) Molekularbiologie und Molekularpathologie der organischen Knochenmatrix. Verh Dtsch Ges Path 58:9
44. Lindner J, Wagner M, Schütte B (1975) Additional results on the action of Kallikrein (on the simplified test model "newborn rat"). In: Haberland GL, Rohen JW, Blümel G, Huber P (eds) Kininogenases. Schattauer, Stuttgart New York. Kallikrein 3, p 177
45. Lindner J, Schütte B, Johannes G (1975) Contribution to the effect of Kallikrein on the turnover of connective tissue cells, especially in regeneration and wound healing. In: Haberland GL, Rohen JW, Blümel G, Huber P (eds) Kininogenases. Schattauer, Stuttgart New York. Kallikrein 3, p 195
46. Lindner J (1977) Bone Healing. In: Montandon D (ed) Wound Healing: Clinics in plastic surgery 4/3. Saunders, Philadelphia London Toronto, pp 425–437
47. Lindner J (1977) Proteoglykanstoffwechsel und Penicillamin-Wirkung. In: Kreysel H-W (ed) D-Penicillamin. Chemie, Pharmakologie, therapeutische Anwendung und unerwünschte Wirkungen. Schattauer, Stutgart New York, S 47–59
48. Lindner J (1982) Morphologie und Biochemie der Wundheilung. Langenbecks Arch Chir 358:153

49. Mangold I, Bittmann S, Thäter G, Schütte B, Lindner J (1977) Further contribution to the effect of Kallikrein on connective tissues (preliminary results). In: Haberland GL, Rohen JW, Blümel G, Huber P (eds) Kininogenases. Schattauer, Stuttgart New York. Kallikrein 4, p 178
50. Mangold I, Uhlenhop B, Mester B, Lindner J (1979) Untersuchung zur Entwicklung verschiedener Bindegewebssysteme. Akt Gerontol 9:369
51. Mosher DF, Schad PE, Kleinman HK (1979) Cross linking of fibronectin to collagen by blood coagulation factor XIIIa. J Clin Invest 64:781
52. Nelson D (1976) Immunobiology of the Macrophage. Academic Press, New York San Francisco London
53. Pollack MD, Sheldon V (1982) Wound Healing: a Review. IV. Systemic medication affecting wound healing. J Dermatol Surg Oncol 8:667
54. Prinz R, Schwermann J, Buddecke E, Figura K v (1978) Endocytosis of the sulfated proteoglycans by culture skin fibroblasts. Biochem J 176:671
55. Rocha e Silva M, Garcia-Lemme J (1972) Chemical Mediators of the Acute Inflammatory Reaction. Pergamon Press, Oxford
56. Schallock G, Lindner J (1957) Beitrag zur Frage der Entmischungszustände in den Grundsubstanzen des Bindegewebes. Medizinische 1:12
57. Schmiegelow P, Dahl v M, Löning Th (1982) Zur Zellkinetik und Wundheilung mehrschichtiger Plattenepithelien. Experimentelle autoradiographische, immunhistologische und ultrastrukturelle Untersuchungen. Verh Dtsch Ges Path 66:453
58. Schmiegelow P, Müller W, Lindner J, Heinz G (1983) Experimentelle Wundheilung: Neue Ergebnisse zum Wundgranulationsgewebe und zur epidermalen Reparation (^{3}H-Thymidin-Autoradiographie). medwelt 51/52:1458
59. Senior RM, Campbell EJ, Landis JA, Cox FR, Kuhn C, Koren HS (1982) Elastase of U-937 momocytelike cells. Comparisons with elastases derived from human monocytes and neutrophils and murine macrophagelike cells. J clin Invest 69:384
60. Shetlar WR, Lacefield EC, White BN, Schilling JA (1959) Wound healing: Glycoproteins of wound tissue. I. Studies of hexosamine, hexose, and uronic content. Proc Soc Exp Biol Med 100:501
61. Schütte B, Lindner J (1977) Additional aspects on the effect of Kallikrein on cell proliferation. In: Haberland GL, Rohen JW, Blümel G, Huber P (eds) Kininogenases. Schattauer, Stuttgart New York. Kallikrein 4, p 161
62. Spector WG (1974) Chronic inflammation. In: Zweifach BW, Grant L, McCluskey RT (eds) The Inflammatory Process, 2nd Ed, Vol III. Academic Press, New York London, p 277
63. Timpl R (1976) Biochemistry of Collagen. In: Ramanchandran GN, Reddi AH (eds) Plenum, New York, p 319
64. Verzár F, Willenegger (1961) Das Altern des Kollagens in der Haut und in den Narben. Schweiz med Wschr 41:1234
65. Wilkinson PC (1974) Chemotaxis and Inflammation. Churchill Livingstone, Edingburgh London
66. Yamada KM, Olden K (1978) Fibronectins: Adhesive glycoproteins of cell surface and blood. Nature (London) 275:179
67. Zucker MB (1974) Platelets. In: Zweifach BW, Grant L, McCluskey RT (eds) The Inflammatory Process, 2nd Ed, Vol 1. Academic Press, New York San Francisco London, p 511

Fibronectin – Struktur, Funktion und mögliche Bedeutung für die Wundheilung

E. Köttgen, S. Höft

Während über viele Jahre die Vorstellungen zum Vorgang der Wundheilung eher deskriptiven Charakter hatten, sind wir heute in der Lage, auch auf der biochemischen Ebene wesentliche Beiträge zu liefern. Hierbei wird u. a. deutlich, daß enge Beziehungen zwischen Embryogenese, Wundheilung, Entzündung und malignem Wachstum bestehen.

Die sehr komplexen Vorgänge der Wundheilung stehen unter einer Vielzahl von chemischen Regulationsvorgängen (Tabelle 1). Hierbei besitzen insbesondere die chemoattraktiven Substanzen, also Mediatoren als Leitschienen gerichteter Zellwanderung große Bedeutung.

Tabelle 1. Schematische Zusammenstellung der chemischen und biologischen Wundheilungsmechanismen

1. Chemotaktische Mediatoren
   (Aktivierung/Inhibition/Konkurrenz)
2. Rezeptor-Expression auf Zelloberflächen
3. Endo-, para- und autokrine Regulation
4. Proteosynthese und limitierte Proteolyse
5. Reifungsabhängige Regulation

daraus resultierend die regulierte Antwort
a) Hämostase
b) Zellmigration
c) homologe und heterologe Zelladhäsion
d) Entzündungsmechanismen
e) Zell-Proliferation und/oder -Differenzierung
f) Zellnekrose

Aus der großen Zahl dieser Substanzen, die auf die verschiedenen Stufen des Wundheilungsprozesses Einfluß nehmen, ist Fibronectin besonders intensiv bearbeitet und verdient aufgrund dieser verschiedenen aktivierenden und inhibierenden Funktionen im Rahmen der Embryogenese, Wundheilung und malignen Transformation besonderes Interesse.

Fibronectin ist ein Glycoprotein, das seit Jahren unter verschiedenen Synonyma beschrieben wird (Tabelle 2).

Tabelle 2. Auswahl der früher für Fibronectin genutzten Synonima

- Cold Insoluble Globulin (CIG)
- Cell Surface Protein (CSP)
- Surface Fibroblast Antigen (SFA)
- Zeta-Protein
- Major Fibroblast Glycoprotein
- Galactoprotein A (Gap A)
- Microfibrillar Protein
- Cell attachment protein (c-CAP)
- Cell Adhesion Factor (CAF)
- Cell Spreading Factor (CSF)
- Anti-Gelatin Factor (AGF)
- Opsonic Factor
- Large, External, Transformation-Sensitive Protein (LETS)

Typische biochemische Eigenschaften sind in Tabelle 3 zusammengefaßt. Dabei ist für die Funktion des Glycoproteins die dreidimensionale Ausbildung sogenannter Domänen wichtig, also definierten Regionen im Molekül, die jeweils spezifische Aufgaben erfüllen. Im weiteren ist zu beachten, daß wir in Abhängigkeit vom Aggregationszustand zwei molekulare Formen unterscheiden: zum einen das im Plasma nachweisbare und über eine Disulphidbrücke miteinander in Verbindung stehende Dimer, zum anderen ein fibrilläres, wasserunlösliches Polymer, das Bestandteil der perizellulären Matrix ist [1, 2]. Im weiteren liegen verschiedene Untersuchungen vor, nach denen der Organismus durch unterschiedliche posttranslationale Modifikationsschritte, wie Glycosylierung und Phosphorylierung molekulare Varianten des Fibronectin synthetisieren kann, deren biologische Bedeutung jedoch noch nicht eindeutig verstanden werden [3, 4, 5].

Tabelle 3. Übersicht über bekannte biochemische Charakteristika von Fibronectin

Mol-Gew.	450 000 D (zwei Untereinheiten)
Kohlenh.-Gehalt	4–5 % (bis 6 Ketten) (weitgehend Komplextyp)
S-S Brücken	1 interchain, 2×4 intrachain.
Tertiärstruktur	4 funktionell unterschiedliche, globuläre Domänen mit Protease-sensitiven, flexiblen Zwischenregionen
Molekulare Formen	– zelluläres Fn (fibrilläres Polymer) – plasmatisches Fn (wasserlösl. Dimer)
Molekulare Varianten	– Mol.-Gewicht – Typ und Ausmaß der Glykosylierung – Ausmaß der Phosphorylierung

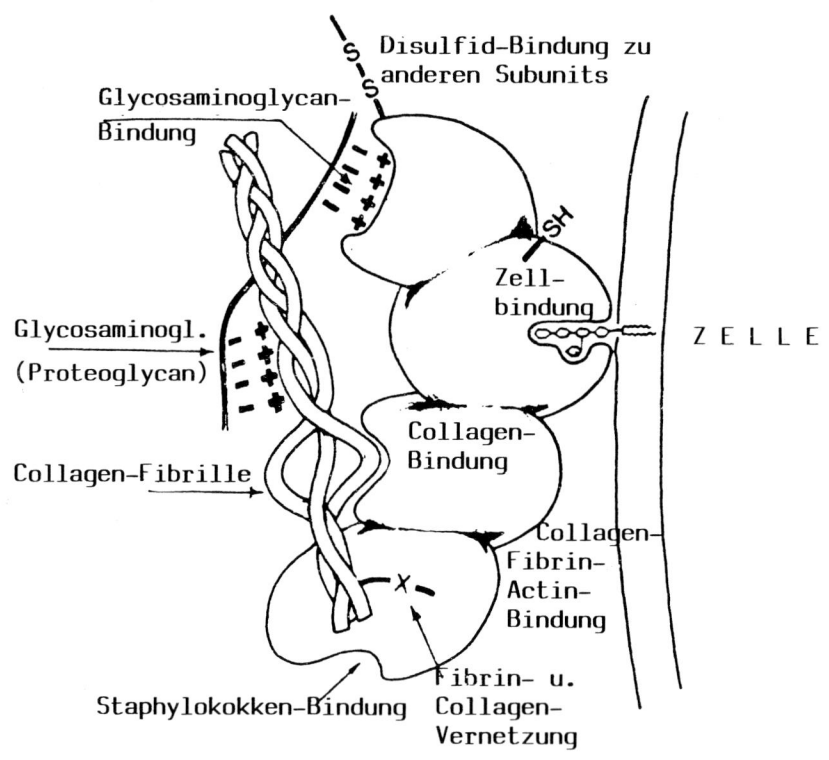

Abb. 1. Modell der Struktur und der Bindungseigenschaften von Fibronectin (nach Ruoslathi [1])

Die heutigen Vorstellungen zum sterischen Aufbau des Fibronectin-Moleküls und seiner spezifischen Bindungsregionen sind in Abb. 1 wiedergegeben. Eine Domäne steht für die Fibrinvernetzung bereit. Hierbei knüpft der Faktor XIII der Gerinnungskaskade, eine Transglutaminase, eine kovalente Bindung zwischen Fibronectin und der Alpha-Kette des Fibrinmoleküls. Eine entsprechende kovalente Bindung kann auch zu Kollagen geschaffen werden [1, 6].

Benachbart findet sich eine Bindungsstelle für bakterielle Oberflächenstrukturen. Wir haben inzwischen Hinweise, daß der Gewebstropismus verschiedener Bakterien über diese Fibronectin-Affinität mitgesteuert wird. Typische Bakterien mit hoher Fibronectin-Bindungsfähigkeit sind Staphylococcus aureus, Pseudomonas aeroginosa, Streptococcus viridans und nach neuesten Untersuchungen auch das Treponema pallidum [7–10]. Dagegen bindet das Reiter-Treponema nicht an Fibronectin.

Für die hiesige Fragestellung ist die Kollagen-Bindungsfähigkeit von zwei Fibronectin-Domänen von besonderer Bedeutung. Wir wissen jedoch noch nicht, inwieweit die beiden Kollagen-bindungsfähigen Domänen unterschiedliche Spezifität aufweisen. Gesichert ist dagegen, daß die diversen Kollagentypen unterschiedlich intensiv an Fibronectin binden [1, 11].

Wenn auch die grundsätzliche, Zellbindungsfähigkeit von Fibronectin unbestritten ist, ist der hierfür zuständige Plasmamembran-Rezeptor nicht endgültig gesichert. Es bestehen jedoch gute Hinweise, daß der Kohlenhydratanteil und insbesondere der NANA-Anteil von Gangliosiden diese Fibronectin-Rezeptorfunktion wahrnimmt [12, 13]. Dies ist insbesondere unter dem Aspekt von Bedeutung, daß Zellen in Abhängigkeit vom Reifungsgrad wesentlich unterschiedliche Gangliosidmuster auf der Zelloberfläche exprimieren [14]. Dieser Fibronectin-Bereich scheint im weiteren auch für die chemotaktischen Funktionen des Moleküls verantwortlich.

Für die Beteiligung von Fibronectin an der Ausbildung einer perizellulären Matrix sind schließlich auch die Domänen für die Proteoglycan- und die Glycosaminoglycan-Bindung mitverantwortlich.

Nach neuen Untersuchungen ist die C-terminale Peptideinheit auch für die Bindung von Virus-Hüllproteinen zuständig [15]. Auch hier besteht wieder eine direkte Abhängigkeit zwischen NANA-Gehalt der viralen Glycoproteine und der Fibronectin-Bindungsaffinität. Abgesehen von der anfangs erwähnten Faktor XIII-vermittelten kovalenten Fibrinbindung handelt es sich ansonsten um Ionenbindungen mit unterschiedlichen Affinitätskonstanten.

Zur Quantifizierung der Fibronectin-Konzentration in biologischen Materialien werden weitgehend immunologische Verfahren eingesetzt [16]. Wir haben ein ELISA-äquivalentes Testsystem entwickelt, das nicht nur die immunologische Proteinquantifizierung erlaubt, sondern mit hoher Sensitivität und Spezifität zusätzlich auch die molekularen Funktionen wie Kollagen-, Heparin- und Fibrin-Bindungsfähigkeit exakt quantifiziert [17] (Abb. 2). Mit diesem Testsystem sind wir erstmals in der Lage, die unterschiedlich regulierten biologischen Aktivitäten von Fibronectin unter physiologischen und pathologischen Bedingungen zu verfolgen.

Unter der hier interessierenden Fragestellung sind als Syntheseorte für Fibronectin insbesondere Macrophagen, Fibroblasten, undifferenzierte Mesenchym- und Endothelzellen zu nennen. Für das im Plasma zirkulierende Fibronectin ist dagegen wahrscheinlich vorwiegend die Leber verantwortlich.

Über die genannten molekularen Bindungsfunktionen erfüllt Fibronectin unterschiedliche biologische Aufgaben. Für die Wundheilung sind dabei insbesondere die Vermittlung der Zelladhäsion, die chemotaktische Funktion bei der Regulation der Zellmotilität, sowie die Opsonin-Eigenschaften von Interesse. Als Hinweis auf die Spezifität dieser Vorgänge seien zwei Beispiele genannt: Aus verschiedenen Untersuchungen ist bekannt, daß auch im Rahmen des Wundheilungsprozesses zeitabhängig unterschiedliche Kollagen-Typen synthetisiert werden [18, 19]. Gleichzeitig liegen Befunde vor, daß die Affinität von Fibronectin zu Typ III-Kollagen vielfach höher ist als zu Typ I und Typ II [1].

Ein weiteres Beispiel zur Funktionsspezifität wurde von Donaldson vorgelegt [20]. Die Zellmotilität von Hautepithelien auf Oberflächen wird durch Anwesenheit von Fibronectin oder Fibrinogen wesentlich gefördert. Wird dem Fibronectin-Substrat Antifibronectin zugegeben, so wird die Zellmotilität weitgehend gehemmt. Antifibrinogen hat dagegen in diesem Substrat keinerlei Effekt. Eine entsprechende Hemmung ist im Fibrinogen-Substrat mit Antifibrinogen zu beobachten. Hier hat wiederum Antifibronectin keine Inhibitorfunktion.

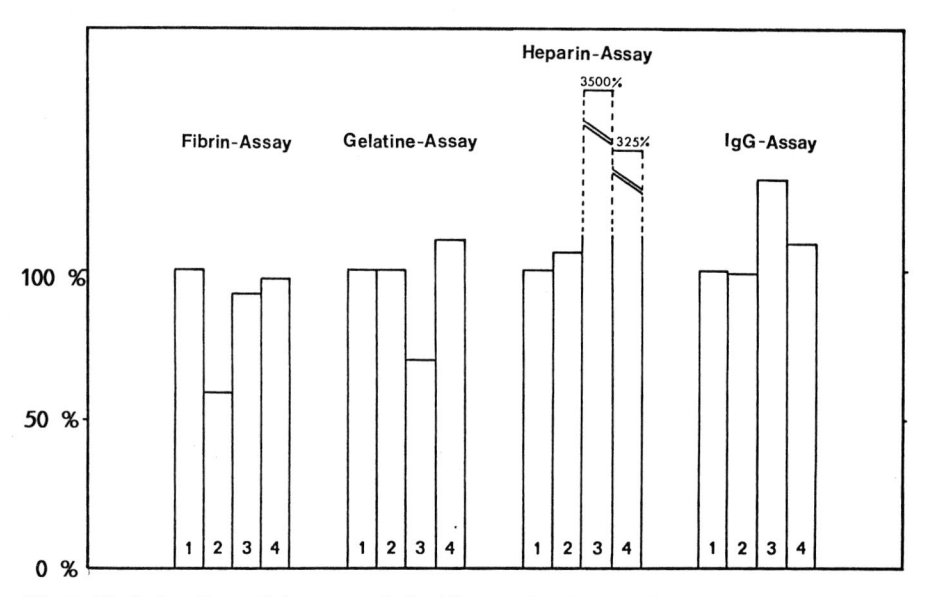

Abb. 2. Einfluß gelöster Substrate auf die Fibronectin-Bindungsfähigkeit gegenüber Fibrin, Gelatine (Kollagen), Heparin und carboxymodifizierten Proteinen: (1) ohne Zusatz; (2) Fibrinogen (1g/l); (3) Gelatine (1 g/l); (4) Heparin (1 U/l).
Die Fibronectin-Fibrinbindung wird durch Fibrinogen inhibiert, nicht dagegen durch die anderen Substrate. Die Gelatine (Kollagen)Bindung wird entsprechend nur durch Gelatine querbeeinflußt. Im Fibronectin-Heparin Bindungstest wird deutlich, daß Gelatine und Heparin in gelöster Form über Komplexbildung mit dem gebundenen Substrat eine intensivierte Fibronectin-Bindung induzieren. Dagegen wird die Fibronectin-Bindung an denaturierte Proteine (hier IgG), abgesehen von einer geringen Aktivierung durch Gelatine, nicht querbeeinflußt. Die rein immunologische Quantifizierung der Fibronectin-Konzentration (hier nicht gezeigt) wird durch die genannten Substanzen nicht beeinflußt

Bei diesen Regulationsvorgängen ist weitgehend ungeklärt, wie sich das im Plasma zirkulierende und das in die perizelluläre Matrix integrierte Fibronectin austauschen oder funktionell ergänzen. Die Funktionen des plasmatischen und zellulären Fibronectin zeigen – abgesehen von der Hyaluronsäurebindungsfähigkeit – nur graduelle Unterschiede.

Ebenso wissen wir noch nicht endgültig, wodurch beispielsweise undifferenzierte oder rasch proliferierende Zellen ihre Fibronectin-Bindungsfähigkeit verlieren. Es wird diskutiert, daß entweder die zuständigen Gangliosidrezeptoren der Plasmamembran fehlen, oder daß Fibronectin dieser Zellen in anderer Weise posttranslational modifiziert wird [21–23].

Die Übertragung der beschriebenen molekularen Fibronectin-Effekte auf medizinische Fragestellungen ist in Tabelle 4 zusammengestellt. Wir wissen heute sicher, daß Fibronectin bei der Embryogenese wichtige Regulatorfunktionen wahrnimmt. So ist die Zelladhäsion und -migration schon während der Gastrulation und der Neuralrohrentwicklung an die Anwesenheit einer Peptidsequenz von nur vier Aminosäuren (Arginin-Glycin-Aspargin-Serin) im C-

Tabelle 4. Zusammenstellung heute bekannter Einflußnahmemöglichkeiten von Fibronectin auf medizinisch relevante Regulationsvorgänge

1. Regulation der Zelldifferenzierung und Embryogenese:
   - „Leitschienen" gerichteter Zellmigration
   - Homologe und heterologe Zellverbands-Bildung
   - Fusions- und Differenzierungs-Inhibitor
2. Beziehung zur malignen Transformation und Metastasierungsneigung (?)
3. Immunologische Reaktivität
4. Blutstillung
5. Wundheilung

---

terminalen Abschnitt des Fibronectinmoleküls gebunden. Gleichzeitig fungiert dieses Tetrapeptid als ein starker kompetitiver Inhibitor einer regelrechten Gastrulation und Neuralrohrmigration [24–26].

Die Bedeutung von Fibronectin für die Morphologie und die funktionellen Eigenschaften von maligne transformierten Zellen wird seit Jahren intensiv bearbeitet. So verlieren Tumorzellen häufig ihre Fibronectin-Bindungsfähigkeit [27, 28]. Gleichzeitig hat ein Peptidfragment aus der Kollagen-Bindungsdomäne deutliche „transformationssteigernde Aktivität". Das Fibronectin-Gesamtmolekül hemmt dagegen diese Funktion [29].

Fibronectin ist im weiteren an der Immunmodulation beteiligt [1, 30]. Unter anderem kann Fibronectin:
- chemoattraktive Funktion auf Macrophagen und Leukozyten ausüben,
- im Verbund mit Kollagen die Zahl der Fc- und Komplementrezeptoren auf Monozyten steigern,
- unspezifische Opsonin-Funktion wahrnehmen. Hierzu ist jedoch nur das intakte Fibronectin-Dimer befähigt, während einige (insbesondere Plasmin-induzierte) Fibronectin-Spaltprodukte Phagozytose-inhibierend wirken.

Bei der Blutgerinnung und Fibrinolyse, also Mechanismen, die als ein erster Schritt der Wundheilung zu verstehen sind, ist Fibronectin auf der plasmatischen und zellulären Ebene wesentlich für die Thrombus-Bildung mitverantwortlich [31–33]. Hierbei ist neben dem plasmatischen Fibronectin insbesondere das von aktivierten Thrombocyten neu sezernierte Fibronectin beteiligt. Der Regulationskreis wird durch die Tatsache geschlossen, daß nachfolgend Fibronectin auch die Fibrinolyse durch Plasmin-Aktivierung mit reguliert. Eigene Untersuchungen in dem zuvor zitierten Testsystem geben zusätzliche Hinweise, daß Fibronectin die Proteolyse von Fibrinogen durch Thrombin und Reptilase inhibiert (Abb. 3). Damit besitzt der Organismus Regulationsmechanismen, die Dichte des Fibrinnetzes im Wundgebiet derart zu steuern, daß eine notwendige nachfolgende Zellmigration noch gewährleistet ist.

In der folgenden Zusammenstellung (Tabelle 5) sind die verschiedenen Einflußnahmemöglichkeiten des Fibronectin auf die Wundheilung aufgeführt. Das früh im Wundgebiet auftretende Fibronectin entstammt wahrscheinlich weitgehend dem Blutplasma und sorgt zum einen für die schon beschriebene Entwicklung eines Gerüst- oder Netzwerkes durch kovalente Brückenbildung zwischen

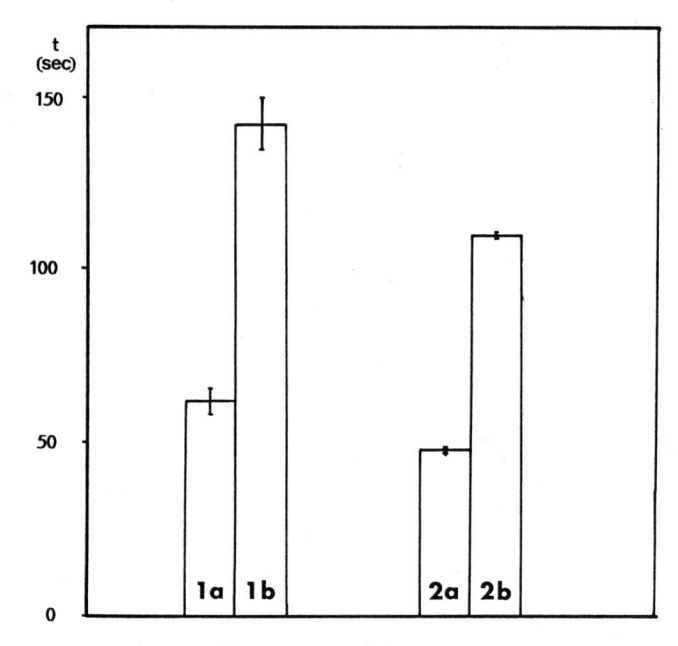

Abb. 3 Einfluß von Fibronectin auf die Blutgerinnung.
(1a) Thrombinzeit eines Normalplasmas ohne Zusatz;
(1b) wie 1a mit Fibronectin (400 mg/l) im Ansatz;
(2a) Reptilasezeit eines Normalplasmas ohne Zusatz;
(2b) wie 2a mit Fibronectin (400 mg/l) im Ansatz.
Nach diesen Befunden hemmt Fibronectin die Fibrinopeptid A und/oder -B Freisetzung und damit die Ausbildung eines regelrechten Fibrinnetzes

Tabelle 5. Einfluß von Fibronectin auf verschiedene Stadien des Wundheilungsprozesses

1. Wundverschluß
    - nicht-kovalente Fn-Fibrin, und Fn-Collagen Bindung
    - kovalente Fn-Fibrin-Vernetzung durch Transglutaminase (F XIIIa)

2. Entzündung
    - Monocytäre Phagocytose-Steigerung
        - unspezifische Opsonin Funktion von Fn
        - Stimulation der monocytären Oberflächenexpression von Fc- und C5b-Rezeptoren durch Fn
    - Förderung der Bakterien-Adhärenz über Fn

3. Reparation
    Chemotakt. Stimulation der Fibroblasten-Migration durch Fn

4. Neovaskularisierung
    Aktivierung der Protease Plasmin durch Fn
    Endothelzell-Migrationssteigerung durch Fn

Fibrin- und Kollagenfibrillen. Gleichzeitig wird hierdurch verständlich, daß ein Faktor XIII-Mangel, wie er teilweise postoperativ beobachtet wird, ebenso zu einer Wundheilungsstörung führen muß wie ein Fibronectin-Mangel selbst.

Das Fibronectin-reiche Wundareal stimuliert parallel und nachfolgend intensiv monocytäre Zellen und Fibroblasten zur Migration in und Adhäsion an das zuvor gebildete Netzwerk. Damit initialisiert Fibronectin wesentlich die Ausbildung von Granulationsgewebe: Die starke Makrophagen-Imigration ist unter anderem durch chemoattraktive Fibronectin-Wirkung verursacht. Dieser Mediator induziert im weiteren die Monozyten-Proliferation, die gesteigerte unspezifische Phagozytosekapazität sowie die vermehrte Zelloberflächenexpression von Fc- und Komplementrezeptoren. Das gleichzeitig von Macrophagen stark vermehrt synthetisierte und sezernierte Fibronectin stimuliert zusätzlich die Fibroblastenmigration in das Wundgebiet. Diese synthetisieren dort ebenfalls weiteres Fibronectin [34, 35]. Gleichzeitig werden hierdurch Fibroblasten zur Synthese und Sekretion von Typ III-Kollagen angeregt, das zuvor schon als besonders gutes Adhäsionssubstrat beschrieben wurde [1, 36].

Schließlich ist Fibronectin über die Endothelzell-Migrationsstimulation in der Lage, die Neovaskularisierung des Wundgebietes zu unterstützen [37].

Um eine frühzeitig einsetzende oder eine überschießende Proliferation und Granulation zu verhindern, muß der Organismus über Regelmechanismen verfügen. So synthetisieren Granulozyten, die das Zellbild der frühesten Wundheilungsphase bestimmen, einen die Fibroblastenchemotaxis inhibierenden Faktor. Weiterhin synthetisieren Fibroblasten in der späten Granulationsphase bevorzugt Typ I-Kollagen. Dies besitzt nicht nur minimale Bindungsfähigkeit zu Fibronectin, sondern hemmt wahrscheinlich auch die Fibroblastenproliferation, sowie die weitere Synthese von Fibronectin im Wundgebiet. Dadurch wird verständlich, daß in der Phase der Narbenbildung Fibronectin nur noch minimal nachzuweisen ist [38].

Für die praktische Anwendung dieser Erkenntnisse in der Medizin wurden verschiedene Ansätze unternommen, die sich nach der systemischen und lokalen Anwendung von Fibronectin unterscheiden lassen. Die intravenöse Fibronectin-Substitution bei eintsprechenden Verbrauchszuständen wurde bei Schock- und Sepsispatienten mehrfach beschrieben [38–41]. Fortführende Studien müssen hier jedoch noch prüfen, in wieweit Fibronectin-Fragmente antiopsonisierende Funktion entwickeln können und damit den gewünschten Therapieeffekt verhindern.

Über die lokale Applikation von Fibronectin auf Hautwunden liegen bisher keine bestätigten positiven Therapieberichte vor. Dagegen werden in der lokalen Anwendung von gereinigtem, autologem Plasma-Fibronectin seit einiger Zeit gute Erfolge bei der Heilung von Epitheldefekten der Cornea beschrieben [42, 43]. Auch ansonsten therapieresistente Ulcera der Cornea konnten auf diese Weise langfristig geheilt werden. Die Therapie muß sicher noch durch weitere kontrollierte Studien gesichert werden, demonstriert aber wieder die Bedeutung einer intensiven Zusammenarbeit von biochemisch-experimenteller und klinischer Forschung.

Literatur

1. Ruoslahti E, Engvall E, Hayman EG (1981) Fibronectin: Current concepts of its structure and function. Collagen Res 1:95-128
2. Engel J, Odermatt E, Engel A, Madri JA, Furthmayr H, Rohde H, Timpel R (1981) Shapes, domain organizations and flexibility of laminin and fibronectin, two multifunctional proteins of the extracellular matrix. J Mol Biol 150:97-120
3. Ledger PW, Tanzer ML (1982) The phosphate content of human fibronectin. J Biol Chem 257:3890-3895
4. Paul JI, Hynes RO (1984) Multiple fibronectin subunits and their posttranslational modifications. J Biol Chem 259:13477-13487
5. Yamaguchi Y, Isemura M, Kosakai M, Sato A, Suzuki M, Kan M, Yosizawa Z (1984) Characterization of fibronectin from fetal human plasma in comparison with adult plasma fibronectin. Biochem Biophys A 790:53-60
6. Mosesson MW, Amrani DL (1980) The structure and biologic activities of plasma fibronectin. Blood 56:145-158
7. Proctor RA, Christman G, Mosher DF (1984) Fibronectin-induced agglutination of staphylococcus aureus correlates with invasiveness. J Lab Clin Med 104:455469
8. Woods DE, Straus DC, Johanson WG, Bass JA (1981) Role of fibronectin in the prevention of adherence of pseudomonas aeruginosa to bucal cells. J Infect Dis 143:784-790
9. Vercellotti GM, Lussenhop D, Peterson PK, Furcht LT, McCarthy JB, Jacob HS, Moldow CF (1984) Bacterial adherence to fibronectin and endothelial cells: a possible mechanism for bacterial tissue tropism. J Lab Clin Med 103:34-43
10. Thomas DD, Baseman JB, Alderete JF (1985) Fibronectin mediates treponema pallidum cytadherence through recognition of fibronectin cell-binding domain. J Exp Mes 161:514-525
11. Kurkinen M, Taylor A, Garrels JI, Hogan BL (1984) Cell surface-associated proteins Which bind native type IV collagen or gelatin. J Biol Chem 259:5915-5922
12. Yamada KM, Critchley DR, Fishman PH, Moss J (1983) Exogenous gangliosides enhance the interaction of fibronectin with ganglioside-deficient cells. Exp Cell Res 143:295-302
13. Spiegel S, Yamada KM, Hom BE, Moss J, Fisman PH (1985) Fluorescent gangliosides as probes for the retention and organization of fibronectin by ganglioside-deficient mouse cells. J Cell Biol 100:721-726
14. Ledeen RW, Yu RK, Rapport MM, Suzuki K (edts) (1984) Ganglioside structure, function, and biomedical potential. Plenum Press, New York
15. Julkunen I, Vartio T, Keski-Oja J (1984) Localization of viral-envelope-glycoprotein-binding sites in fibronectin. Biochem J 219:425-428
16. Boughton BJ, Simpson AW (1985) The assay of fibronectin in blood products. Vox Sang 48:60-62
17. Köttgen E, Höft S, Müller Ch, Hell B (1985) A sensitive and specific microscale-testsystem for the quantification of fibronectin binding to heparin, collagen, fibrin and denatured protein. Zur Veröffentlichung eingereicht
18. Diegelmann RF, Peterkofsky B (1972) Collagen biosynthesis during connective tissue development in chick embryo. Dev Biol 28:443-453
19. Brownell AG, Bessem CC, Slavkin HC (1981) Possible functions of mesenchyme cell-derived fibronectin during formation of basal lamina. Proc Natl Acad Sci 78:3711-3715
20. Donaldson DJ, Mahan JT (1983) Fibrinogen and fibronectin as substrates for epidermal cell migeration during wound closure. J Cell Sci 62:117-127
21. Yamada KM, Kennedy DW, Grotendorst GR, Momoi T (1981) Clycolipids: Receptors for fibronectin? J Cell Physiol 109:343-351
22. Ali IU, Hunter T (1981) Structural comparison of fibronectins from normal and transformed cells. J Biol Chem 256:7671-7677
23. Zhu BCR, Fisher SF, Pande H, Calaycay J, Shively JE, Laine RA (1984) Human placental (fetal) fibronectin: Increased glycosylation and higher protease resistance than plasma fibronectin. J Biol Chem 259:3962-3970

24. Pierschbacher MD, Ruoslahti E (1984) Cell attachment activity of fibronectin can be duplicated by small synthetic fragments of the molecule. Nature 309:30–33
25. Boucaut JC, Darribere T, Boulekbache H, Thiery JP (1984) Prevention of gastrulation but not neurulation by antibodies to fibronectin in amphibian embryos. Nature 307:364–367
26. Yamada KM; Kennedy DW (1984) Dualistic nature of adhesive protein function: fibronectin and its biologically active peptide fragments can autoinhibit fibronectin function. J Cell Biol 99:29–36
27. Terranova VP, Williams JE, Liotta LA, Martin GR (1984) Modulation of the metastatic activity of melanoma cells by laminin and fibronectin. Science 226:982–984
28. Roos E (1984) Cellular adhesion, invasion and metastasis. Biochem Biophys A 738:263–284
29. De Petro G, Barlati S, Vartio T, Vaheri A (1981) Transformation-enhancing activity of gelatin-binding fragments of fibronectin. Proc Natl Acad Sci 78:4965–4969
30. Saba TM (1982) Plasma fibronectin and hepatic Kupffer cell function. Progr in Liver Disease Vol VII, 109–131
31. George JN, Nurden AT Phillips DR (1984) Molecular defects in interactions of platelets with the vessel wall. New Engl J Med 311:1084–1098
32. Ehrlich MI, Krushell JS, Blumenstock FA, Kaplan JE (1981) Depression of phagocytosis by plasmin degradation products of plasma fibronectin. J Lab Clin Med 98:262–271
33. Santoro SA (1983) Inhibition of platelet aggregation by fibronectin. Biochem Biophys Res Comm 116:135–140
34. Tsukamoto Y, Helsel WE, Wahl SM (1981) Macrophage production of fibronectin, a chemoattractant for fibroblasts. J Immunol 127:673–678
35. Marquette D, Molnar J, Yamada K, Schlesinger D, Darby S, van Alten P (1981) Phagocytosis-promoting activity of avian plasma and fibroblastic cell surface fibronectins. Molec Cell Biochem 36:147–155
36. Kurkinen M, Vaheri A, Roberts PJ, Stenman S (1980) Sequential appearance of fibronectin and collagen in experimental granulation tissue. Lab Invest 43:47–51
37. McAuslan BR, Hannan GN, Reilly W, Stewart FHC (1980) Fibronectin as a transducer of signals for migration and neovascularization in variant endothelial cells. J Cell Physiol 104:177–186
38. Mensing H (1985) Bedeutung der Fibroblasten-Chemotaxis für Wundheilung und Tumorzellevasion. Klin Wochenschr 63:145–151
39. Klar E, Heene DL (1984) Fibronectin. Klin Wochenschr 62:963–974
40. Saba TM, Niehaus GD, Dillon BC (1981) Reticuloendothelial response to shock and trauma: Its relationship to disturbances in fibronectin and cardiopulmonary function. Pathophysiology of the reticuloendothelial system. Raven Press, New York, pp 131–157
41. Brown RA (1983) Failure of fibronectin as an opsonin in the host defence system: a case of competitive self inhibition? Lancet II:1058–1060
42. Nishida T, Nakagawa S, Awata T, Manabe R (1982) Rapid preparation of purified autologous fibronectin eye drops from patient's plasma. Jap J Ophthal 26:416
43. Harnisch JP, Sinha PK (1985) Fibronektin: Eine Behandlungsmöglichkeit therapieresistenter Hornhautulcera. Klin Monätsbl Augenheilk, im Druck

Analytische Untersuchungen an Proteinen des Wundexsudats

B. Kickhöfen, H. Ruh

Als der Gelverband, der später Geliperm[1] genannt wurde und der aus 2 miteinander verflochtenen Netzwerken von Polyacrylamid und Agar Agar besteht, sich in der Erprobungsphase befand, entstand die Frage, inwieweit große Moleküle in das Netzwerk hineinwandern können. Wir haben damals die Gelplatte nach Anwendung beim Patienten zerkleinert, extrahiert und den Extrakt der immunelektrophoretischen Analyse unterworfen. Man konnte feststellen, daß der Wundextrakt sich nicht wesentlich von dem immunoelektrophoretischen Trennbild eines normalen Humanserums unterscheidet. Um einzelne definierte hochmolekulare Proteine nachzuweisen, haben wir spezifische Antisera verwendet und zwar gegen IgA, Fibrinogen, α_2-Makroglobulin und IgM: Die Präzipitationsbanden bewiesen, daß das Gel sehr wohl auch Proteine bis zu einer Größe von einer Million aufnehmen kann.

Umfangreichere Untersuchungen über die Proteinzusammensetzung des Wundexsudates konnten erst nach Entwicklung des Granulates angestellt werden. Man kann die Gelplatte eintrocknen, dann pulverisieren und erhält so ein Material von hoher Aufnahmefähigkeit für Flüssigkeit [1]. Wir haben dieses Material in Nylonkissen (5 × 5 cm) eingenäht, die dann 600 mg Granulat enthielten. Diese Nylonkissen wurden auf die Wunde des Patienten gelegt, mit einer normalen Gelipermplatte abgedeckt und 24 Stunden dort belassen. Es wurden chirurgische, chronische und Verbrennungswunden untersucht. Nach der Entnahme beim Patienten konnte das Protein extrahiert werden. Man erhält pro Kissen etwa 12–40 mg Protein. Daß ein solcher Extrakt eine beträchtliche Menge von Serumproteinen enthält, ist aus Untersuchungen skandinavischer Autoren bekannt [2]. Was uns interessierte, war die Frage nach der Proteinzusammensetzung, wenn die normalen Serumproteine aus dem Exsudat entfernt sind. Wir wollten also einmal den Blick hinter den Vorhang tun, den großen Vorhang der Serumproteine.

Wenn man an eine Säule von CH-Sepharose eine IgG-Fraktion (Dako, Hamburg) kuppelt, welche Antikörper gegen das gesamte Spektrum der Serumproteine enthält, kann man eine Affinitätskolonne aufbauen, mit der es gelingt, alle normalen Serumproteine festzuhalten. Der Durchfluß, das Effluent, enthält dann die uns interessierenden exsudateigenen Substanzen. Zur vollständigen

---

[1] Geistlich, Wolhusen, Schweiz

Entfernung der Serumproteine ist gegebenenfalls die Affinitätschromatographie zu wiederholen, bis man im Ouchterlony-Test gegen ein polyvalentes Antihumanserum keine Präzipitationsbande mehr erhält. Ein zusätzlicher Separationsschritt ist bei chirurgischen Wunden nötig, da die Extrakte wegen des Hämoglobingehaltes stark rot gefärbt sind. Es mußte deshalb eine Affinitätschromatographie mit Antihämoglobin-Antikörpern angeschlossen werden. Man kann zeigen, daß in diesen Fällen etwa 60 % der extrahierten Proteine aus Hämoglobin bestehen. Auch dieses Verfahren ist nötigenfalls mehrfach durchzuführen. Auf diese Weise können ca. 95 %–96 % der Proteine aus dem Extrakt entfernt werden. Die Restproteinfraktion (RP-Fraktion) im Durchfluß enthält die uns interessierenden „exsudateigenen" Proteine. Die Mengen, welche so gewonnen werden können, unterscheiden sich je nach dem Typ der Wunde. Am geringsten sind sie bei der chronischen Wunde, beim Ulcus; man erhält dort im Mittel etwa 220 μg Protein pro Kissen. Aus der chirurgischen Wunde sind bis zu 2,2 mg pro Kissen zu isolieren. Es sind also nur kleine Mengen verfügbar, so daß Mikromethoden zur Komponentenanalyse herangezogen werden müssen. Eine grobe Übersicht über die Größenverteilung der Proteine gibt natürlich die Polyacrylamidgelelektrophorese nach Laemmli [3] in SDS. Verglichen mit Markerproteinen wie Fibronectin, Transferrin und Albumin ergibt sich, daß geringe Mengen großer Moleküle bis zu etwa 450 kDa vorhanden sind, der Hauptanteil jedoch zwischen 10 kDa und 200 kDa liegt. Da zur Konzentrierung eine Amiconmembran mit einer Retentionsgröße von 10 kDa verwendet wurde, konnten Substanzen von weniger als 10 kDa nicht erfaßt werden. Die Hauptmenge liegt bei Molekulargewichten zwischen 10 und 90 kDa. Nun, eine höhere Auflösung und gleichzeitig auch eine zusätzliche Aussage über die isoelektrischen Punkte dieser RP-Fraktion liefert die zweidimensionale Elektrophorese nach O'Farrell [4], die in der ersten Dimension im Röhrchen mit Ampholyten eine Trennung in isoelektrische Punkte ermöglicht.

Abbildung 1 zeigt die experimentell ermittelten isoelektrischen Punkte der markantesten Banden. Man kann sehen, daß die Proteine isoelektrische Punkte von etwa 4,5 bis rund 9 besitzen. In der zweiten Dimension unter SDS und unter reduzierenden Bedingungen wird das Gemisch dann nach dem Prinzip der Molekülgröße auseinandergezogen.

Abbildung 2 zeigt eine solche Analyse. In diesem Fall wurden, um ein Übersichtsbild zu bekommen, die Extrakte einer chirurgischen Wunde von dem 1., 2., 3., 4. und 5. Tag vereinigt und analysiert. Man erkennt ca. 30 bis 50 Spots (Coomassie-Blau-Färbung), wobei zu sagen ist, daß die auf einer waagerechten Linie liegenden Substanzen sich ja nur in ihren isoelektrischen Punkten unterscheiden, nicht aber im Molekulargewicht. Es kann sich daher durchaus um Proteinpolymorphismen handeln, so daß die Zahl der Proteinindividuen sicher kleiner ist. Ein anderes Bild, nämlich nur vom dritten Tag (Abb. 3), zeigt deutlich eine Verminderung dieser Spots. Es ist daher zu folgern, daß das Proteinmuster wegen der metabolischen Umwandlungsprozesse innerhalb der Wunde sich von Tag zu Tag ändern kann.

Wir haben versucht, gegen die RP-Fraktionen der drei Wundtypen Antisera herzustellen, um ein, wenn möglich, polyvalentes Antiserum zu erhalten. Wegen der geringen Substanzmengen, die verfügbar waren, wurden die Antisera im

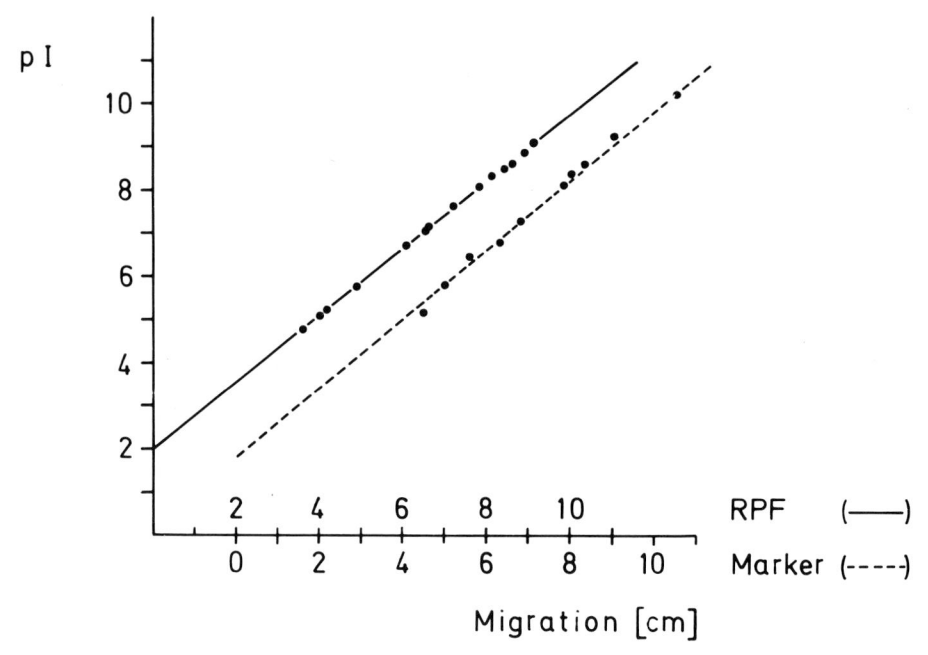

Abb. 1. Isoelektrische Fokussierung der RP-Fraktion einer chirurgischen Wunde (-) im Vergleich mit Proteinen eines Eichgemisches (---) (Deutsche Pharmazia, Freiburg)

Meerschweinchen mit komplettem Freund'schen Adjuvans erzeugt. Das Ergebnis war enttäuschend, denn wir haben im Ouchterlony-Test nur eine einzige Bande gefunden, die allerdings bei allen Extrakten der verschiedenen Wundtypen Koaleszenz zeigte, also offenbar eine identische Substanz nachzuweisen gestattete. Mit normalen Serumproteinen reagieren diese Antisera nicht. Von einem polyvalenten Antiserum konnte allerdings kaum die Rede sein. Wäre mehr Substanz verfügbar gewesen, hätten Kaninchen immunisiert werden können um bessere Antisera zu erhalten. Um trotzdem einen Einblick zu bekommen, welche Substanzen mit diesem Antiserum reagieren, haben wir das Elektroblotting-Verfahren angewendet, d. h. eine normale Polyacrylamidgelelektrophorese wurde mit Nitrozellulosepapier überdeckt und in ein elektrisches Feld gebracht. Die Proteine wandern unter dem Einfluß der relativ hohen Feldstärke aus dem Polyacrylamid aus und werden an der Nitrozellulose fixiert. Dort sind sie dann normalen Analysen zugänglich. Man inkubiert daraufhin mit dem Antiserum, macht eine Sandwich-Technik über Peroxidase markiertes Anti-Meerschweinchen IgG vom Kaninchen und färbt zum Nachweis mit o-Dianisidin. Das Ergebnis zeigt, daß mindestens zwei stärkere und eine schwache reaktive Bande vorhanden sind, gegen die dieses Antiserum spezifisch gerichtet ist. Wenn man entsprechend das Antiserum auf eine zweidimensionale O'Farrell-Analyse einwirken läßt, werden dort wiederum drei reaktive Spots angefärbt, einer bei pH 8,7 von 45 kDa und zwei bei pH 8,65 mit 45 kDa und 20 kDa.

Abb. 2. Zweidimensionale Analyse nach O'Farrell [4]. Aufgetragen wurde ein Gemisch der Extrakte einer chirurgischen Wunde vom 1., 2., 3., 4. und 5. Tag. Erste Dimension isoelektrische Fokussierung, Anode links. Zweite Dimension SDS-Polyacrylamidgelelektrophorese unter reduzierenden Bedingungen

Wir haben aus den RP-Fraktionen und auch noch später zu besprechenden Einzelfraktionen Aminosäureanalysen durchgeführt. Es ergibt sich das normale Bild, außer daß eine Aminosäure, die nicht in das normale Spektrum hineingehört, vorhanden ist. Wir haben gemeint, es könne sich vielleicht um Hydroxylysin handeln, doch weder Hydroxylysin noch Hydroxyprolin konnten gefunden werden. Die fragliche Substanz erwies sich als Ornithin. Diese Aminosäure ist normalerweise kein Bestandteil von Proteinen und entsteht sekundär. Es sind bisher meines Wissens nur zwei Proteine bekannt, die Ornithin enthalten, das eine, das α_1,α_2-Urat-bindende Protein [5] und das zweite, das aus Ratten- und Menschenhaut isoliert werden konnte, Filaggrin. Filaggrin ist ein epidermales Protein, welches Keratinfilamente zu aggregieren im Stande ist. Nur das menschliche Filaggrin enthält Ornithin. Es ist nicht auszuschließen, daß Filaggrin im Wundextrakt vorliegt. Es sei noch erwähnt, daß Fibronektin, von dem

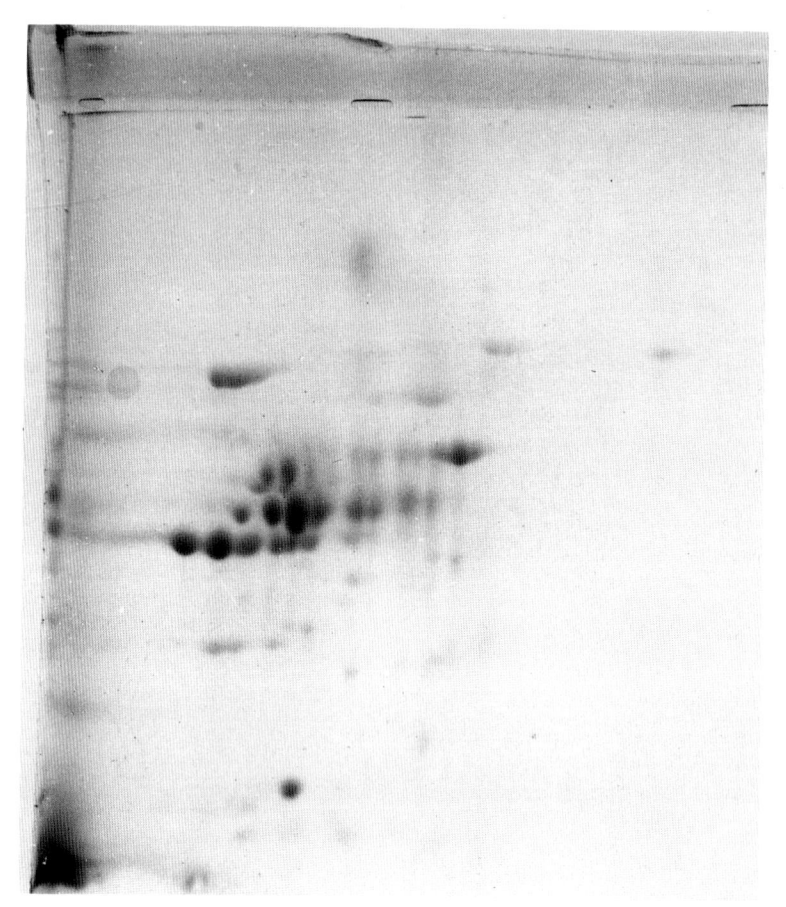

Abb. 3. Zweidimensionale Analyse der RP-Fraktion einer chirurgischen Wunde nur vom 3. Tag

vorhin gesprochen wurde, in unseren Extrakten nicht vorkommt, weil das zur Affinitätschromatographie benutzte Antikörpergemisch Antifibronektin enthält, so daß Fibronektin schon im Anreicherungsprozeß entfernt worden ist.

Ein weiterer Versuch, etwas mehr über die Zusammensetzung der RP-Fraktionen zu erfahren, lag darin, daß wir Hochleistungs-Gelpermeationskolonnen einsetzen konnten (TKS Kolonnen von LKB). Bei der analytischen Kolonne kann man bei 206 nm arbeiten und bekommt bereits mit Mengen zwischen 25 und 40 μg Substanz ein Trennbild. In diesem Fall war es möglich vergleichende Trennungen an Extrakten ein und derselben chirurgischen Wunde vom 1., 2., 3. und 4. Tag durchzuführen (Abb. 4).

Schon bei oberflächlicher Betrachtung der Bilder kann man feststellen, daß im Bereich der Fraktionen 4, 5 und 6 zwischen den Analysen des 2. bis 5. Tages deutliche Verschiebungen stattfinden, die auf eine markante Veränderung der Substanzzusammensetzung und daher der Kinetik bestimmter Stoffe innerhalb dieser 5 Tage hindeuten. In Tabelle 1 sind die Molekulargewichte, die wir gefun-

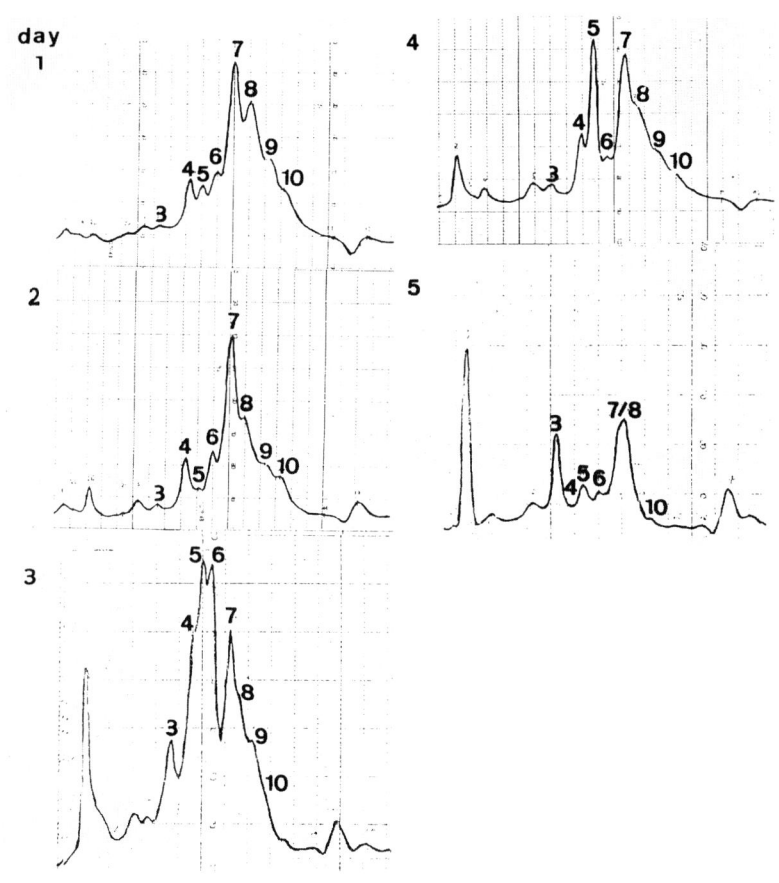

Abb. 4. Chromatographie der RP-Fraktionen einer chirurgischen Wunde vom 1.–5. Tag an einer TSK G-3000 SW Kolonne. Die Kurven geben die Extinktion bei 206 nm wieder

Tabelle 1. K_{av}-Werte [a] der Fraktionen 3–10 berechnet aus den Chromatographien von Abb. 4

Peak no.	Tag					Mittelwert	M_r [b]
	1	2	3	4	5		
3	0.314	0.319	0.283	0.312	0.299	0.305 ± 0.014	138 000
4	0.414	0.414	0.446	0.410	0.410	0.419 ± 0.015	89 000
5	0.455	0.458	0.483	0.452	0.451	0.460 ± 0.013	76 000
6	0.502	0.505	0.516	0.500	0.509	0.506 ± 0.006	64 000
7	0.557	0.568	0.586	0.559	–	0.568 ± 0.013	50 000
8	0.611	0.610	0.620	0.591	0.604	0.608 ± 0.012	43 000
9	0.675	0.680	0.670	0.662	–	0.672 ± 0.008	34 000
10	0.722	0.732	0.723	0.717	0.736	0.726 ± 0.008	27 000

[a] $K_{av} = (V_e - V_o) / (V_t - V_o)$. V_o = Totvolumen; V_e = Elutionsvolumen; V_t = Totalvolumen
[b] Ermittelt durch Auftragung von K_{av} gegen den Logarithmus der Molekulargewichte von Standardproteinen

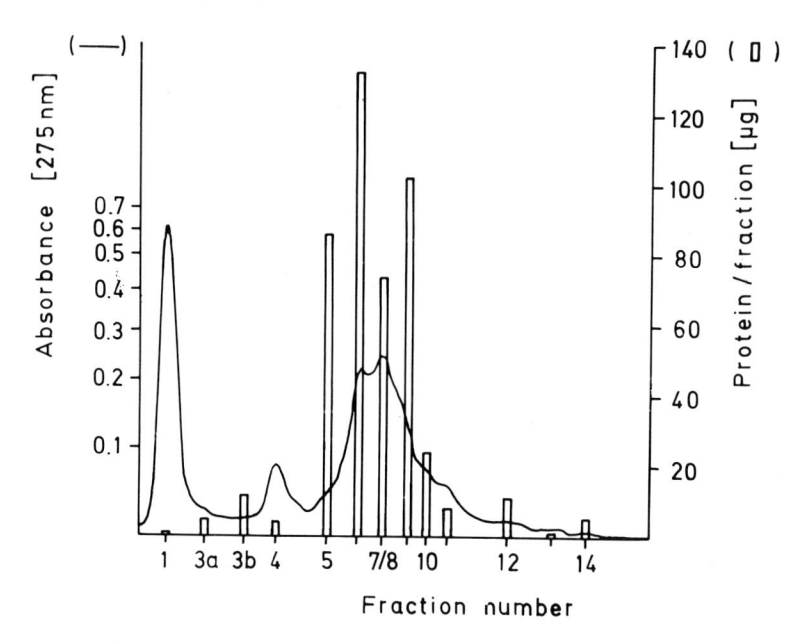

Abb. 5. Präparative Trennung von 2,4 mg RP-Fraktion einer chirurgischen Wunde an einer TSK 3000 Kolonne

den haben, aufgeführt. Aus dem Verteilungskoeffizient (K_{av}) für die einzelnen Peaks konnte im Vergleich mit Markerproteinen das mittlere Molekulargewicht der Fraktionen bestimmt werden. Ferner konnte nachgewiesen werden, daß der erste, im Ausschlußvolumen erscheinende Peak der Fraktionierung hauptsächlich aus Nukleinsäure besteht. Unter Verwendung einer TSK 3000-Kolonne (275 nm) war es möglich 2,4 mg RP-Fraktion einer chirurgischen Wunde zu trennen (Abb. 5), wobei der Proteingehalt der einzelnen Fraktionen nach deren Konzentrierung chemisch [6] bestimmt werden konnte. An diesen Fraktionen wurden ebenfalls Aminosäureanalysen durchgeführt mit dem Ergebnis, daß das vorhin besprochene Ornithin sich hauptsächlich in Fraktion 5 anreichert, die ein Molekulargewicht von rund 90 000 repräsentiert. Da Filaggrin des Menschen das einzige bekannte Protein mit einem Gehalt an Ornithin ist und ein Molekulargewicht von 35 000 besitzt, könnte Fraktion 5 ein dimeres Filaggrin enthalten.

Es hat uns interessiert, nach Möglichkeiten zu suchen, auch biologische Aktivitäten des Extraktes nachzuweisen. So wurde die Chemotaxis in einer Mikromodifikation der Boyden-Kammer bestimmt, wobei sich im absteigenden Ast des Chromatogramms sowohl bei chirurgischen wie bei Verbrennungswunden in den Bereichen von 45–10 kDa chemotaktische Aktivität nachweisen ließ. Ferner haben wir untersucht, ob diese Fraktionen die Neovaskularisierung der Kaninchencornea fördern können. Solche Aktivitäten konnten im hochmolekularen Bereich (Fraktion 4 bis 5) bei der chronischen und chirurgischen Wunde und bei Fraktion 10 bis 14 also im niedermolekularen Bereich nachgewiesen werden.

Die Untersuchungen, über die ich berichtet habe, sind naturgemäß unvollständig und sind es hauptsächlich bedingt durch die geringe Menge an Material, die man aus der Wunde gewinnen kann. Dennoch hoffe ich, daß wir auf diese Weise einen kleinen Blick hinter den Vorhang tun konnten, der uns sonst durch die Anwesenheit der Serumproteine verwehrt ist.

Für die Durchführung der Experimente danke ich Frau Helga Ruh und Frau Doris Scheel

Literatur

1. Kickhöfen B, Wokalek H, Scheel D, Ruh H (1986) Biomaterials, 7:67
2. Gamrot K, Jacobsson S, Rothman U (1976) Scand J Plast Reconstruct Surgery, 10:73
3. Laemmli UK (1970) Nature 227:680
4. O'Farrell PH (1976) J Biol Chem 250:4007
5. Sletten K, Aakesson OO (1971) Nature New Biol 231:118
6. Read SM, Northcote DH (1981) Anal Biochem 116:53

Healing of Pure Epidermal Wounds in Man: A Quantitative Study

J. P. Ortonne

Epidermal wound healing (EWH) is a complex process involving two properties of epidermal cells, migration and proliferation. The kinetics of this process are largely unknown. This has led us to propose a new system which permits the quantification of EWH. Epidermis is composed of keratinocytes and "nonkeratinocytes", including Langerhans' cells, Merkel's cells, and melanocytes. Using our model both qualitative and quantitative studies can be performed to establish the behavior of these cells during epidermal regeneration. In this work, attention will focus on keratinocytes and melanocytes.

Material and Methods

Our system for examining EWH combines the technique first reported by Kiistala and Mustakalio [3] to detach the epidermis from the dermis by means of suction and the method of Eagelstein and Mertz [1] to quantitate the EWH after chemical separation of the epidermis from the dermis (Figs. 1, 2). Five suction blisters, 7 mm in diameter wehre attached to the abdominal skin of 10 volunteers. When dermal–epidermal dissociation was obtained (after 2–3 h, 200 mmHg), the roofs of the blisters were removed using a razor blade and mounted on a glass slide for measurement. If a blister was of irregular shape, it was not included in the study. The wounds were covered with a dressing, taped to the skin about 2 cm from the edges. Punch biopsies were taken sequentially between 18 an 90 h after the wounds were made. Each subject had three to four biopsies; the biopsied zone was chosen randomly. The excised material contained the wound site and some of the surrounding normal skin.

The specimen was incubated in a 2 N NaBr solution at 37° C for 2 h, allowing separation of the epidermis from the dermis. The separated epidermis was mounted on a glass slide (Fig. 1) and this was put in a photographic enlarger. The picture of the wound site was cut out and weighed. The weight of this paper is proportional to the surface area of the unhealed epidermis.

Both for each subject and for the whole group the relationship between the surface area of the wound site and the time after wounding was studied. Statistical analyses were performed in order to identify the best mathematical model for the interpretation of epidermal wound healing. Four models were tested:

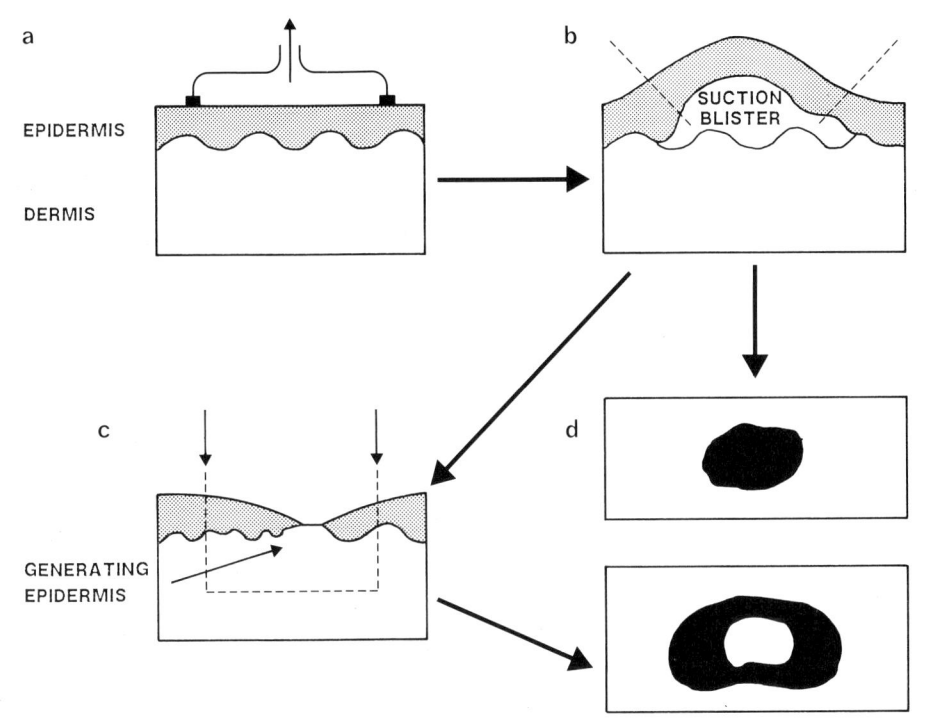

Fig. 1a–d. Schematic representation of the successive steps in our technique for inducing and removing blisters. **a** Induction of suction blisters; **b** excision of the blister roofs; **c** biopsies at sequential periods after wounding, **d** roof and base of blister, obtained after dermal–epidermal dissociation (in NaBr solution), are mounted on glass slides

- linear model $(S = At + B)$
- second-degree model $(S = At_2 + Bt + C)$
- asymptotic model $(S = A + BR^t)$
- parabolic model $(S = T [R_o - Kt]^2)$

Two tests were performed, a test of parallelism, and an algorithm for least-squares estimation of nonlinear parameters.

Melanocytes were studied by histochemical techniques (split DOPA) on epidermal sheets at various times during EWH. Briefly, after dermal–epidermal dissociation using 2 N NaBr, as described above, specimens were incubated with 0.1% DOPA solutions in 0.1% sodium phosphate buffer (pH 7.4) for 4 h at 37° C. After the DOPA reaction tissues were fixed with 10% neutral formalin, dehydrated in alcohol, and mounted. The number of melanocytes/per squre millimeter in each specimen was counted with the aid of a grid (calibrated with a micrometer) fitted into the eyepiece of a microscope.

The number of melanocytes per square millimeter was also determined in the blister roofs immediately after dermal–epidermal dissociation by means of

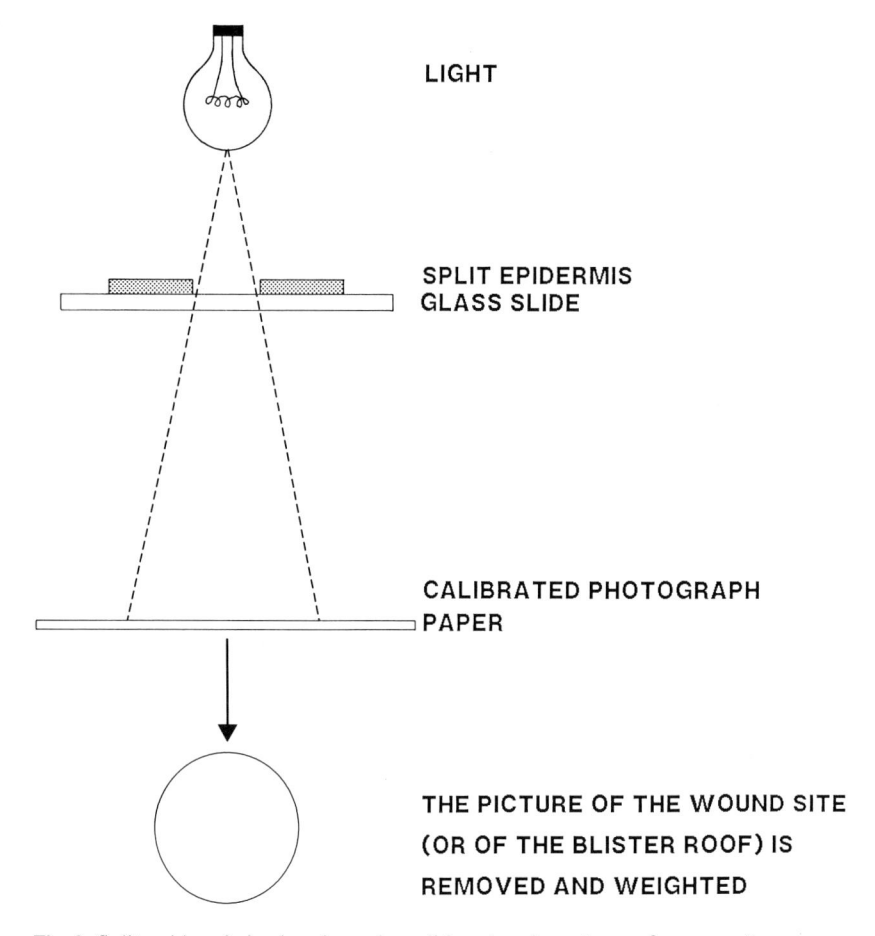

Fig. 2. Split epidermis is placed on glass slides at various times after wounding

suction. In addition, melanocytes were studied by electron microscopy on the dermal side of the blister (scanning electron microscopy) and in the blister roofs and regenerating epidermis (transmission electron microscopy).

Results

The main quantitative results are summarized in Table 1. The estimated slopes for a linear model of regression are shown in Fig. 3. For each individual and for the entire group there was a linear relationship between the size of the wound site and the length of time after wounding. The linear regression equation for the overall group was $S = 0.0024\, t + 0.2376$. From this equation the mean time of healing for a purely epidermal wound 7 mm in diameter can be calculated at 96 Hs 1 (ranging from 82 Hs 7 to 114 Hs 8). From a statistical point of view the three other models could not be rejected, and it was not possible to conclude that any

Table 1. Epidermal wound healing for normal human skin; representation of the linear regression ($S = 0.0024\,3t + 0.2376$)

Time after wounding

Case	18 h	24 h	42 h	48 h	67 h	72 h	90 h
I		0.1944		0.1088		0.0839	
II	0.1763		0.1437		0.0796		
III	0.1994		0.0878		0.0418		
IV			0.1333		0.0780		0.0024
V	0.2067		0.1061		0.0932		0.0611
VI		0.1731		0.1427		0.0504	0.0233
VII	0.1965		0.1533		0.0656		0.0408
VIII		0.2235		0.0701		0.0430	
IX	0.1840			0.1257			0.0209
X	0.2155			0.1158			0.0020

one of the four models was better than the others. The linear model was chosen because of its utility and simplicity.

After suction most of the melanocytes were removed with the detached epidermis, as shown by comparing the melanocyte counts of the blister roofs and the surrounding normal skin. However, scanning electron microscopic examination of the dermal side of the blister revealed a few pigment cells attached to the basal lamina by long, thin processes, connecting the cell body to the basal lamina. Based on melanocyte counts three different zones surrounding the unhealed

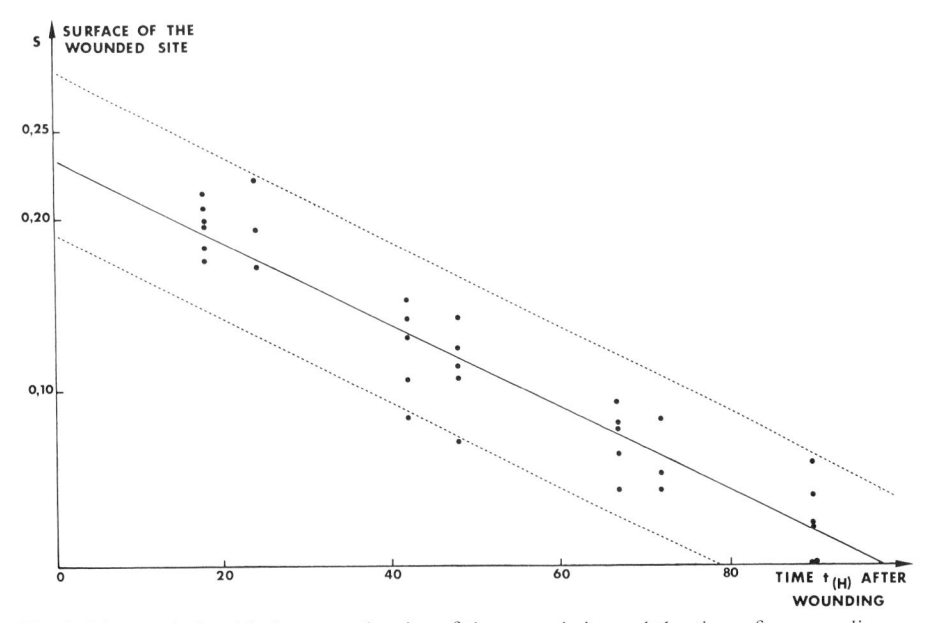

Fig. 3. Linear relationship between the size of the wound site and the time after wounding

Table 2. Number of melanocytes per squre millimeter in split epidermis. Zone I, adjacent to the wounded site; zone II, between the regenerating epidermis and the surrounding normal epidermis (zone III). Data obtained from skin biopsies taken in five different patients, 10 days after wounding

Observation	Zone I	Zone II	Zone III
I	378 ± 31	863 ± 53	826 ± 48
V	275 ± 26	811 ± 47	841 ± 57
VI	256 ± 19	838 ± 54	864 ± 60
VII	224 ± 21	1023 ± 76	980 ± 73
IX	276 ± 30	806 ± 43	740 ± 61

site could be schematically distinguished, as shown in Table 2. In zone I the number of melanocytes was decreased compared to normal skin, but these melanocytes were comparatively large in size (3-5 times the average normal size); their DOPA oxidase activity was increased. In zone II, the melanocytes were slightly larger than normal ones but their density seemed similar to that of the surrounding normal epidermis (zone III). In hair follicles large DOPA-positive melanocytes were present in the outer root sheath between the infundibulum and the hair bulb. In our system total repigmentation of the regenerated epidermis was observed 20 days after induction of the wound.

Discussion and Conclusions

This study demonstrates that EWH can be studied quantitatively using a simple mathematical model such as a linear regression curve. Our very simple technique gives reproducible results. Using this procedure we have been able to demonstrate that the rate of EWH is increased in the involved skin of psoriasis [7] and in normal skin after topical treatment with retinoic acid [6]. However, the necessity of serial biopsies is a serious limitation for the use of this procedure in humans. A similar technique has been applied successfully in pigs [2]. Finally, the model is also suitable for study of nonkeratinocyte epidermal cells during EWH. This work demonstrates that in this system, migration and/or proliferation of melanocytes was delayed compared to those of keratinocytes. Thus, the normal melanocyte-keratinocyte interactions are disrupted during EWH.

References

1. Eagelstein WH, Mertz PM (1978) New method for assessing epidermal wound healing: the effects of triamcinolone acetonide and polyethylene film occlusion. J Invest Dermatol 71:382-384
2. Fourtanier A, Medaisko C, Charles N, Carreiro S (1974) Development of a quantitative method for assessing epidermal regeneration. Br Dermatol III (Suppl 27):174-177

3. Kiistala UM, Mustakallio KK (1967) Dermoepidermal separation with suction: electron microscopic and histochemical study of initial events of blistering on human skin. J Invest Dermatol 48:466–477
4. Ortonne JP, Schmitt D, Haftek M, Thivolet J (1980) Epidermal wound healing in man: quantitative evaluation, immunofluorescence and ultrastructural study. J Invest Dermatol 74:448 (abstract)
5. Ortonne JP, Loning T, Schmitt D, Thivolet J (1981) Immunomorphological and ultrastructural aspects of keratinocytes migration in epidermal wound healing. Virchows Arch 392:217–230
6. Ortonne JP, Schmitt D, Bonnot G, Thivolet J (1981) Influence of retinoic acid on epidermal wound healing in man. In: Orfanos CE (ed) Retinoids. Springer, Berlin Heidelberg New York, pp 497–500
7. Ortonne JP, Schmitt D, Bonnot G, Thivolet J (1982) Epidermal wound healing in psoriasis. In: Farber EM, Cox AJ (eds) Proceedings of the third international symposium. Grune and Stratton, New York, pp 311–312

Methodische Untersuchungen zur Erfassung der epidermalen Wundheilung mit Hilfe der Dampfdruckmessung

W. Vanscheidt, H. Wokalek

Einleitung

Die Reepithelisierung einer epidermalen Wunde kann in drei Stadien eingeteilt werden:
1. Die Epithelmigration, die unabhängig von der mitotischen Aktivität ist [2] und beim Menschen nicht vor 24 Stunden nach Wundsetzung zum Tragen kommt.
2. Der Ersatz zerstörter Epithelzellen durch mitotische Aktivität. Etwa 12–48 Stunden nach Wundsetzung beobachtet man eine Zunahme der mitotischen Aktivität der Epithelzellen.
3. Die Maturation des neugebildeten Epithels. Die Entwicklung eines reifen Stratum corneum ist das Endstadium der Reepithelisierung. Bereits nach 24 Stunden sind elektronenmikroskopisch intrazelluläre Keratinosomen nachweisbar [1]. Die neugebildete Epidermis ist allerdings noch stark permeabel für Wasserdampf [4].

Aus tierexperimentellen und in-vitro-Befunden können nur vorsichtige Schlüsse auf die Wundheilung des Menschen gezogen werden. Nur nicht-invasive Methoden erlauben es, Wundverläufe am Menschen in großem Umfang zu untersuchen.

Auf der Suche nach einer praktikablen, nicht-invasiven Untersuchungsmethode zur Erfassung der epidermalen Wundheilung, entwickelten wir, einer Anregung von Hank und Weiser, Basel, folgend, folgende Arbeitshypothese: Wenn eine epidermale Wunde heilt, nimmt die Zahl der Epithelzellschichten zu. Über einer spärlich epithelisierten Wunde müßte der Dampfdruck meßbar höher sein als über mehrschichtigem Epithel. Das sich neu bildende Epithel würde zu einer immer wirksameren Barriere für den transepidermalen Wasserverlust. Diese Hypothese haben wir mit einer neu entwickelten DMP-3-Kanal-Feuchtmeßanlage überprüft. Die 3-Kanal-Feuchtmeßanlage besteht aus einem Meßkopf mit Thermostatisierung (3 Meßkammern), einem 3-Kanal-Feuchtigkeitsmeßgerät und einem 3-Kanal-Schreiber. Um das freie Wasser über einer definierten Hautzone relativ bestimmen zu können, ist der Weg über die Messung der relativen Luftfeuchtigkeit am erfolgversprechendsten.

Material und Methode

Die Basis der hier angewandten Meßmethode ist die Erfassung des Anstiegs der relativen Luftfeuchtigkeit in einem genau definierten Volumen über einer definierten Meßfläche. Die Steilheit dieses Anstiegs ist ein Maß für das vorhandene freie Wasser auf der Hautoberfläche.

Um die Steilheit dieses, durch das Wasser bestimmten, Anstiegs zu nahezu 100 % zu bestimmen, wurden extrem schnelle, kapazitive Sensoren verwendet. Die Meßkammern werden mit definierter Trockenluft vor der Messung ventiliert, um den Startpunkt des Anstiegs möglichst gut zu reproduzieren. Durch eine Thermostatisierung wird die Temperaturabhängigkeit der relativen Luftfeuchtigkeit ausgeschaltet. Dadurch werden die Temperaturen der einzelnen Meßkammern exakt gleich und konstant gehalten und andererseits die Meßtemperatur dem Meßobjekt optimal angepaßt. Die Temperatur der Meßkammern wurde in unseren Untersuchungen auf 33 °C gehalten.

Für die hier dargestellten Untersuchungen verwendeten wir als Wundmodell durch Cantharidin erzeugte Blasen. Cantharidin, im kristallisierten Zustand ein Anhydrid, ist in der spanischen Fliege Lyta vesicatoria enthalten. Über eine sterile Entzündungsreaktion mit Akantholyse entstehen in wenigen Stunden suprabasale Blasen. Es resultiert eine blasige Abhebung der Epidermis. Nach Abtragen des Blasendeckels liegt dann eine flache suprabasale epidermale Wunde vor.

Mit Cantharidin beschichtetes Pflaster wurde entsprechend der Anordnung der Meßkammern im Bereich der Volarseite der Unterarme aufgelegt und mit sterilen Ringen und einem luftdurchlässigen Vlies fixiert. Nach 24 Stunden wurde der Blasendeckel entfernt.

Bei 12 gesunden, freiwilligen Probanden wurden die Wunden folgendermaßen versorgt:

Wunde 1 (distal): wurde nicht behandelt. Hier wurde bei jeweils 3 Patienten in definierten Abständen eine Probeexzision entnommen. Die mittlere Wunde wurde ebenfalls nicht behandelt. Die proximale wurde mit Lokaltherapeutika behandelt. Bei 6 Probanden wurde nach jeder Messung Triamcinolon-Acetonid-Tinctur (TCA) aufgetropft. Bei 6 anderen Probanden wurde eine Wasser-in-Öl-Emulsion (WÖ) aufgetragen. Die Messungen erfolgten unmittelbar nach Wundsetzung an allen drei Wunden sowie nach 12, 24, 36, 48, 72, 96 und 120 Stunden. Die Meßdauer betrug standardisiert 3 Minuten.

Ergebnisse

Unmittelbar nach Wundsetzung schwankte der 3-Minuten-Wert bei den einzelnen Personen zwischen 89 und 98 %. Dieser Maximalwert aus der 1. Messung wurde gleich 100 % gesetzt und die weiteren Meßwerte darauf bezogen.

Die Abnahme der Feuchtigkeit über einer unbehandelten Wunde tritt bei fortschreitender Wundheilung besonders deutlich hervor, wenn man die 3-Minuten-Werte vergleicht. Nach 120 Stunden erreichten die Werte nahezu wieder die Höhe wie an gesunder, unverletzter Haut (Abb. 1).

Aus der distalen Wunde wurden zu den angegebenen Zeitpunkten Biopsien entnommen und mit Hämatoxylin-Eosin gefärbt. Die Epitheldicke wurde morphometriert. Die Korrelation der relativen Feuchtigkeit über den Wunden mit der Epitheldicke ergab, daß mit zunehmender Epitheldicke die Feuchtigkeit über den Wunden zunahm. Das Verhältnis von relativer Feuchtigkeit über den Wunden und der Epitheldicke war hoch signifikant negativ korreliert (p = 0.0003) (Abb. 2).

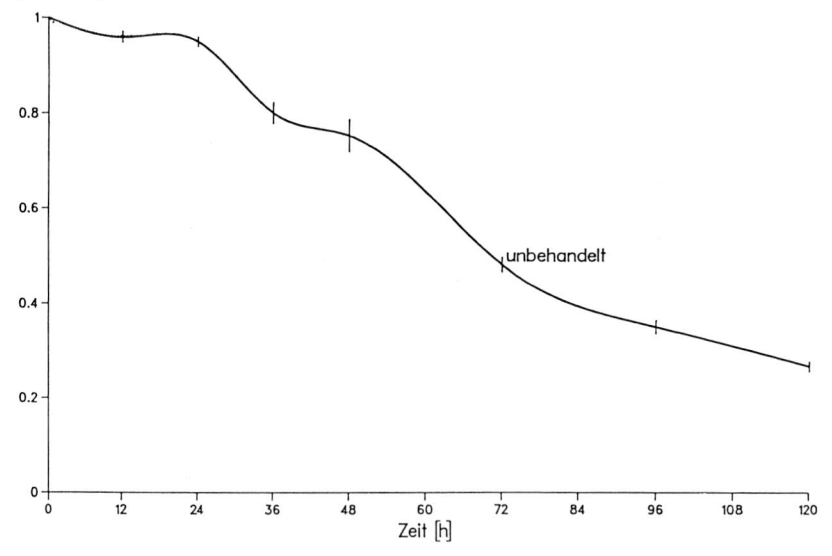

Abb. 1. Mittlere relative Feuchtigkeit über unbehandelten Wunden

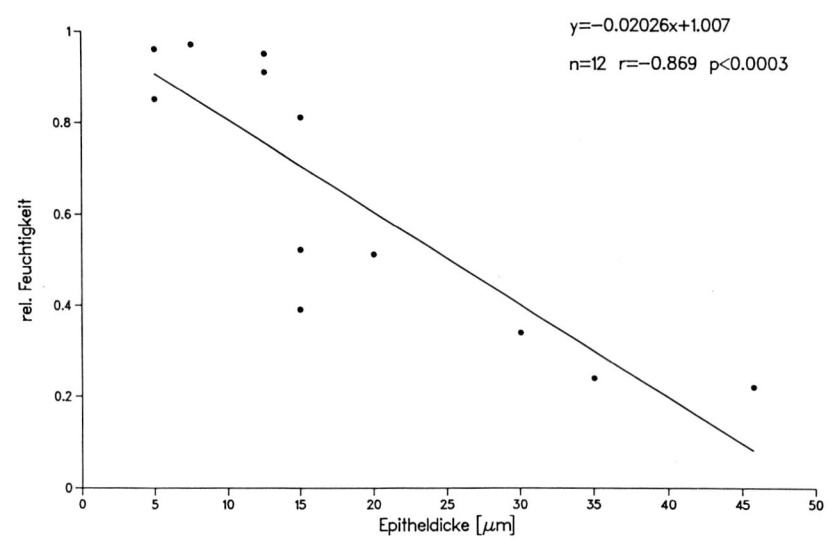

Abb. 2. Epitheldicke und transepidermaler Wasserverlust: Es besteht eine hochsignifikante negative Korrelation zwischen dem Wasserverlust über der Wunde und der Epitheldicke (Signifikanz $p < 0.0003$, Korrelationskoeffizient $r = -0.869$)

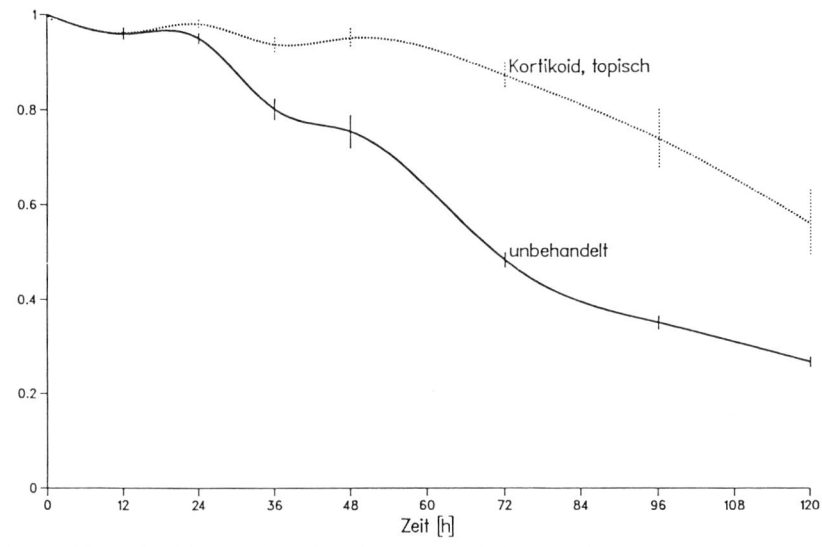

Abb. 3. Transepidermaler Wasserverlust der mit einem topischen Kortikoid (TCA) behandelten Wunden. Im Vergleich dazu die Werte unbehandelter Wunden

Die Messung der supravulnären Feuchtigkeit ist für die klinische Prüfung von Lokaltherapeutika nutzbar. Dies zeigt deutlich der Versuch mit TCA. Triamcinolon-Acetonid hemmt bekanntlich die Epithelisation. Die relative Feuchtigkeit über mit TCA-Tinctur behandelten epidermalen Wunden war im gesamten Zeitraum höher als über verletzter, unbehandelter Haut (Abb. 3). Auch bei 6 Patienten, deren Wunden mit WÖ behandelt wurden, war in der Tendenz ein Abfall der Meßwerte zu verzeichnen. Die Werte streuen hier jedoch stärker.

Zusammenfassend kann festgestellt werden:
1. Das Prinzip der Dampfdruckmessung ist zur Beurteilung der epidermalen Wundheilung geeignet.
2. Die Dynamik der epidermalen Wundheilung läßt sich exakt verfolgen.
3. Es besteht eine hoch signifikante negative Korrelation zwischen der Dicke des neugebildeten Epithels und der relativen Feuchtigkeit über den Modellwunden.
4. Die Methode scheint geeignet zur Untersuchung von Lokaltherapeutika.

Literatur

1. Krawoczyk WS, Wilgram GF (1975 The synthesis of keratinosomes during epidermal wound healing. J Invest Dermatol 64:263-267
2. Marks R, Nishikowa T (1975) Active epidermal movement in human skin in vitro. Brit J Dermatol 88:245-248
3. Marks R The healing and non-healing of wounds and ulcers of skin. In: Glynn LE (ed) The tissue repair and regeneration. Handbook of Inflammation, vol 3
4. Spruit D, Malten KE (1966) The regeneration of the water vapour element of heavily damaged skin. Dermatologica 132:115-123

Regeneration of Human Skin Transplanted Onto the Nude Mouse: A Brief Review

M. DEMARCHEZ

Introduction

Wound healing is a major property of human skin which has not been studied in human skin grafts. I shall summarize here recent results concerning the potential for regeneration of human skin transplanted onto the nude mouse.

The Model

Our model has already been described (Démarchez et al. 1985, 1986, 1987). Briefly, pathogen-free, congenitally athymic "nude mice" (Swiss nu/nu, Iffa Credo, Les Oncins, France) aged 5–7 weeks were grafted with split-thickness (0.3 mm) skin biopsies (1 cm in diameter) obtained from discarded mammary skin of healthy human subjects undergoing mammary reduction.

Excisional wounds were made 2 months after transplantation through the entire thickness of the skin at the center of the graft, using a 2-mm biopsy punch. At various time intervals thereafter, ranging from 2 days to 9 weeks, the mice were killed and the healing graft with surrounding mouse skin was harvested and processed for immunohistological or ultrastructural study.

Regeneration of Human Epidermis

The main histological events in wound healing of human skin transplanted onto the nude mouse can be described as follows. At 48 h after injury, at the margin of the wound, necrotic epidermis is observed over a short distance. Adjacent to the edge of this dead tissue the human epidermis is thickened. At 7 days an epidermal tongue has penetrated into the wound, separating a scab from the living granulation tissue. The wound is completely reepithelialized between 9 and 15 days after injury. After wound closure the newly formed epidermis is thicker than the nonhealing surrounding epidermis. A normal epidermal thickness is slowly restored during the following weeks.

As the healing epidermis is continuously stained with a monoclonal antibody directed against HLA ABC antigens and with the human-specific anti-involucrin serum, it can be concluded that it is of human origin (Figs. 1–3). In normal hu-

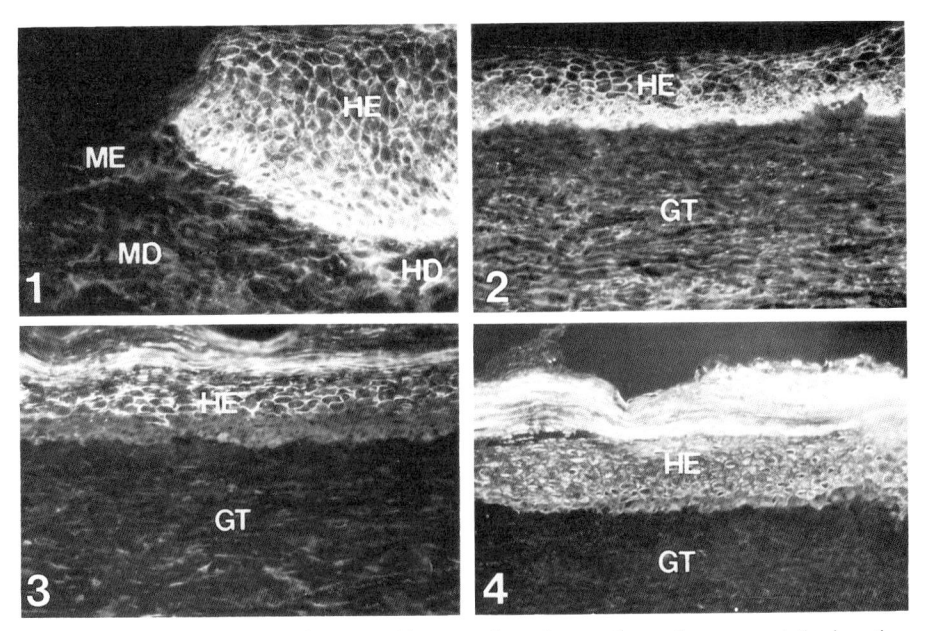

Figs. 1-4. 1. Frozen sections of human skin transplanted onto the nude mouse at the junction between human skin and mouse skin with an HLA-ABC-specific antibody. *HE*, human epidermis; *ME*, mouse epidermis; *HD*, human dermis; *MD*, mouse dermis. Note that the cells of grafted skin are labeled while mouse skin is not (X 160). 2-4. Frozen sections of human skin grafted onto the nude mouse, at 3 weeks after injury, in a median zone of the wound. 2. with HLA-ABC specific antibody; 3. with anti-involucrin serum; 4. with KL_1 antibody. *HE*, human epidermis; *GT*, granulation tissue. Note that the epidermis is labeled with human-specific antibody directed against HLA-ABC antigens or involucrin, while the granulation tissue shows no specific staining. Involucrin is detected at this stage in two-thirds of the healing epidermis, and KL_1 antibody stained the suprabasal cells of the epidermis strongly and its basal cells more faintly

man epidermis and in the majority of each grafted human epidermis the monoclonal antibodies (MAbs) AE_1, AE_3 and KL_1 directed against keratins react specifically with epidermal basal cells, the entire epidermis, and with cells above the basal layer, respectively, whilst an anti-involucrin serum labels cells of the upper stratum spinosum and the stratum granulosum.

During wound reepithelialization the distribution of keratins and involucrin changes. At 48 h after injury, both in the thickened living epidermis adjacent to the wound and in the migrating epidermal tongue, suprabasal staining patterns are observed with AE_1 MAb and anti-involucrin serum, while AE_3 and KL_1 MAbs stain the entire epidermis. At later stages the abnormal keratinization patterns and involucrin distribution in the healing epidermis slowly and progressively become normal. The basal cells which are positive for KL_1 MAb in the newly formed epidermis at 15 days after injury become progressively negative (Fig. 4) and at 9 weeks only suprabasal cells and sparse basal cells are labeled. With AE_1 MAb the abnormal suprabasal pattern observed in the newly regenerated epidermis is at first substituted by a transitory pattern with staining of basal cells and sparse suprabasal cells, but at 9 weeks after injury there is normal labeling of basal cells. Similarly, involucrin is distributed in all suprabasal layers of the newly reconstituted epidermis, then in upper layers at later stages (Fig. 3), and finally at 9 weeks becomes restricted to the upper stratum spinosum and the stratum granulosum.

From these observations it can be concluded that after injury transplanted human skin is able to reconstruct a human epidermis with a normal keratinization pattern and involucrin distribution.

Regeneration of the Epidermal Basement Membrane Zone

In the basement membrane zone (BMZ) of normal human skin and of non-injured grafted human skin, type IV collagen, laminin, and bullous pemphigoid (BP) antigen are linearly distributed, whereas fibronectin is discretely deposited and fibrinogen is absent. At the ultrastructural level a characteristic BMZ is observed, with its four major structural components, namely the basal cell plasma membrane with hemidesmosomes, the lamina lucida, the lamina densa, and the sublamina densa zone with anchoring fibrils.

The BP antigen is present 7 days after injury in the BMZ out to the tip of the migrating tongue, while type IV collagen and laminin are absent at the distal end and become detectable underneath the newly stationary epidermis. An fibronectin-specific antibody strongly stains the entire thickness of the granulation tissue and the BMZ of the migrating epidermis. An fibrinogen-specific antibody labels large patches of fibrin and the BMZ at the tip of the epidermal tongue. Therefore, human epidermal cells appear to migrate over a matrix composed of fibronectin and fibrin and devoid of type IV collagen and laminin.

At 3 weeks after wounding a linear distribution of human type IV collagen, laminin, and BP antigen is observed in the BMZ, whilst fibronectin is discontinuously deposited and fibrin is absent. Ultrastructurally, the BMZ has been reorganized. Hemidesmosomes, a lamina lucida, a continuous lamina densa, and a sublamina area with anchoring fibrils, microfibrillar bundles and collagen fibers are present.

As the newly reconstructed BMZ is labeled with a human antibody directed specifically against human type IV collagen, it can therefore be deduced that the grafted human skin is able to regenerate not only a human epidermis, but also a BMZ with human immunological characteristics.

Granulation Tissue Formation, Connective Tissue Reorganization and Human Dermis Regeneration

During wound healing the composition of granulation tissue changes. During the early stages corresponding to the phase of reepithelialization (4–15 days after injury), the granulation tissue is rich in cells, vimentin, actin, and fibronectin, and poor in type I collagen; later, during the maturation of the wounded epidermis (3 weeks after injury and thereafter), the number of cells and the content of vimentin, actin, and fibronectin decrease strikingly, whereas the density of collagen fibers increases greatly.

The granulation tissue was unlabeled by the human-specific antibodies directed against HLA ABC antigens, vimentin, or collagens. On the other hand, it was stained with mouse-specific antibodies directed against vimentin, or collagens of types I, III and IV. These observations suggest that in this model the granulation tissue is produced by the mouse.

Finally, at 9 weeks after injury cells labeled with human vimentin-specific antibody and collagen fibers stained with an human type I collagen-specific antibody are observed underneath the reconstructed epidermis and basement membrane. These latter results indicate that a neodermis of human origin eventually replaces the granulation tissue.

Conclusion

In conclusion, these observations demonstrate that human skin transplanted onto the nude mouse is able to regenerate a human epidermis, an epidermal basement membrane zone with human characteristics, and eventually a human neodermis. On the other hand, the granulation tissue is of murine origin.

References

Demarchez M, Desbas C, Prunieras M (1985) Wound healing of human skin transplanted onto the nude mouse. Br J Dermatol 113 (suppl 28):177–212

Demarchez M, Sengel P, Prunieras M (1986) Wound healing of human skin transplanted onto the nude mouse. I. An immunohistological study of the reepithelialization process. Dev Biol 112:90–96

Demarchez M, Hartmann DJ, Herbage D, Ville G, Prunieras M (1987) Wound healing of human skin transplanted onto the nude mouse. II. An immunohistological and ultrastructural study of the epidermal basement membrane zone and connective Tissue regeneration. Dev Biol 121:119–129

Zum Prinzip der semiokklusiven Wundbehandlung unter besonderer Berücksichtigung von Polyacrylamid-Agar-Agar-Gel (Geliperm)

H. Wokalek

In den letzten Jahren sind zahlreiche Methoden und Materialien zur Wundbehandlung und Wundabdeckung entwickelt und mit unterschiedlichem Erfolg klinisch eingesetzt worden. Ein gemeinsames Merkmal dieser Materialien ist die Tatsache, daß sie sich auf synthetische Stoffe (Kunststoffe, Polymere, Schäume) oder auf denaturierte tierische Gewebe, z. B. Schweinehaut oder Kollagen zurückführen lassen. Damit wird eine Entwicklung sichtbar, die für bestimmte Indikationen von den klassischen Verbands- und Wundabdeckungsmaterialien wie Baumwolle und anderen textilen Fasergeweben wegführt.

Die unbehandelte an der Körperoberfläche gelegene nicht zu ausgedehnte Wunde schafft sich, wie aus der täglichen Praxis bekannt ist, auf natürliche Weise durch Bildung des Wundschorfes die optimalen Bedingungen zur Heilung.

Allerdings stellt sich bei ausgedehnten Verletzungen der Körperoberfläche das quantitative Problem, daß eine zu große Wunde vielseitigen Störfaktoren wie Infektionen, Exsikkation etc. unterliegt. Hier muß die Therapie mit einer adäquaten Wundabdeckung ansetzen. Optimal wäre dabei eine Wundabdeckung die annähernd die Eigenschaften des Schorfes besitzt (Schutz vor Infektion von außen, Verhinderung der Exsikkation und damit Schaffung eines optimalen Milieus, in welchem die zellulären und biochemischen Vorgänge der Wundheilung ungestört ablaufen können).

Die in den letzten Jahren erfolgten Entwicklungen zur Wundabdeckung werden hier aufgezeigt, wobei die Betonung auf den feuchten Behandlungsprinzipien, im englischen Sprachgebrauch "moist wound treatment", liegt. Ein Anspruch auf vollständige Aufzählung der Produkte, die in diesem Zusammenhang auf dem Markt verfügbar sind, wird nicht erhoben.

Unter den zahlreichen Wundabdeckungsmaterialien finden nichtsynthetische, halbsynthetische und vollsynthetische Stoffe Verwendung (Tabelle 1).

Die nichtsynthetischen, „natürlichen" Autografts, Homografts und Heterografts sind optimal bei bestimmten Wundbedingungen. Unter den halbsynthetischen Materialien sind die Kollagennetze zu nennen. Hierher gehören auch die neueren Entwicklungen, bei denen Epidermis-Zellsuspensionen (aus in vitro-Kulturen bzw. direkt vom Spender gewonnen) in Kombination mit Kollagennetzen auf große oberflächliche Wunden aufgebracht werden.

Die Gruppe der vollsynthetischen Schäume wird durch die Polyvinylalkoholformalschäume (Coldex), oder die Polyurethanweichschäume (Epigard und Sys-Purderm) repräsentiert. Ein weiteres, sehr interessantes Prinzip ist ein Silikon-

Tabelle 1. Wundabdeckungsmaterialien

A nicht synthetische
- Autografts
- Homografts
- Heterografts

B halbsynthetische
- Collagenfilm
- Collagenimplant

C vollsynthetische Schäume
- Polymetacrylatschaum (z. B. Hydron)
- Polyvinylalkohol-Formalschaum (Coldex)
- Polyurethanweichschaum (Epigard, SYS-Puderm)
- Siliconschaum (Silastic)

D Folien und Hydrogele

schaum (Silastic). Ein derartiger Silikonschaum ist besonders dort indiziert, wo eine Wunde tamponiert werden müßte oder wo eine tiefe zerklüftete Wunde mit Höhlenbildung und Sekretverhaltungen behandelt werden muß. In neuester Zeit ist das Siliconmaterial allerdings wegen der Gefahr kanzerogener Wirkungen aus dem Handel gezogen worden.

Hier soll besonders auf die Gruppe der Folien- und Hydrogele eingegangen werden. Sie führen zum Begriff des „moist wound treatment". Das Prinzip des moist wound treatment hat in den vergangenen Jahren an Aktualität gewonnen. Mit dem „Prager-Verband" haben schon die alten Ärzte eine feuchte Behandlung offener Wunden gepflegt, indem sie die Wunden mit Billroth-Batist okklusiv abgedeckt und anschließend mit einer physiologischen Salzlösung irrigiert haben.

Georges Winter [1] hat 1962 das Prinzip der feuchten Wundbehandlung experimentell untermauert und wieder propagiert. Mit Beginn der 80er Jahre entstand jedoch erst ein breites Interesse an dieser Art der Behandlung. Die Originalzeichnung aus der Arbeit von Winter zeigt das Prinzip des okklusiven Wundverbandes (Abb. 1). Winter konnte zeigen, daß die Epithelisierung unter okklusiver Folie schneller vor sich geht.

Eine feuchte Wundbehandlung führt zu weniger Schmerz im Bereich der Wunde, zu einer geringeren Schwellung, weniger Rötung und zu einer Beschleunigung der Epithelisierung. Die feuchte Wundbehandlung weist also zunächst als hervorstechendes Merkmal eine Verminderung der Inflammation und eine Förderung der Epithelisierung auf.

Die Indikationen zur feuchten Wundbehandlung sind offene an der Körperoberfläche gelegene akute und chronische Wunden, die einem primären Wundverschluß nicht zugänglich sind (Tabelle 2).

Gegen eine vollständige Okklusion bei der Wundabdeckung gibt es eine Reihe von Argumenten. Der ideale Wundverband würde nach unseren heutigen Kenntnissen einen Kompromiß zwischen Okklusion und Nicht-Okklusion

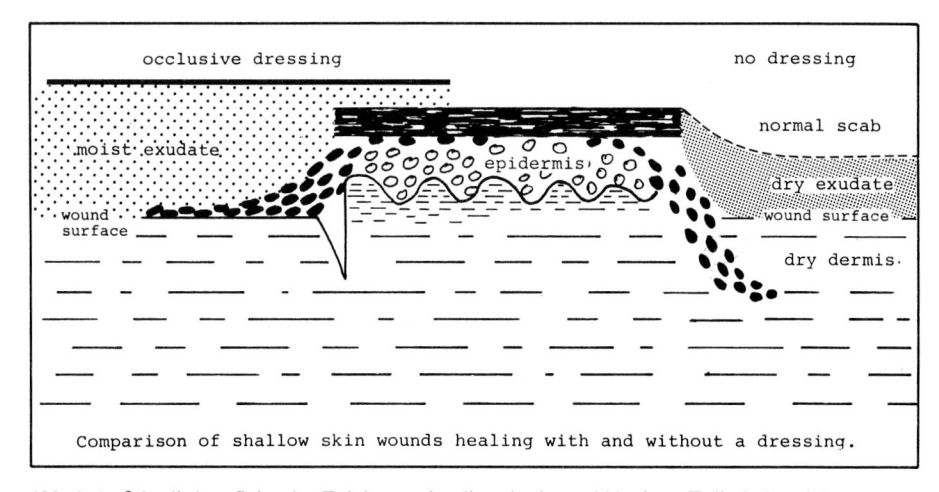

```
                occlusive dressing                          no dressing

      ::::::::::::::::::::::                                          normal scab
      :::moist exudate:::              epidermis
      ::::::::::::::::::                                              dry exudate
      · wound                                                         wound surface
        surface
                                                                      dry dermis·


      Comparison of shallow skin wounds healing with and without a dressing.
```

Abb. 1. Auf der linken Seite der Zeichnung ist die mit einer okklusiven Folie behandelte Wunde dargestellt. Man sieht wie hier die Epidermiszellen auf dem Wundgrund entlang gleiten ohne daß sie in tiefere Schichten absteigen müssen. Auf der rechten Seite der Zeichnung ist die Situation ohne Wundbehandlung dargestellt. Hier ist erkennbar, wie die Epidermiszellen ohne eine entsprechende Wundabdeckung erst in die Tiefe absteigen müssen, um so das adäquate Milieu für die Fortbewegung und Zellteilung finden zu können (Abbildung aus [1])

Tabelle 2. Indikationen für synthetische Wundabdeckungsmaterialien zur feuchten Wundbehandlung

---

Offene Wunden
    akut
    chronisch
    z. B. Weichteildefekte
        Ulcera verschiedener Genese
        Verbrennungen I. und II. Grades
        offene Frakturen
        Deckung von Spalthautentnahmestellen
        primäre Versorgung von Hauttransplantaten

---

darstellen (Tabelle 3). Diese Forderungen basieren auf der Erkenntnis, daß obwohl vollokklusive Verbände eine bessere Epithelisierung bewirken, gleichzeitig die erhöhte Gefahr einer Wundinfektion besteht. In Tabelle 4 sind einige semiokklusive Verbände aufgelistet. Hierbei handelt es sich um synthetische Produkte, Polymere und Polyuretanfilme. Es gibt auch Materialien, die nach Art eines Sandwiches aufgebaut sind, wobei hydrokolloide Partikel von einer Folie umgeben werden.

Unsere eigenen Erfahrungen beziehen sich im wesentlichen auf die Anwendung des Polyacrylamid-Agar-Agar-Gels (PPAG).

Tabelle 3. Forderungen an einen idealen Wundverband

Wundverband soll:
Sekretabfluß und Verdunstung ermöglichen
Sekret absorbieren
Gas-Perfusion erlauben
Keime fernhalten oder abtöten
nicht allergen sein
nicht mit dem Wundgrund verkleben
die Wunde gegen Kontamination und Reize schützen
leicht anwendbar sein
nicht schmerzen

Tabelle 4. (Semi-)okklusive Verbände

Produkt	**Komposition**
Bioclusive	Polyurethan-Filme
OP-Site Tegaderm	mit Klebeeigenschaften
Vigilon	Polyethylen-Oxid Hydrogel (95 % Wasser)
	Schichtaufbau; Hydrogel zwischen zwei Polyethylen-Folien
Duoderm	Hydrocolloid Partikel
Varihesive	umgeben von einem Hydrophoben Polymer
Geliperm	Polyacrylamid Agar Agar
	Hydrogel (96 % Wasser)
	Platte
	Granulat

1977 wurde im Freiburger-Max-Planck-Institut für Immunbiologie von Prof. H. Fischer und Mitarbeitern ein Polyacrylamid-Agar-Agar-Gel (PAAG) Geliperm (Fa. Geistlich Pharma, Wolhusen, Schweiz) zur Wundabdeckung entwickelt und seit 1987 klinisch erprobt. Wokalek berichtete 1979 über die ersten klinischen Erfahrungen mit dem Transparent Flüssigkeitsgel. Mayers zeigte die Vorteile dieser Wundauflage nach 5jähriger klinischer Erfahrung in England auf.

PAAG besteht aus zwei ineinander verflochtenen Netzwerken aus Polyacrylamid und Agar Agar. Das Polyacrylamid stabilisiert die mehr oder weniger weiche Konsistenz des quellfähigen 1 %igen Agars, der als Einzelsubstanz als Wundauflage nicht brauchbar wäre. PAAG ist nicht toxisch, da beide Komponenten keine irritierenden Eigenschaften besitzen und nur vollständig auspolymerisiertes Acrylamid in PAAG enthalten ist. Die toxischen Acrylmonomere sind restlos ausgewaschen. Das Produkt zeigt eine optimale Biokompatibilität. Agar, bekannt als Zusatz in Nahrungsmitteln, wird als Stützmedium bei Bindegewebskulturen und als Nährboden in der Bakteriologie verwendet (Kickhöfen et al., 1986). Bei Polyacrylamid konnten keine irritierenden Eigenschaften entdeckt werden. Die Biokompatibilität von Polyacrylamid und anderen Polymeren wurde von Gourlay 1978 an Ratten untersucht. Bei immunologischen Untersuchungen an Kaninchen konnten affinitätschromatographisch und in der Immunfluoreszenz keine Antikörper gegen PAAG nachgewiesen werden.

Geliperm steht in zwei Formen zur Verfügung: Als durchsichtige elastische Platte und als Granulat. Es besteht zu 96 % aus festgebundenem Wasser und nur zu 4 % aus organischem Material. PAAG hat einen pH-Wert von 7,35 und ist praktisch neutral. Bei der Granulatform ist die verfügbare Oberfläche stark vergrößert, dadurch wird die Flüssigkeitsaufnahme nicht nur insgesamt gesteigert, sondern auch beschleunigt. PAAG-Granulat nimmt jedoch nicht nur Wasser auf, sondern auch Wundexsudat.

Faßt man die Erkenntnisse zu okklusiven und semiokklusiven Wundabdeckungsmaterialien aus der Literatur und die eignen Erfahrungen zusammen, so ergeben sich für jedes dieser Produkte Vor- und Nachteile.

Die Vorteile der Okklusion liegen eindeutig in der beschleunigten Epithelisierung oberflächlicher Wunden und in der Reduktion der Entzündung (Winter, 1962). Als Nachteil wird die Steigerung des Wassergehalts im Stratum corneum genannt und das damit verbundene Risiko der Resorption toxischer Substanzen bei gestörter Barrierefunktion. Ferner wird auf das Risiko einer allergischen Sensibilisierung bei gestörter Barrierefunktion hingewiesen. Hierfür gibt es aber nach eigenen Erfahrungen keinen Anhalt.

Bemerkenswert ist, daß die Beschleunigung der epidermalen Migration nicht mit einer gesteigerten Mitoserate einhergeht (Rovee, 1972). Für die Reparaturvorgänge im Bereich der Dermis konnte von Linsky 1981 gezeigt werden, daß die Zahl der Lymphozyten und Fibroblasten unter okklusiven Verbänden eher vermindert ist, damit einhergehend ist auch die inflammatorische Antwort reduziert. Dagegen ist die Kollagenbiosynthese im Vergleich zu unbehandelten Wunden gesteigert. Als Folge davon ist die Reißfestigkeit der Wunden am 7. Tag erhöht (Alvarez, 1983).

Zusammenfassend kann festgestellt werden, daß die Eigenschaften semiokklusiver Verbände insbesondere darin bestehen, daß ein Sauerstoffaustausch möglich ist und daß die Abgabe von Wasserdampf durch den Verband dosiert erfolgt. Bakterielle Infektionen von außen werden verhindert, die Absorption von Wundflüssigkeit ist in unterschiedlichen Grenzen möglich, einige dieser Verbände verkleben nicht mit dem Wundgrund, haften aber mehrheitlich am gesunden umgebenden Gewebe an.

Einsatzmöglichkeiten von PAAG in der Dermatologie finden sich für bestimmte Indikationen der Dermatochirurgie:
- Zustand nach Dermabrasio
- Behandlung der Spalthautentnahmestelle
- Postoperative Abdeckung von Hauttransplantaten (Vollhaut, Spalthaut, Mesh-Graft)

Die PAAG-Platte wird auf die Wunde/das Transplantat so aufgelegt, daß der Wundrand/Transplantatrand überlappend abgedeckt wird. Im Laufe von 8–10 Stunden heftet sich die Platte im Bereich der gesunden Haut an, da sich in diesem Bereich der Wassergehalt des Materials langsam verringert. Über der

Wunde bzw. dem Transplantat wird dagegen durch nachströmende Feuchtigkeit die Platte auch feucht gehalten. Ein Okklusiveffekt kommt nicht zustande, da die Platte selbst Feuchtigkeit durchläßt und nach außen abgibt. Dadurch wird
1. eine Mazeration im Bereich des Wundrandes und der gesunden Haut vermieden und
2. das Milieu im Bereich der Wunde/des Transplantates optimal feucht gehalten.

Aus Arbeiten von M. Spector et al. (1982) wissen wir, daß insbesondere bei Mesh-Grafts unter PAAG-Platten die Maschen-Zwischenräume im Vergleich zur Heilung unter anderen Wundabdeckungen schneller granulieren und vor allem auch schneller epithelisieren.

Die PAAG-Behandlung der Transplantate wird nur kurzfristig, d. h. bis zum 5. maximal 7. Tag nach Operation durchgeführt. Im Anschluß daran wird auf eine trockene Behandlung übergegangen.

Ein wichtiger Einwand ist die mögliche Sekretverhaltung unter der PAAG-Platte. Dieses Problem stellt sich bei stark nässenden bzw. sezernierenden Wunden. Inzwischen ist eine PAAG-Platte, die mit multiplen kapillaren Löchern gerastert ist, entwickelt worden. Bei dieser Platte ist die Sekretverhaltung ausgeschlossen, weil durch die Kapillarenöffnungen das Sekret in den darüberliegenden Verband abgesaugt wird.

Eine weitere Indikation für die PAAG-Platte sind Verbrennungen I. und II. Grades. Hier wirkt sich vor allem der entzündungshemmende Effekt des Materials aus. Die entzündungs- und damit schmerzbedingte Bewegungseinschränkung bei Verbrennungen wird durch das Material aufgehoben, was insbesondere bei Verbrennungen in Gelenknähe wichtig ist.

Die konservativ dermatologischen Indikationen für PAAG sind akute und chronische Epitheldefekte.

PAAG-Granulat ist insbesondere für die Ulcus curis Behandlung indiziert. Das Gelgranulat kann in beliebiger Schichtdicke direkt auf das Ulcus aufgetragen werden. Eine minimale Schichtdicke von 0,5 cm ist anzustreben, die Wundabdeckung sollte einmal täglich gewechselt werden. Bei stark sezernierenden Ulcera kann auch ein häufigerer Wechsel erforderlich sein. Das Gelgranulat wird nach vorhergegangener Reinigung der Wunde aus der Tube direkt auf das Ulcus aufgetragen. Anschließend wird mit einer Mullkompresse abgedeckt und ein fixierender Verband angelegt. Dann kann ein Kompressionsverband in beliebiger Stärke angebracht werden. Das Gelgranulat wird von den Patienten gut vertragen, Reizungen oder allergische Reaktionen haben wir nicht gesehen.

Der besondere Vorteil des PAAG-Granulats ist darin zu sehen, daß es nicht schmerzt, leicht zu applizieren ist und sich wieder leicht aus dem Ulcus entfernen läßt. Unter der Wirkung des Granulats werden stark sezernierende und infizierte Ulcera rasch bis zu einem physiologischen Grad getrocknet und gereinigt. In PAAG-Granulatproben, die nach dem Verbandswechsel bakteriologisch aufgearbeitet wurden, konnten wir die zuvor auf dem Wundgrund identifizierten Keime nachweisen. Der durch die Saugwirkung entstehende Flüssigkeitsgradient nach außen verhindert das Eindringen von Keimen in das Ulcus bzw. in die Wunde.

Bei der Verwendung von PAAG-Granulat müssen die allgemeinen Prinzipien der Wundbehandlung beachtet werden. Bei nekrotisierenden Ulcerationen mit Verdacht auf Anerobierbefall sollte eine angemessene antimikrobielle Therapie durchgeführt werden.

Von Vorteil ist, daß die Entfernung des Granulats beim Verbandwechsel aufgrund seiner starken Eigenkohärenz zuverlässig möglich ist. Etwaige in der Wunde verbliebene Reste lassen sich durch Spülen mit physiologischer Kochsalzlösung und durch Austupfen mit einem sterilen Tupfer vollständig beseitigen.

Insgesamt müssen die mit der PAAG-Platte und mit dem saug- und quellfähigen PAAG-Granulat gemachten Erfahrungen positiv bewertet werden.

Literatur

Alvarez OM, Mertz PM, Eaglstein WH (1983) The effect of occlusive dressings on collagen synthesis and re-epithelialization in superficial wounds. J Surg Res 35:142–148

Gourlay StJ (1978) Biocompatibility testing of polymers, in vivo implantation studies. J of Biomedical Materials Research 12:219–232

Kickhöfen B, Wokalek H, Scheel D, Ruh H (1986) Chemical and physical properties of a hydrogel wound dressing. Biomaterials 7:67–72

Mayers JA (1983) Geliperm: A non textile wounddressing. Pharmaceutical Journal, 263–264

Rovee DT (1972) Effect of local wound environment on epidermal healing, in: Maibach HL, Rovee DT (eds) Epidermal wound healing. Chicago, Year Book Medical Publishers, Inc, pp 159–181

Spector M, Weissgerber P, Reese N, Harms SL (1982) Polyacrylamide-Agar Hydrogel Material for the treatment of burns. 8 Annual Meeting of the soc. for Biomaterials Walt Disney World – April 24–27

Winter GD (1962) Formation of scab and the rate of epithelialization of superficial wounds in the skin of the domestic pig. Nature 193:293–294

Wokalek H, Schöpf E, Vaubel E, Kickhöfen B, Fischer H (1979) Erste Erfahrungen mit einem Transparent-Flüssigkeits-Gel bei der Behandlung frischer Operationswunden und chronischer Epitheldefekte der Haut. Akt Dermatol 5:255–265

Vergleichende Untersuchung zur Heilung epidermaler Wunden mit einem Modell an der Haut des Menschen

J. GUBER

Eine standardisierte Untersuchung der epidermalen Wundheilung erfolgte an 16 freiwilligen Probanden. Ziel der Untersuchung war es, zu prüfen, inwieweit sich bei Verwendung eines Wundabdeckungsmaterials mit definierten chemisch-physikalischen Eigenschaften eine theoretisch erwartete positive Beeinflussung des Heilungsvorgangs epidermaler Wunden verifizieren läßt. Als Wundmodell dienten durch Cantharidin-induzierte epidermale Wunden an den Beugeseiten beider Unterarme. Die Wunden wurden randomisiert im Rechts/Links-Vergleich jeweils mit dem Prüfpräparat Polyacrylamid-Hydrogel (Geliperm [GE]), auf der Gegenseite mit einem Vergleichsmaterial verbunden. Als Vergleichsmaterialien verwendeten wir Okklusivfolie (OK), gefettete Gaze (AD), Polyurethan-Schaum (EP) und Dextranomer (DE).

Der Heilungsverlauf wurde mikroskopisch über 7 Tage in 24-stündigen Abständen dokumentiert. (Es erfolgten fotografische Übersichtsaufnahmen sowie Aufnahmen mit einem Stereo-Operations-Mikroskop). Die Auswertung der neugebildeten Epithelflächen erfolgte planimetrisch.

Ferner wurde eine histologische Auswertung durchgeführt. Hierfür wurden aufgrund der Ergebnisse eines Vorversuches Probeexzisionen aus allen Wunden 12 und 144 Stunden nach Erstverband entnommen. Zur Erstellung einer Heilungskinetik erfolgten weitere Probeexzisionen im Zeitraum 6–72 Stunden nach Erstverband.

Die planimetrische Auswertung 24 Stunden nach Erstverband zeigt eine fast durchgängige Überlegenheit des Hydrogels gegenüber den Vergleichsmaterialien (Abb. 1). Die Unterschiede sind gegenüber den Vergleichsmaterialien insgesamt, sowie gegenüber gefetteter Gaze, signifikant (T-Test für verbundene Stichproben, $p = 0,05$).

Abb. 2 zeigt das Ausmaß der um 35–95 % höheren Flächenepithelisierung unter dem Hydrogel gegenüber den einzelnen Vergleichsmaterialien im Zeitraum 24–72 Stunden nach Erstverband.

Klinisch zeigt sich beispielsweise nach 12 Stunden unter dem Hydrogel eine deutlich schnellere Epithelisierung als unter Okklusiv-Verband, dort sind die neu gebildeten Epithelinseln erst angedeutet erkennbar (Abb. 3 und 4).

Im Vergleich des Hydrogels mit Dextranomer 96 Stunden nach Erstverband erkennt man die stärkere entzündliche Umgebungsreaktion und ausgeprägtere Wundkontraktion unter Dextranomer gegenüber einer gleichmäßigeren und höher differenzierten Epithelbildung unter dem Hydrogel (Abb. 5 und 6).

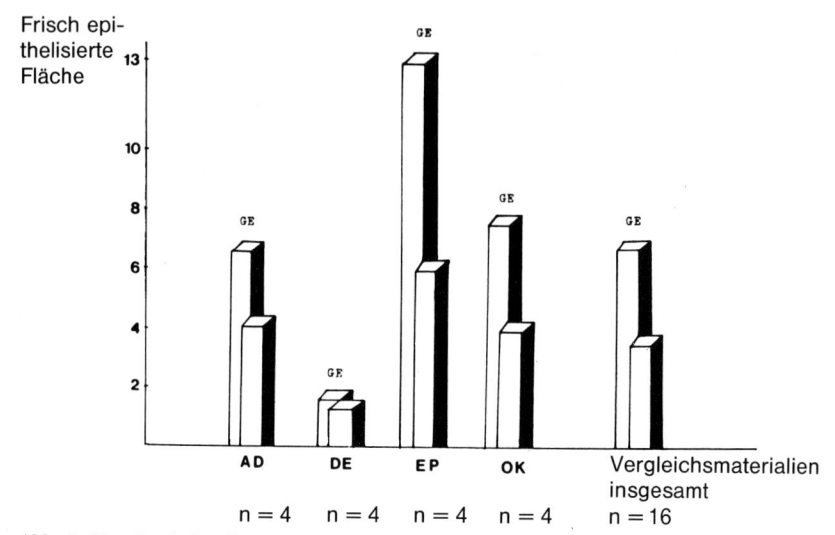

Abb. 1. Durchschnitt der epithelisierten Wundflächen 24 Stunden nach Behandlungsbeginn. Vergleich von Geliperm gegenüber den Vergleichsmaterialien. Die Unterschiede sind im Gesamtkollektiv und gegenüber gefetteter Gaze statistisch signifikant (T-Test für verbundene Stichproben, p = 0,05)

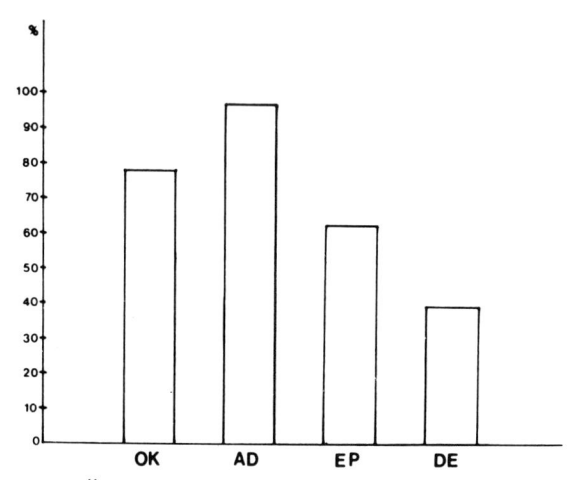

Abb. 2. Überlegenheit von Geliperm gegenüber den Vergleichsmaterialien in %. Parameter: Summen der planimetrisch bestimmten epithelisierten Flächen im Zeitraum 24 bis 72 Stunden nach Erstverband (n = jeweils 16)

Faßt man die Vergleichsmaterialien der Übersichtlichkeit halber zusammen, so ergibt sich folgende Darstellung (Abb. 7), wobei die Ergebnisse teilweise hochsignifikant zugunsten des Hydrogels sind. Allerdings könnte man gegen dieses Vorgehen statistische Einwände erheben, da die Vergleichsgruppe in sich nicht homogen ist.

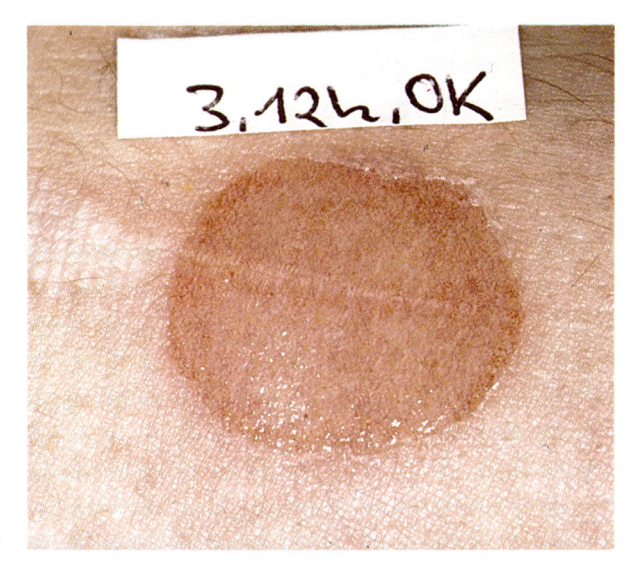

Abb. 3

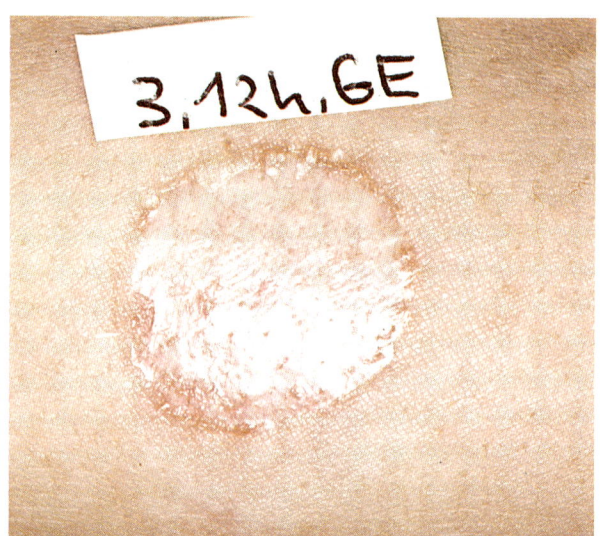

Abb. 4

Abb. 3 u. 4. (3, 12 h OK im Vergleich mit 3, 12 h, GE): Exemplarische Dokumentation des Heilungsverlaufes unter Okklusivverband (OK) bzw. Geliperm (GE) bei Proband Nr. 3. Man erkennt die deutlich schnellere Epithelisierung unter Geliperm schon nach 12 Stunden; unter Okklusivverband sind die neu gebildeten Epithelinseln erst angedeutet erkennbar. Die weißen Punkte im unteren Wundgebiet bei Abb. 3 sind Artefakte

Auffällige Unterschiede in der Geschwindigkeit und Gleichmäßigkeit der Wundepithelisierung bei den Probanden, die vor allem bei der Beobachtung der Wundflächen mit dem vergrößernden Stereo-Operations-Mikroskop auffielen, waren Anlaß, das Gesamtkollektiv nach den Ergebnissen der Planimetrie, sowie der zur Verfügung stehenden histologischen Daten, in zwei willkürlich be-

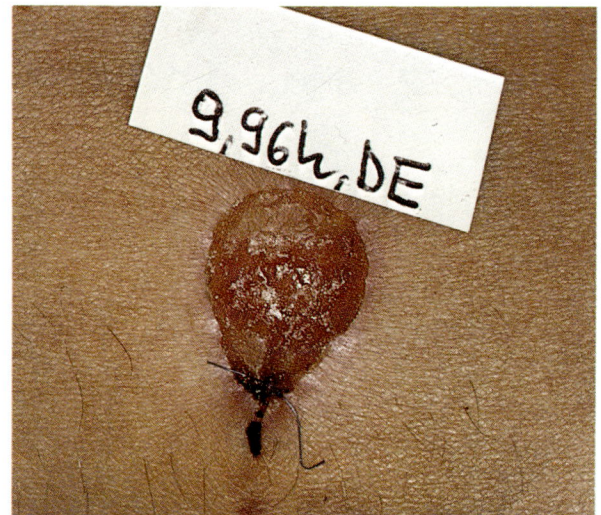

Abb. 5

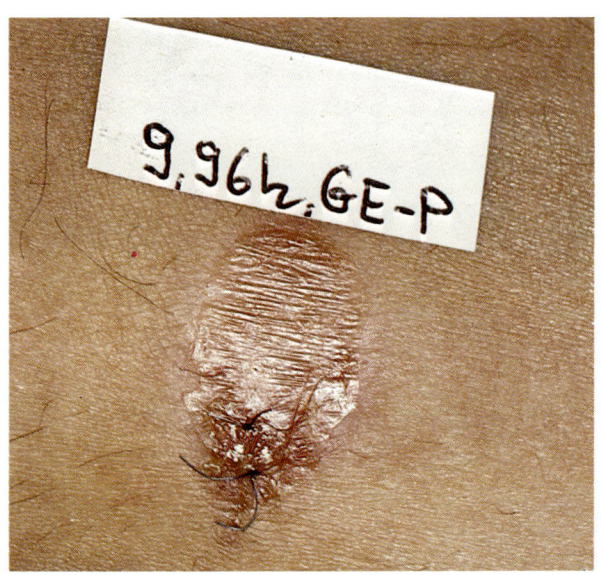

Abb. 6

Abb. 5 u. 6. (9, 96 h, DE im Vergleich zu 9, 96 h GE/P): Exemplarische Darstellung der Wundflächen des Probanden Nr. 9 nach 96 Stunden. Unter Dextranomer (DE) ist das neu gebildete Epithel, vor allem in der Mitte der Wundfläche, aufgrund des Wundschorfes mit eingeschlossenen Dextranomer-Partikeln kaum zu beurteilen. Im Vergleich zu der mit Geliperm-Platte (GE-P) behandelten Wundfläche fällt jedoch die stärkere entzündliche Umgebungsreaktion, die ausgeprägtere Schrumpfungstendenz sowie die geringere Strukturierung des unter Dextranomer neu gebildeten Epithels auf

stimmte Kollektive, sogenannte „langsame" und „schnelle" Heiler aufzugliedern. Das Kollektiv der langsamen Heiler stellten dabei diejenigen Probanden dar, die 24 Stunden nach Erstverband planimetrisch und histologisch unter beiden Wundabdeckungen unter dem Durchschnitt des Gesamtkollektives lagen.

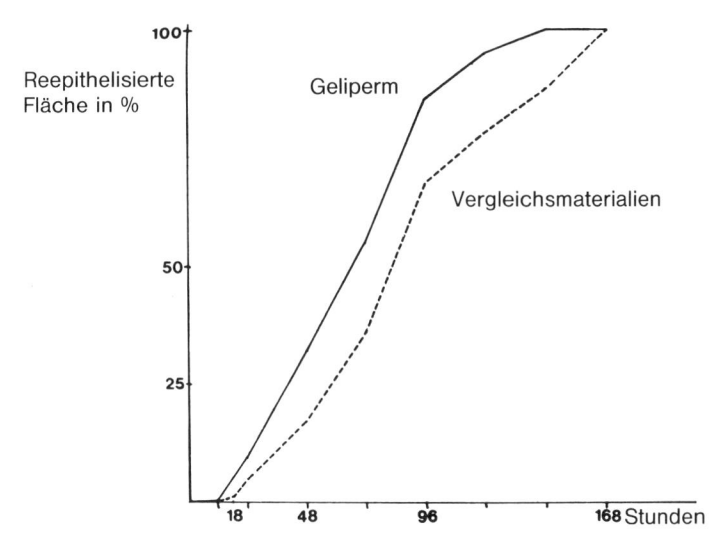

Abb. 7. Makroskopische Heilungskinetik. Summen der reepithelisierten Fläche unter Geliperm bzw. Vergleichsmaterial. Die Unterschiede sind zum Zeitpunkt T = 24 Stunden nach Behandlungsbeginn signifikant (p = 0,05), nach 48, 72, und 96 Stunden hochsignifikant (p = 0,01, n = jeweils 16). Aufgrund starker Streuungen liegen die Kurven knapp innerhalb der gegenseitigen Bereiche der Standardabweichungen

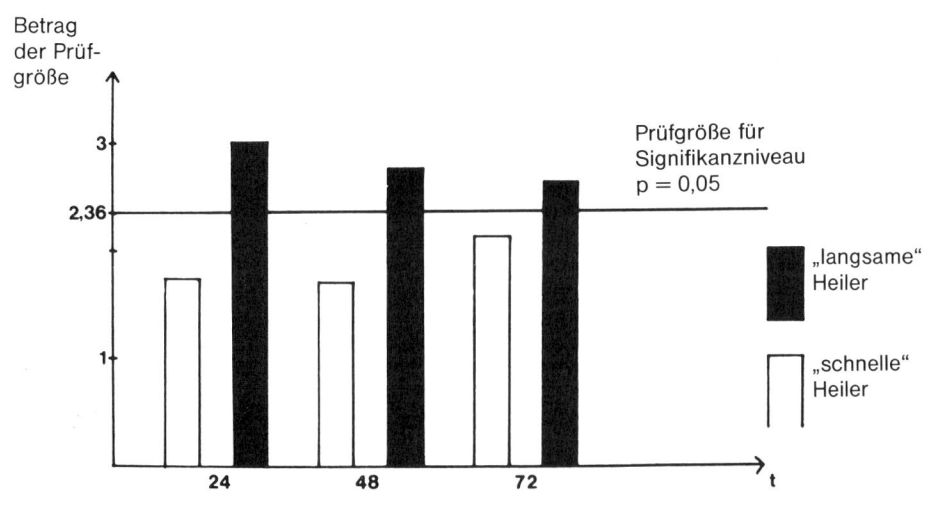

Abb. 8. Vergleich der errechneten Prüfgrößen im Rechts/Links-Vergleich Geliperm gegenüber den Vergleichsmaterialien im T-Test für verbundene Stichproben. Parameter: Planimetrie, n = jeweils 8. Gleichartige Ergebnisse bei Anwendung des T-Testes für unverbundene Stichproben

Bei der Auswertung zeigte sich interessanterweise, daß eine statistisch signifikante Überlegenheit des Hydrogels nur in der Gruppe der langsamen Heiler nachweisbar war. In Abb. 8 ist parallel zur Abszisse das Signifikanzniveau aufgetragen, es wird nur in der Gruppe der langsamen Heiler überschritten. Folglich

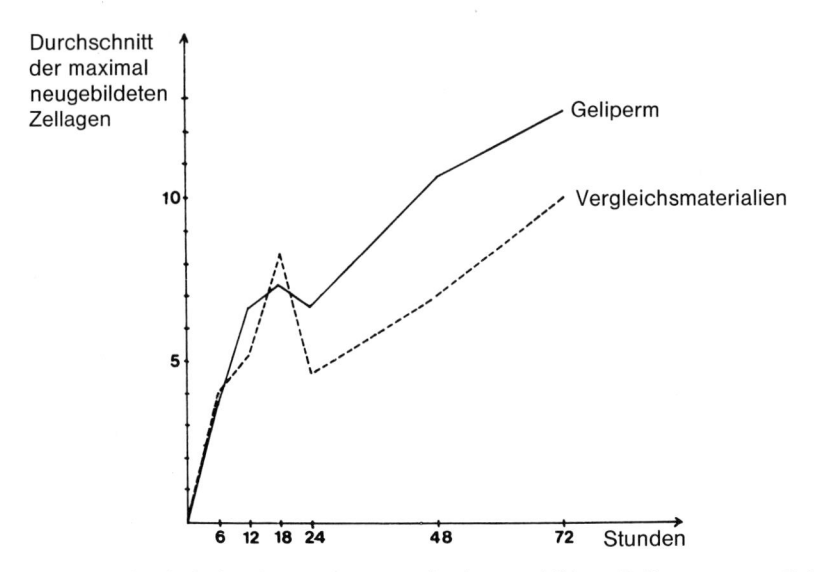

Abb. 9. Histologische Auswertung: maximal neugebildete Zellagen unter Geliperm bzw. Vergleichsmaterialien. Unterschiede zum Zeitpunkt t = 12 Stunden statistisch signifikant (T-Test für verbundene Stichproben, p = 0,05, n = 16. Zu allen anderen Zeitpunkten n = 3; Unterschiede statistisch nicht signifikant

waren es die Unterschiede in der Epithelisierungsgeschwindigkeit dieser Gruppe der langsamen Heiler, die, bezogen auf das Gesamtkollektiv, eine statistische Signifikanz bewirkten.

Das Ergebnis der histologischen Auswertung zeigt Abb. 9. Hier sind die maximal neugebildeten Zellagen aufgetragen. Die Ergebnisse sind zum Zeitpunkt 12 Stunden nach Erstverband, zu dem von allen Probanden Probeexcisionen aus den Wundflächen vorlagen, statistisch signifikant.

Nach 144 Stunden waren vornehmlich noch morphologische Unterschiede, wie eine vorhandene Parakeratose, sowie das Fehlen eines fibrinösen Exsudates unter dem Hydrogel festzustellen. Das neugebildete Epithel wirkte ruhiger, geordneter aufgebaut, das Ausmaß vakuolisierter Zellen war geringer.

Die verbesserten Überlebensbedingungen der migrierenden und sich teilenden Epithelzellen zeigten sich am deutlichsten in der Gruppe derjenigen Probanden, bei denen, aus welchen Gründen auch immer, eine unterdurchschnittliche Heilungsgeschwindigkeit vorlag.

Die Wertigkeit einzelner, die Wundheilung beeinflussender Faktoren ist bei den komplexen zugrunde liegenden Heilungsvorgängen schwer zu bestimmen. Neuere Arbeiten zeigen jedoch deutlich, daß der Theorie von Winter [1] nicht nur theoretische Bedeutung zukommt, sondern daß klinisch unter semi-okklusiven Bedingungen eine signifikant schnellere epidermale Wundheilung ohne nachweisbare Zunahme hierdurch bedingter Wundheilungskomplikationen erreichbar ist.

Die schnellere Epithelisierung unter semi-okklusiven Bedingungen könnte man sich durch die kürzere Strecke, die die Zellen überbrücken müssen, die fehlende mechanische Barriere der dehydrierten Dermis und damit geringeren Energieaufwand für Phagozytose und Synthese abbauender Enzyme, sowie auch durch ein verbessertes Sauerstoffangebot erklären. Ein weiterer gewichtiger wundheilungsbeeinflussender Faktor scheint auch das Ausmaß des Lymphödems zu sein.

Die Ergebnisse einer verbesserten Heilung epithelialer Wunden unter dem Hydrogel lassen sich durch die chemisch-physikalischen Eigenschaften dieses Hydrogels erklären, deren Zusammenwirken eine positive Beeinflussung der Heilungstendenz zu verursachen scheint.

Literatur

1. Winter, GD (1962) Formation of the scab and rate of epithelialization of superficial wounds in the skin of the young domestic pig. Nature 193:293–294

A Study of Environmental Temperature Under Wound Dressings

R. D. Rosin

Introduction

Wound healing represents a highly dynamic integrated series of cellular physiological and biochemical events. These occur exclusively in whole organisms. Although all wounds heal by the same basic process, clinical wounds are of two distinct types, either simple closed or open with or without tissue loss.

Disruption of tissue's integrity by accidental trauma or the surgeon's knife initiates a series of striking morphological changes. After transient vasoconstriction all local small vessels dilate. This dilatation leads to increased capillary permeability which, in turn, leads to protein and plasma leakage. Removal of cellular debris and injured tissue fragments next occurs which is an essential part of wound healing. Whilst this dead material is being removed from the deeper areas, important events occur at the edges of epithelial wounds. In skin wounds the epidermis immediately adjacent to the wound edge thickens within 24 hours of injury. Marginal basal cells lose their firm attachment to the dermis and migrate down across the defect. Within 14 hours in a closed wound the surface is re-epithelialized. A cellular phase with collagen formation takes over in the deeper layers and a feature of this is rapid capillary proliferation. New capillaries form by budding of existing granules in the wound (Fig. 1) and grow across any defect (Fig. 2).

There are many chemical events that occur but it is the physical properties which are relevant to this study. Open wounds undergo the same morphological and chemical processes with the additional important process of contraction.

Healing is dependent on optimal local environment conditions. Interestingly, until recently, the majority of technical advances in wound care over the past century have been based on a 'minimal interference' concept, i.e. if the surgeon can remove all impediments normal wound healing processes will produce the best results. In the majority of clinical situations this elegant simple concept is sound.

Little has been done to improve local wound healing actively. Because all biological phenomena associated with healing require the active participation of cells, local environmental conditions must be optimal for cellular metabolism. Therefore any local decrease in blood supply leads to delay or prevention of wound healing. Gross alterations in local tissue perfusion are easily recognized but significant changes in tissue oxygen tension may be caused by very subtle

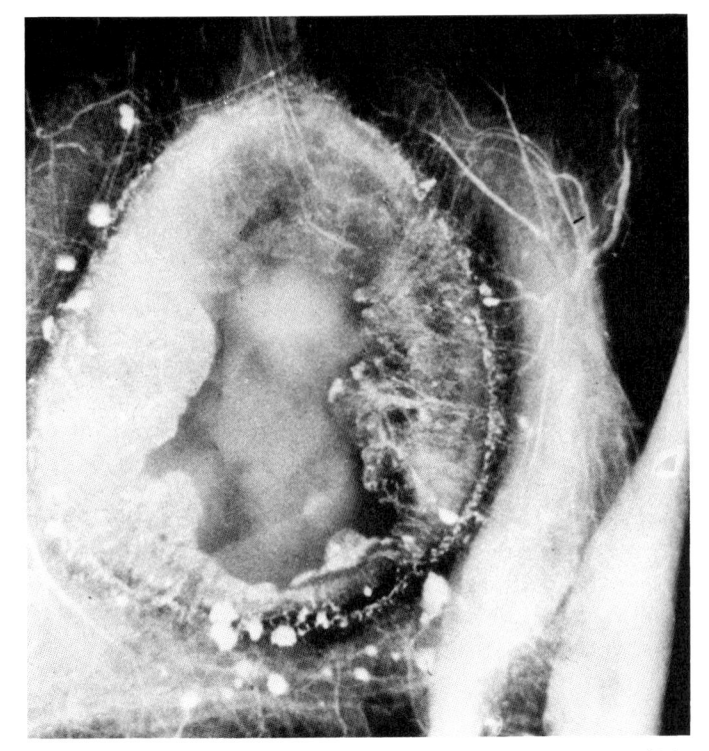

Fig. 1. New capillary formation by budding from existing granules (by kind permission of Mr. D. Leaper)

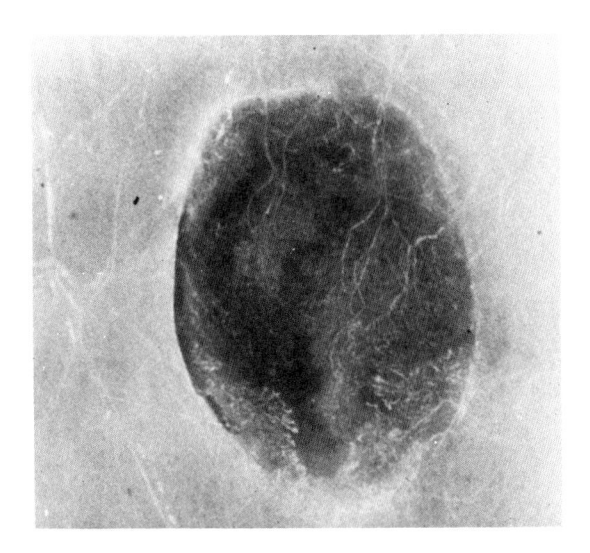

Fig. 2. New capillaries crossing a wound (by kind permission of Mr. D. Leaper)

Table 1. Local and systemic factors influencing wound healing

General nutrition
Vitamin and trace element deficiencies
Anaemia and blood loss
Lowered local pO_2
Environmental temperature
Stress
Steroids and anti-inflammatory agents
Radiotherapy and cytotoxic drugs

factors. The drying of exposed tissues not only kills surface cells but also destroys normal blood flow in small vessels some distance from the surface. Because local inflammation alters vessel permeability a suture initially inserted in a tissue under slight tension will become like a garrotte and choke all local blood flow as the tissues swell. Equally, external pressure from a carelessly applied dressing can decrease local tissue perfusion quite significantly.

There are many factors both general and local that can cause delayed wound healing (Table 1). Prolonged low tissue oxygen tension impairs wound healing significantly [1]. Adequate tissue perfusion is more important than the oxygen-carrying capacity of the blood in normal healing. Haemorrhage or anaemia alone may not alter tissue pO_2. Hypernatraemia, vasocontriction and elevated blood viscosity can, however, all have profound effects on the local oxygen tension.

Environmental temperature influences local pO_2 in the skin and therefore must affect wound healing. Wounds gain strength faster at higher temperatures. Local blood flow is critical because reducing local vasocontriction by denervating the skin abolishes the effects of temperature on healing. An increase of 1° C between a wound and the surrounding skin causes increased healing. Temperature will affect blood supply, oxygen tension and drying of exposed tissues and yet it is unknown how different dressings affect local wound temperature. Geliperm has been reported not to disturb natural resistance, healing mechanisms and wound ventilation and it forms a barrier against bacterial invasion. It is also said to be permeable to air and to act as a filter as well as absorbing wound secretions.

Materials and Methods

Temperature was studied under six different dressings. Sixty patients were entered into a trial, ten patients each receiving the same dressing. The temperature under each dressing was recorded each morning and evening at exactly the same times as well as the temperature of the skin 5 cm away from the dressing. All readings were continued for 6 days and the wound appearance noted on the sixth day, time of discharge and at one month.

All abdominal and groin incisions were used in the trial, pre-operative bacteriological swabs having been taken from the groins and umbilicus. The skin was prepared in a standard manner using betadine and all wounds were closed

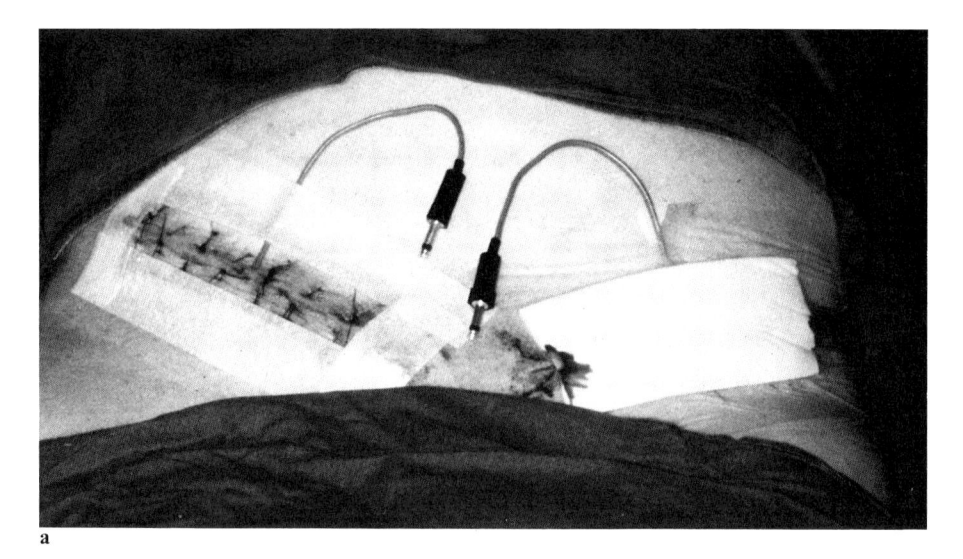

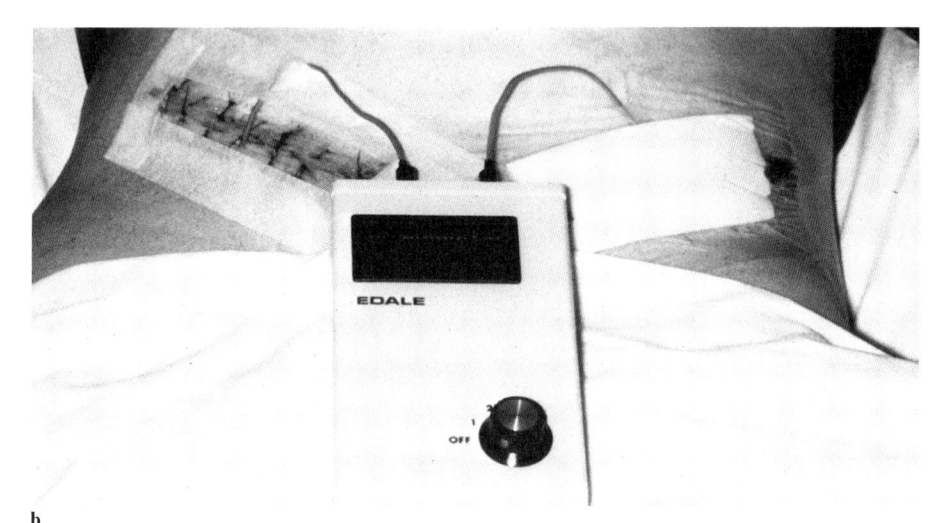

Fig. 3a, b. Temperature recording under two different dressings

using 2/0 interrupted mattress sutures. Prior to the dressing being applied a specially made skin temperature probe was inserted on the wound. A card was then drawn for the type of dressing to be used and the dressing was then applied. Antibiotics were not given to any of the patients.

Three occlusive and three non-occlusive dressings were evaluated: airstrip, Dermicel, guaze and Elastoplast, Steripad, non-adherant and Geliperm. The last three had to be held in place with micropore tape. Temperatures were read under the dressing and at a point 5 cm from the dressing morning and evening (Figs. 3 + 4). This data together with bacteriology results and wound appearance were recorded on specially designed trial charts.

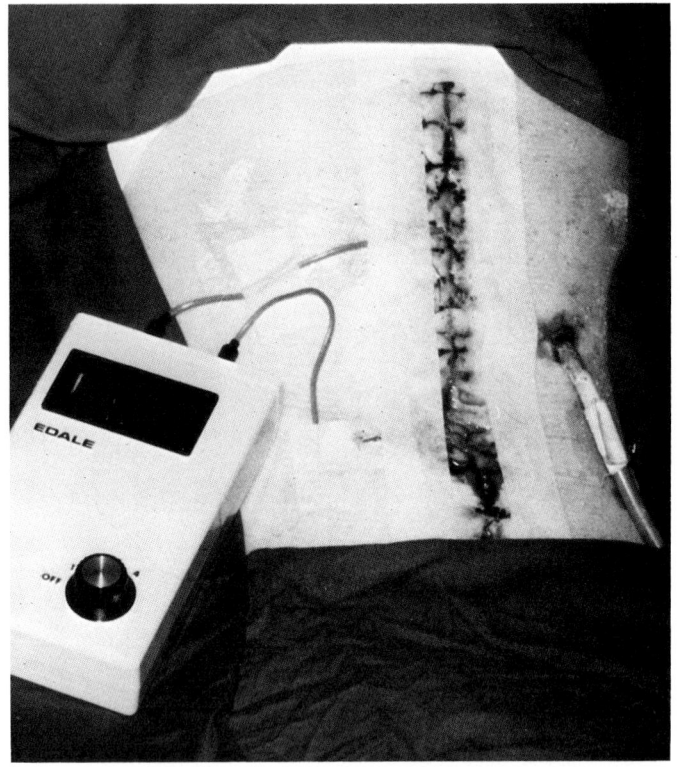

Fig. 4. Temperature recording under a dressing and at a point 5 cm distant from a wound

Results

In the 60 wounds only three were minimally infected all of these occurring after emergency operations. There was no frankly infected wound. These three wounds all demonstrated a rise in temperature 24 hours prior to any physical signs that could be interpreted as indicating the presence of infection.

The mean temperature under each dressing on each day is recorded in Table 2. Temperatures under the first five dressings were very similar but the temperatures under Geliperm were significantly elevated for the first 3 days (Table 3). The mean temperature under Geliperm was 36.6° C compared to a mean of 36° C under the other dressings. However, on days 4, 5 and 6 the temperature under Geliperm dropped to be similar to that recorded under the other dressings (Table 3).

Table 2. Serial mean temperaturs under various dressings

Dressing		Mean Temperature in °C					
		day 1	day 2	day 3	day 4	day 5	day 6
Dermicel	Wound	35.7	35.6	35.7	35.7	35.8	35.6
	Skin	36.2	36.1	36.1	36.0	36.1	36.1
Airstrip	Wound	35.9	35.9	35.8	35.9	36.0	35.8
	Skin	36.1	36.2	36.0	35.9	36.2	36.0
Non-adherent	Wound	35.6	35.6	35.5	35.2	35.5	35.6
	Skin	36.1	36.1	36.1	36.0	36.0	36.0
Gauze and	Wound	36.1	36.2	36.0	35.9	36.0	36.0
Elastoplast	Skin	36.1	36.0	36.1	36.0	36.1	36.1
Steripad	Wound	35.0	35.2	35.1	35.1	35.2	35.1
	Skin	35.0	35.4	35.2	35.3	35.0	35.2
Geliperm	Wound	36.6	36.7	36.6	36.5	36.2	36.0
	Skin	36.2	36.2	36.0	36.1	36.2	36.1

Table 3. Mean wound temperatures under various dressings. The temperature under the Geliperm dressing was significantly higher on days 1, 2 or 3 ($p < 0.05$)

	day 1	day 3	day 6
Type of dressing			
Airstrip	35.9	35.8	35.8
Dermicel	35.7	35.7	35.6
Gauze and Elastoplast	36.1	36.0	36.0
Steripad	35.0	35.1	35.1
Non-adherent	35.6	35.5	35.6
Geliperm	36.6	36.6	35.0

Conclusions

It has been shown that Geliperm for the first 3 days is significantly warmer than other dressings but the temperature falls dramatically after this initial rise. Theoretically it will therefore promote healing by increasing blood flow secondary to an increased temperature for the first 3 days. It is safe and a useful dressing but in its present form is difficult to use as a routine dressing. If it is used it should be removed after 3 or 4 days.

Reference

1. Stevens FO, Hunt TK (1971) Annals of Surgery 173:515

Geliperm Treatment of Skin Graft Donor Sites and Other Wounds in Animals and Human Subjects

M. SPECTOR

Introduction

It was over 20 years ago that investigators found that a moist environment enhances epithelialization of partial thickness excision wounds [1, 2]. Despite this finding, the moist treatment of wounds, such as skin graft donor sites, is still not widespread. Much of the difficulty is due to the fact that the occlusive [3-5] and semi-occlusive [6-9] films used to provide a moist environment result in undesirable fluid accumulation under the film. This condition may potentiate infection, as it generally leads to leakage of fluid from the wound site, contaminating surrounding areas. In addition, as the film is lifted from the surface of the skin by the accumulating fluid, bacteria can be given access to the wound site. New hydrogel materials [10-18] can provide a moist environment while absorbing some of the excess fluid exudate and, therefore, can be beneficial for the treatment of skin wounds.

In 1960 in his investigations of partial thickness skin wounds in pigs, Winter found that the rate of epithelialization under moist exudate was two times greater than the rate of epithelialization under dry dermis [1]. Winter provided a moist environment by using an occlusive film because that was the only method available at the time. Winter's finding was subsequently confirmed in human trials conducted by Hinman and Maibach [2], who also used an occlusive film for treatment. In recent years there has been a virtual explosion in the occlusive and semi-occlusive films which have become available for skin wound treatment [9, 19-22]. Most of these "dressings" are fabricated from elastomeric materials, e.g., silicone rubber [4] and polyurethane [5-8]. The polyurethane materials are employed as thin films [5] or sheets comprising a reticulated foam form of the material [6, 7]. In several cases the dressings are multicomponent systems, e.g., combining polyurethane foam with a polypropylene film [6] or silicone rubber with nylon mesh [4]. One of the design criteria of most of these occlusive and semi-occlusive films is adherence to the wound site, either through use of an adhesive or tissue incorporation of a meshlike layer. While this facilitates stabilization of the dressing on the wound site it has the disadvantage of leading to disruption of epithelium when removal is attempted before the film sloughs.

Hydrogel materials, substances capable of absorbing and retaining large percentages of water, are a relatively recent development. Several studies have demonstrated their efficacy in treating skin wounds. An added dimension to

their utility is that they can be impregnated with water soluble agents [17, 23, 24], and thereby can be used as "drug delivery systems". It is important to note, however, that all hydrogels are not the same. This is particularly important relative to the equilibrium water content. The higher the water content
a) the longer the treatment time before the sheet dries out,
b) the greater the exudate absorbing capacity of the sheet, and
c) the greater the reservoir of drug which can be impregnated into the sheet.

Normally the trade-off for a high water content is lower strength. However, a new hydrogel material, Geliperm (Geistlich-Pharma, Wolhusen, Switzerland), has a high water content (97%) as well as more than adequate strength, and is transparent [14–17].

This investigation was undertaken to answer two questions. Firstly, is there an increased rate of epithelialization in partial thickness wounds maintained moist using a hydrogel, Geliperm, instead of an occlusive film, and secondly, does the moist wound environment provided by a hydrogel promote healing of a full-thickness burn?

Methods

Animal Studies

Seven miniature pigs were employed in this investigation. Multiple full-thickness burns were produced on three animals by applying an aluminum block (3.2 mm in diameter), heated to 120° C, to the dorsum for 60 sec. Burn wounds on each animal were treated with Geliperm or fine mesh gauze (air-dried sites). Animals were sacrificed after 5 days.

Multiple partial-thickness skin graft donor sites on each of 4 animals were treated with Geliperm sheets. Control sites on the same animal were covered with a fine mesh gauze and allowed to dry with exposure to air. All animals were sacrificed five days postoperatively.

Tissues from test and control sites were fixed in formalin, embedded in glycol methacrylate, and cut with glass knives on a Sorvall JB-4 microtome. Because removal of the fine mesh gauze disrupted the regenerating epithelium, histological sections were made with the gauze in place.

Human trial

A pilot trial of the Geliperm for treatment of donor sites was undertaken in 10 patients. Four of these patients had a second donor site employed as a control. The control sites were treated with Xeroform (gauze impregnated with a petrolatum blend) and allowed to air dry. The evaluation involved recording healing time (time at which treatment could be discontinued and the surface was judged to be reepithelialized). Estimates of site pain and fluid accumulation were also noted.

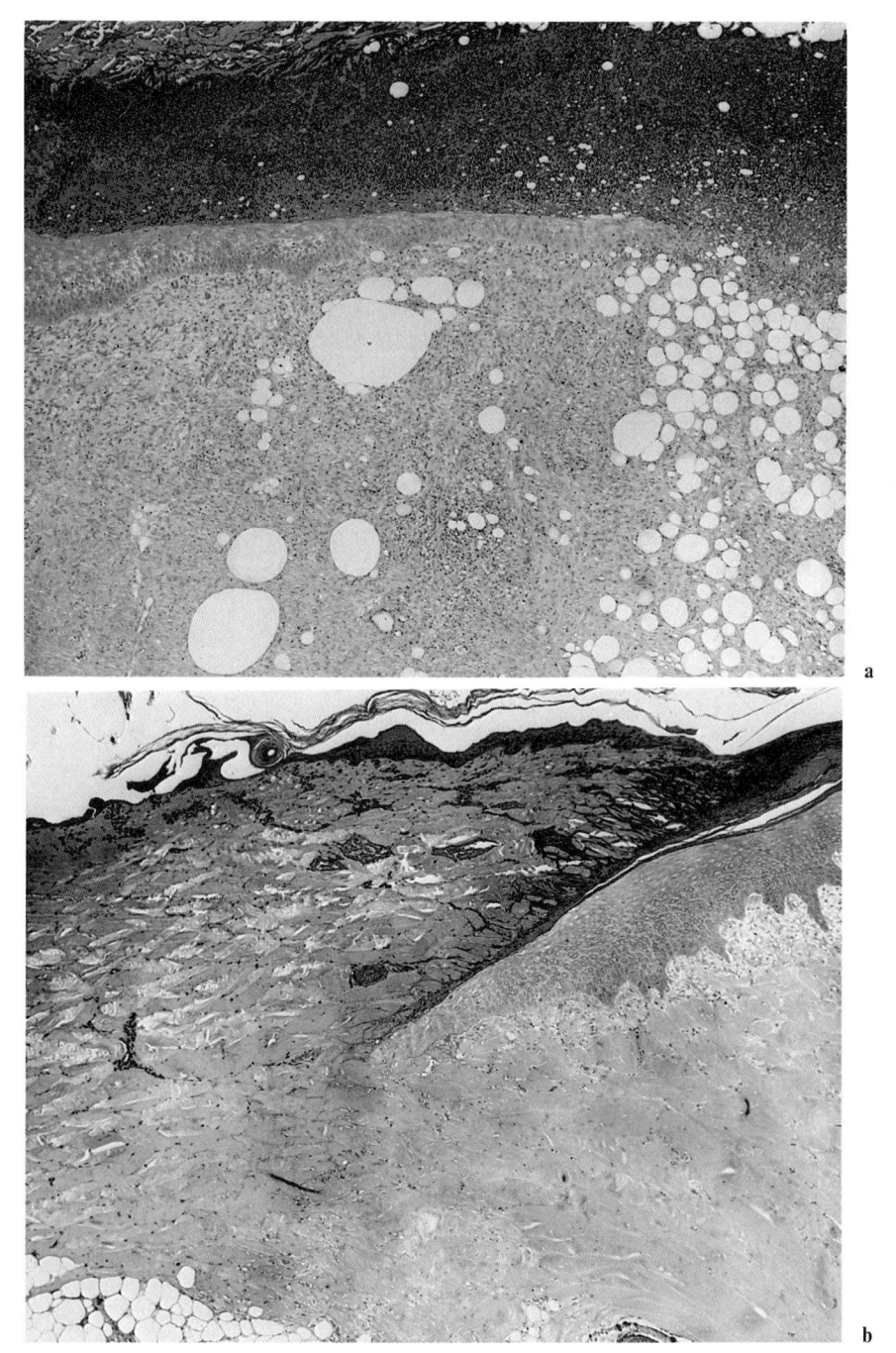

Fig. 1a, b. Light micrograph of histological sections of full thickness burn wounds treated with **a)** Geliperm, and **b)** fine mesh gauze (air-dryed). The epithelial layer on the Geliperm treated site extends horizontally (from the left) under the moist eschar. At the dry site there is little epithelial regeneration beyond the original border of the burn. 40 X

Results

The air-exposed, full thickness burns covered by gauze were hard to the touch and reddish-brown in appearance, while the Geliperm treated sites were whitish and often of cheese-like consistency. This whitish substance could be easily scraped from the Geliperm treated sites while the dry eschar could not easily be excised. Dissection through the burn sites at sacrifice revealed that the dry sites were less than one-half the thickness (to the fascia layer) than the hydrogel treated burns. Histologically, regenerating epithelium could be seen extending horizontally under the moist eschar of the Geliperm site (Fig. 1a). In contrast, the epithelium at the dry sites extended very little from the original border of the burn (Fig. 1b). Moreover, in these dry wounds, the epithelium appeared to be directed downward, under the dry eschar layer (Fig. 1b). The tissue underlying the middle of the burn site in the dry wounds comprised fatty infiltrate, necrotic cells and early reparative tissue (Fig. 2a). This was in stark contrast to the organized, "late" reparative tissue (with less fatty infiltrate) at the sites treated with Geliperm (Fig. 2b).

The hydrogel dressing could be removed from the donor sites without disrupting the underlying tissue. In contrast, the fine mesh gauze was always found to be incorporated into the donor sites in the animals and human patients. Rarely was fluid accumulation found under the hydrogel sheets on the pigs. In the human patients, accumulation of some fluid exudate was found on the first two days, postoperatively. The amount of fluid appeared to be related to the depth of graft which was harvested. For grafts of normal thickness, minimal accumulation was noted.

After five days, a cheese-like substance was found under the hydrogel at the moist donor sites in the pigs. At this stage, rarely had sloughing of the dried mesh gauze begun on the control wounds, which were red and crusty. Histological evaluation revealed that the cheese-like substance under the Geliperm comprised hydrated necrotic cells and proteinaceous exudate which were overlying the reepithelialized wound (Fig. 3a). The epithelial layer at the geliperm treated sites was significantly thicker and more continous than that seen at the dry, air exposed controls (Fig. 3a and b). Moreover, more keratination was seen in the epithelium at the Geliperm treated sites than at the dry controls. Histologically, fibers of the fine mesh gauze were noted to be adjacent to epithelial cells, potentially interfering with reepithelialization (Fig. 3b). Histology also confirmed previous work that the epithelial lining of the hair follicles was the source of the regenerating surface epithelium [1].

Geliperm treatment of 11 donor sites on 10 patients resulted in a mean healing time of 6.5 days. In a few patients, extended times for healing (greater than 7 days) were due to slippage of the hydrogel from the wound with subsequent drying of a portion of the donor site. Four control donor sites in this group, treated with Xeroform, required more than 12.5 days for the dressing to slough.

These results are consistent with historical experience with Xeroform in which 14–21 days are required for the dressing to be removed from the wound without disrupting the epithelium. The patients generally experienced less pain at the moist sites than at those sites allowed to dry with exposure to air.

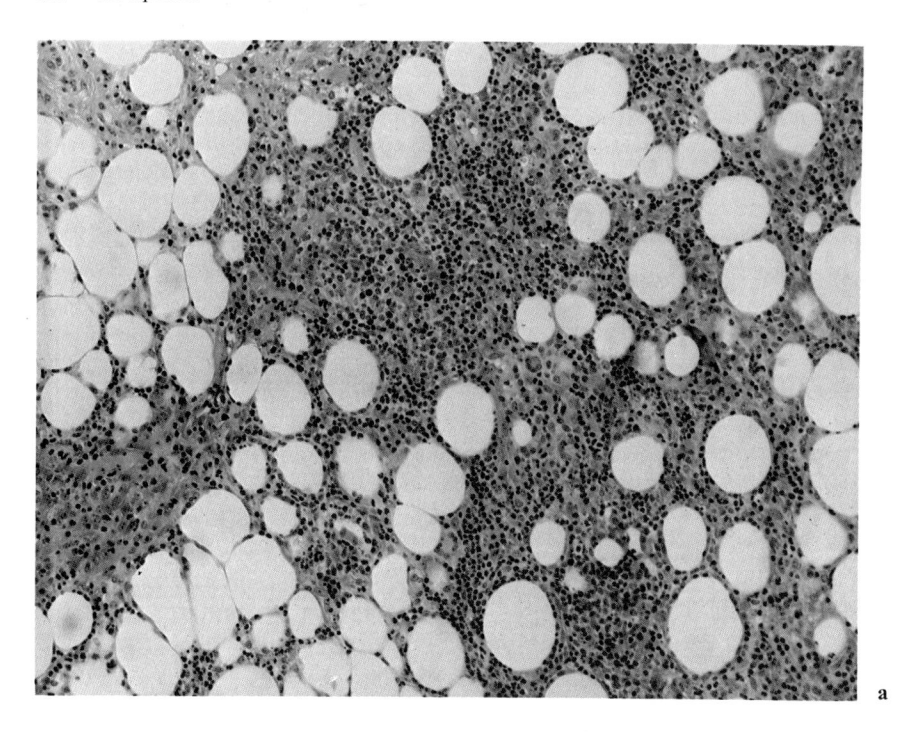

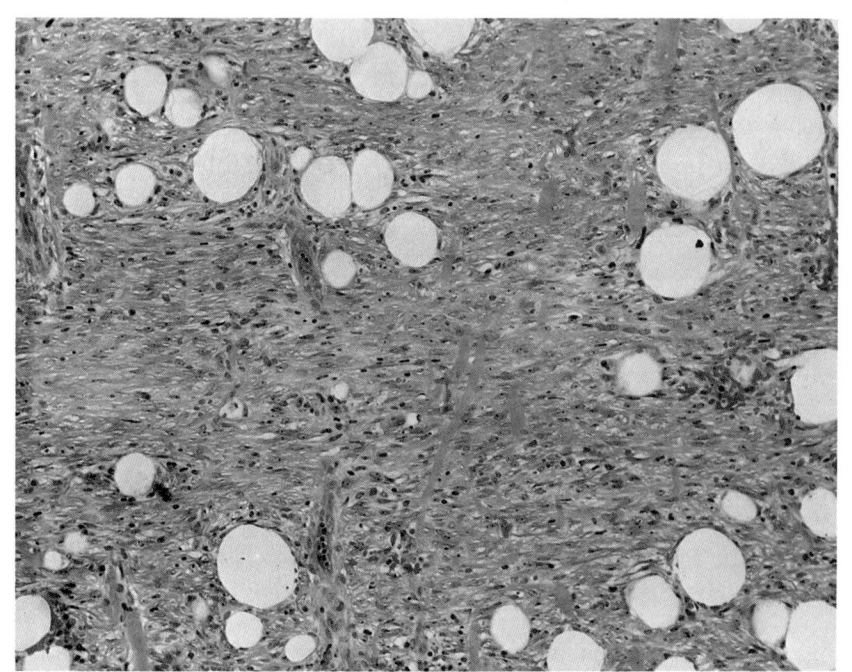

Fig. 2a, b. a) Reparative tissue at the dry burn site comprised inflammatory cells, considerable fatty infiltrate, and necrotic cells. **b)** More mature, organized reparative tissue was found at the burn sites treated with Geliperm. 100 X

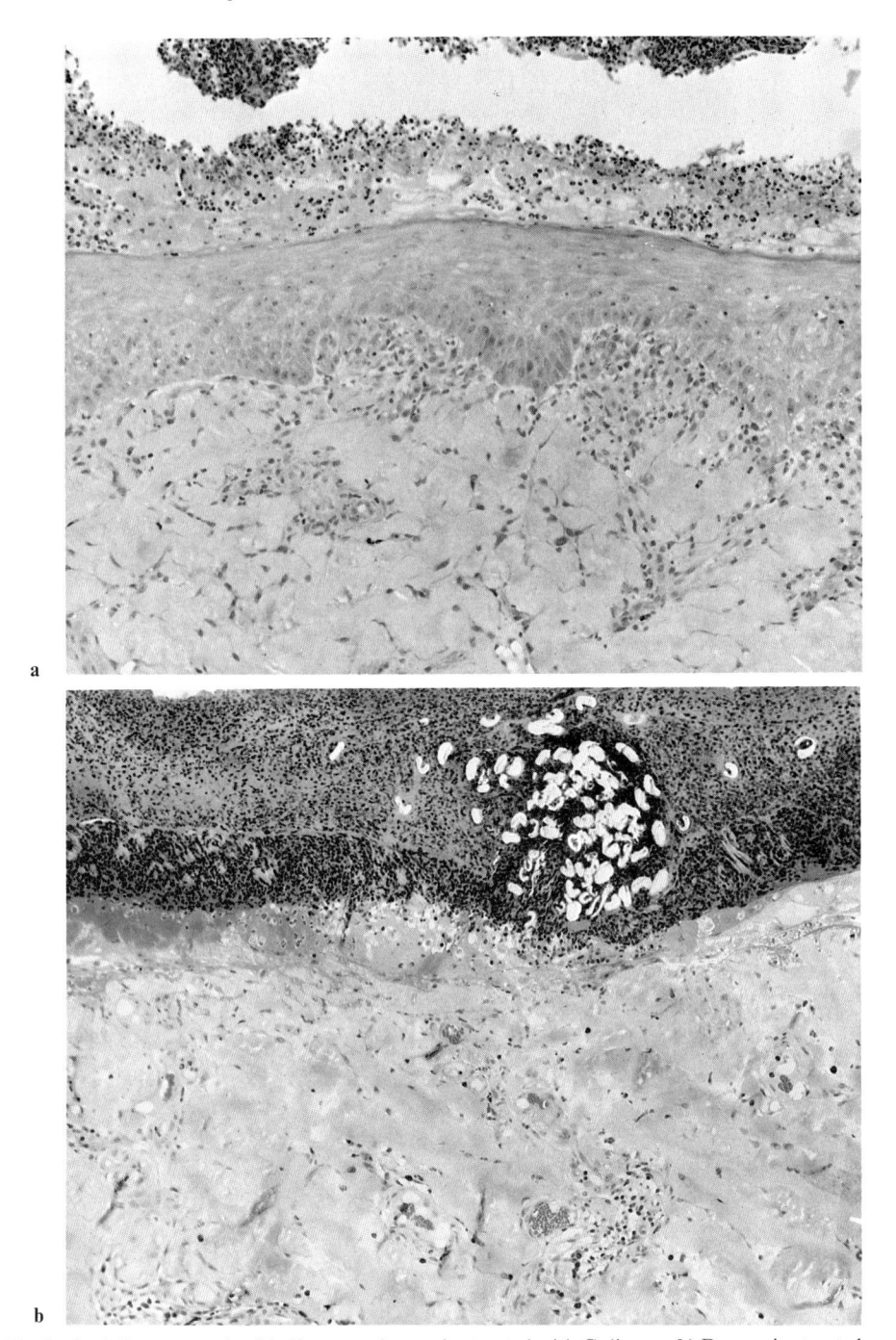

Fig. 3a, b. a) Regenerated epithelium at a donor site treated with Geliperm. **b)** Donor site treated with fine mesh gauze and allowed to air dry. Only a thin, discontinuous epithelial layer was found. This micrograph displays no continuous epithelium at this portion of a dry donor site. 100 X

Discussion

These results demonstrate that the moist environment provided by a hydrogel can accelerate the reepithelialization of full thickness burn wounds and skin graft donor sites. In the miniature pigs after five days, the Geliperm treated sites displayed epithelium which was thicker and more continous than that seen at the air dried mesh gauze sites. In the human patients the healing time was on the order of five to seven days. These results are comparable to previous investigations evaluating the healing time at donor sites with moist treatment afforded by an occlusive, adhesive film [5]. Donor sites treated with an adhesive polyurethane film were found to heal after seven days whereas sites treated with Scarlet Red impregnated gauze and procine xenograft were found to heal after 10 and 12 days, respectively. However, potential drawbacks of treatment with the occulusive film were the considerable fluid accumulation and adherence of the dressing to the bordering skin.

In the current study one of the benefits seen with the hydrogel was the absorption of some of the excess fluid exudate. To further enhance the absorption of fluid from the wound site perforated sheets of Geliperm were investigated in a few patients. In the first two days postoperatively the exudate was found to pass through the perforations in the hydrogel sheet to be absorbed by the secondary gauze dressing overlying the Geliperm. Absorption of this transudate from the wound surfaces also facilitated stabilization of the sheets on the donor sites. In a preliminary series of three patients treated with the perforated sheets the healing time was found to be seven days.

An additional benefit was found in using Geliperm to treat full-thickness burns. The tissue mass was maintained by preventing desication of the burn site. In addition, the granulation tissue was at a more advanced stage of repair in the moist sites.

These studies demonstrate the efficacy of a polyacrylamide-agar composite hydrogel for the treatment of skin graft donor sites.

References

1. Winter GD (1962) Formation of the scab and rate of epithelialization of superficial wounds in the skin of the young domestic pig. Nature 193:293–294
2. Hinman CD, Maibach H (1963) Effect of air exposure and occlusion on experimental human skin wounds. London, Nature 200:377
3. James JH, Watson ACH (1975) The use of Op-site, a vapour permeable dressing, on skin graft donor sites. Br J Plastic Surg 28:107–110
4. Tavis MJ, Thornton JW, Bartlett RH, Roth JC, Woodroof EA (1980) A new composite skin prosthesis. Burns 7(2):123–130
5. May SR (1984) Physiology, immunology, and clinical efficacy of an adherent polyurethane wound dressing: Op-site. In: Wise DL (ed) Burn Wound Coverings, Volume II, CRC Press, Inc, pp 53–78
6. Alexander JW, Wheeler LM, Rooney RC, McDonald JJ, MacMillan BG (1973) Clinical evaluation of epigard, an new synthetic substitute for homograft and heterograft skin. J. Trauma 13(4):374–383
7. Winter GD (1975) Epidermal wound healing under a new polyurethane foam dressing. Plast Reconstr Surg 56:531–537

8. Dinner MI, Peters CR, Sherer J (1979) Use of a semipermeable polyurethane membrane as a dressing for split-skin graft donor sites. Plast Reconstr Surg, 64(1):112–114
9. Norton L, Chvapil M (1981) Comparison of newer synthetic and biological wound dressings. J Trauma 21(6):463–468
10. Dressler DP, Barber WK, Sprenger R (1980) The effect of hydron burn wound dressing on burned rat and rabbit ear wound healing. J Trauma 20(12):1024–1038
11. Warren RJ, Snelling CFT (1980) Clinical evaluation of the hydron burn dressing, Plastic and Reconstructive Surgery 66(3):361–368
12. Mandy SH (1983) A new primary wound dressing made of polyethylene oxide gel. J Dermatol Surg Oncol 9(2):153–155
13. Migliaresi C (1984) A poly-2-hydroxyethylmethacrylate based laminate as potential burn wound covering. In: Wise DL (ed) Burn Wound Coverings, Volume II, CRC Press, Inc, pp 137–146
14. Spector M, Weissgerber P, Reese N, Harmon SL (1982) A polyacrylamide-agar hydrogel material for the treatment of burns. Trans 8th Ann Mtg Soc for Biomat'l., 5, p 68
15. Wokalek H, Schöpf E, Vaubel E, Kickhofen B, Fischer H (1979) First experiences with a transparent liquid gel in the treatment of fresh operations wounds and chronic epithelial defects of the skin. Aktuelle Dermatologie 5:3–13
16. Knapp U, Rahn HD, Schauwecker F (1984) Clinical experience with a new gel-like wound dressing after skin graft. Modern Trauma 14(6) 237–286
17. Kickhofen B, Wokalek H, Scheel D, Ruh H (1986) Chemical and physical properties of a hydrogel wound dressing. Biomaterials 7:67–72
18. Geronemus RG, Robins P (1982) The effect of two new dressings on epidermal wound healing. J Dermatol Surg Oncol 8(10):850–852
19. Parks GB (1978) Burn wound coverings – a review. Bromat Med Dev Art Org 6(1):1–35
20. Alvarez OM, Mertz PM, Eaglestein WH (1983) The effect of occlusive dressings on collagen synthesis and re-epithelization in superficial wounds. J Surg Res 35:142–148
21. Alvarez OM, Hefton JM, Eaglestein WH (1984) Healing wounds: occlusion or exposure, Infections in Surgery, March, 173–181
22. Eaglestein WH, Mertz PM (1984) Dressings and wound healing. In: Hunt TK, Heppenstall RB, Pines E, Rovee D (eds) Soft and Hard Tissue Repair, Praeger Scientific Publisher, New York, pp 316–325
23. Foxjun CL, Modals S, Stanford JW, Bradshaw W (1980) Silver Sulphadiazine – poly hydigyethylmethacrylate (PHEMA) dressing. Burns 7(4):295–297
24. Mertz PM, Marshall DA, Kriglar MA (1986) Povidone-iodine in polyethylene oxide hydrogel dressing. Arch Dermatol 122:1133–1138

Clinical Experience with Geliperm in Chronic and Acute Wounds

A. Sutherland

Introduction

The assessment of a new dressing material is not easy. Random controlled clinical trails are virtually impossible because of the great variation between patients and their wounds. Any new product must therefore be compared with standard routine materials used in similar conditions in the same unit. Comparison with results from other centres whose techniques and procedures are different cannot be made with any accuracy. The conditions chosen for inclusion in an investigation must occur with sufficient frequency to allow experience to be gained and results presented in a reasonable period of time. Also, as nursing staff will carry out many dressings, the new material must be acceptable to them and the investigation be planned on a combined medical and nursing basis. Of importance is the unavoidable extra care given to patients in this situation and this must be remembered when the results are examined.

Some of the properties of Geliperm were known prior to the start of the investigation. It was to be available in wet, dry or granular form. It was claimed to be non-adherent, permeable to wound secretions but not to bacteria and did not cause maceration. A daily change of dressing was recommended.

Materials and Methods

A preliminary assessment of the wet form was made in a patient with a neglected pre-tibial laceration of the lower leg, comparison being made with substances in routine use – hypochlorite, hypochlorite with liquid paraffin, aserbine liquid and cream. The dirty adherent slough was slow to separate and healthy granulation tissue slow to appear. Six days daily application of Geliperm showed development of an epithelial bridge across the ulcer with healthy granulation on either side, split skin grafting being carried out at this time. Encouraged by this it was decided to extend the trial to other situations as follows:
1. chronic wounds
2. acute wounds
3. protection of exposed structures
4. local care of burns and scalds

All three forms of the material would be used.

Results

Chronic Wounds

Leg ulcers

Several patients with varying sizes of chronic lower leg ulceration due to long-standing varicose vein problems were treated. Response as illustrated in the following patient:

Case 1 – a 70 year old man presented with extensive ulceration of the lower leg. He had a history of deep vein thrombosis in 1955 followed by chronic ulceration requiring in-patient treatment in 1959 and again in 1965. Subsequently there had been frequent breakdown in the area but these were treated at home. When first seen there was a dirty sloughing area which did not respond to bed rest and routine dressings over a period of two weeks. Six days following application of wet Geliperm slough began to separate and after a further ten days' treatment the granulation tissue was healthy and the wound was grafted. Considerable healing from the edges had also occurred during the ten day period prior to grafting.

Pressure sores

Case 2 – an 8 year old boy with spina bifida presented with a small long-standing macerated presssure sore just above the natal cleft. It did not extend deeply. Rapid epithelialisation from the edges was co-incident with the use of wet Geliperm daily and the area was virtually healed in ten days.

Wound breakdown

Case 3 – a 60 year old man developed renal failure following repair of a ruptured aortic aneurysm. The abdominal wound broke down and his general condition did not allow resuture. When first seen a month later there was an extensive raw area over the central upper and lower abdominal wall with dirty sloughing irregular edges where the sutures had cut out. Dressing was extremely painful. Daily application of wet Geliperm provided a virtually pain free dressing with development of healthy granulation allowing grafting of the whole area some three weeks later.

Acute Wounds

Case 4 – a 10 year old boy sustained a small area of skin loss on the medial-side of the right ankle. It measured around 1.5 cm in diameter and was considered too small to warrant skin grafting. Wet Geliperm was applied daily. There was little change until day 5 but the raw area appeared clean and healthy. Epithelialisation then occurred from the edges and by day 10 the wound was healed. Pain was absent at the daily dressing change.

Case 5 – a 65 year old patient on steroid therapy for rheumatoid disease sustained a pretibial laceration. The flap appeared of doubtful viability and was excised, the wound being dressed with Geliperm. Rapid epithelialisation occurred. The area was healed in three weeks and comfort at the dressing change was particularly striking.

Protection of Exposed Structures

Dehydration of tissue results in its death. If a controlled moist state without maceration can be produced as with allograft or heterograft protection against the effects of dehydration may be possible.

Case 6 – a 5 year old girl sustained a friction injury to the dorsum of her left hand with division of the long extensor tendons to the index and middle fingers. These had been repaired elsewhere at the time of her injury, but the overlying skin sloughed and she was referred at three weeks post-injury.

Surgical excision of the slough would have exposed the repaired tendons and wet Geliperm was applied dialy. Over the next three weeks the slough separated and the wound began to epithelialise at the edges, being healed some two weeks later (i.e. two months from the injury). At one year from the injury extensor function was virtually normal.

Local Care of Burns and Scalds

In both our adult and paediatric units superficial burns are treated by either simple absorptive evaporative dressings, exposure, Opsite and occasionally with silver sulphadiazine cream. It was not considered that Geliperm had anything to offer over these simple dressings in the care of superficial burns. For deeper deep dermal injury early excision and grafting is our treatment of choice. There are occasions when for varying reasons early surgery in deeper burns is not possible.

Case 7 – a patient with a mixed depth burn in the natal cleft was initially treated by exposure. A dry protective crust was not obtained and the area was very painful. Nursing was extremely difficult. At post burn day 5 wet Geliperm was applied. It prevented the buttocks sticking together and the pain was relieved rapidly. At post burn day 10 (i.e. 5 days following application of Geliperm) granulation tissue was appearing and grafting was carried out on post burn day 14.

Case 8 – a burn of the lower leg was complicated by an underlying closed fracture of the tibia and fibula. Geliperm was applied post burn day 5 and as in Case 7 good granulation appeared, allowing grafting at post burn day 14.

Following treatment of small scalds particularly in children in whom the injury is common, simple absorptive evaporative dressing is often the treatment of choice. Most of these injuries heal in about 7–10 days when the dressing is changed. On occasion small areas of deep dermal burn are not healed at this time and wet Geliperm has been applied to these areas in five children. Residual burn does not appear to heal any more rapidly but the dressing is easily changed and discomfort appears to be minimal.

Discussion

Although we have used all three forms of the material the wet form has appeared to be the most useful. There have, of course, been some wounds which did not respond to treatment with Geliperm. These must be classed as failures, but on some occasions there was good reason for the failure. In some there was too much exudate and this had not been appreciated. In others there was an undiagnosed infection on occasion with *haemolytic streptococcus* or with *pseudomonas pyocyaneous*. In others there was probably too much dead tissue present when the Geliperm was applied. In yet others the wound should have been skin grafted rather than continued dressings being carried out. There were other patients in whom it was felt that more conventional applications might have produced as good a result, and on no occasion could it be considered to be a substitute for skin grafting.

There are disadvantages. Of these the most important are
1. the frequency of application
2. the occasional difficulty in fixation
3. the cost which is considered a considerable disadvantage
4. the presentation and size of individual packets.

The packets were found difficult to open and although on occasion the covering was sealed and the remaining material saved for use on the same patient on future occasions, this is not considered to be desirable especially in the teaching situation.

Among the advantages are the ease of application, allowing its use by less experienced staff, the avoidance of maceration, visibility of the wound and perhaps as important as any of these the comfort to the patient at the time of dressing change.

Experience with Geliperm in Treating Missile Injuries and Chronic Infective Conditions

J. R. P. Gibbons, T. W. Davies

Introduction

Missile wounds due to high velocity bullets are commonly infected. These missiles are not sterilised by the heat of passage through the air and there may be gross contamination of the wound [1]. Thorough wound excision and delayed primary suture is required. This was first described in the First World War [2]. Some of these injuries have been associated with burns. This paper describes our experience with using Geliperm in the treatment of patients with missile injuries of the trunk and limbs and in patients with chronic infected wounds. A comparison of the rate of healing with other forms of dressing has been made.

Patients and Methods

Eighteen patients with missile injuries of the trunk and limbs, after initial surgery, were treated with Geliperm. Six of these patients also had from 15% to 35% burns of the body surface. The cases were picked in a random fashion and the results of treatment compared with those dressed with Flamazine, Vaseline gauze and other standard dressings. Because of the favourabel reaction of patients, wet Geliperm was normally used in those patients with blast and petrol burns. Five cases are reported.

Sixteen patients with chronic infective wounds were also treated and two cases typical of this group are reported.

Case Reports

Case 1. A 24 year old man received a gunshot wound of the right thigh from a nine mm weapon on the 20. 8. 83. This was excised the same day, dressed with dry Geliperm and a delayed primary suture done on the 25. 8. 83. At this time there was good granulation with no inflammation or oedema and closure of the wound was without tension. The sutures were removed on the 2. 9. 83 and he returned to full duty on the 16. 9. 83.

Case 2. A Soldier aged 22 was injured by a blast and petrol bomb on the 24. 5. 83. He had full thickness burns on 17% of the body surface. This was initially treated with flamazine and he had to be anaesthetised for every dressing. *Staph. aureus* and *Cl. welchii* were grown from the open wounds and his condition was deteriorating. Wet Geliperm was used as a dressing from the 8. 6. 83 and on the 15th June we were able to skin graft the burnt areas. His subsequent progress was uneventful with very satisfactory results from the skin grafting.

Case 3. A soldier was injured by a high velocity bullet in the County Armagh countryside on the 11th September 1982. This had smashed the right eighth rib and after traversing the liver and duodenum had glanced over the third lumbar vertebra and emerged through a large exit wound in the right flank.

The wounds were contaminated with clothing and soil and after thorough cleaning all non viable tissue was excised. Both the liver and duodenum were repaired and it was then notet that he had a huge haematoma over the inferior vena cava. The laceration of this vessel was repaired with difficulty , but ultimately satisfactory haemostasis was achieved.

In view of our previous experience, Geliperm was used as a dressing from the first day. The entry and exit wounds granulated well and when a delayed suture was done on the tenth day after injury, there was no oedema or inflammation. Cultures of the wound which had grown pseudomonas, were at this stage negative. His subsequent progress was quite uneventful.

Case 4. This male aged 55 sustained a gunshot wound to the left chest and upper abdomen from a 12-bore rifle. There was extensive muscel damage and loss of skin. Part of the small and large bowel were resected and the spleen removed. The diaphragm had to be repaired and a Marlex graft inserted in the chest wall. A coronary vein was also damaged and repaired. He was left with a doubel colostomy and a large skin defect on the anterior left chest.

After two weeks, granulation was poor and the wound was infected with pseudomonas. Dry Geliperm was then used as a dressing and within eight days, skin grafting was done. He made a very satisfactory recovery.

Case 5. A lady aged 45 years suddenly developed signs of paraplegia. Investigation showed a tuberculous abscess in the mid-thoracic region. A left thoracotomy was performed, the abscess was evacuated and a bridge graft of bone from the iliac crest used to stabilise the involved vertebra. Her paraplegic signs almost completely disappeared but she had a chronic and persistent discharging sinus which did not heal. This was blind and did not reach the vertebral column. Granular Geliperm was used and within 10 days the sinus healed and there has been no further problems.

Comment on Case Reports

In those missile wounds associated with first or second degree burns, the use of wet Geliperm produced conditions favouring rapid healing, as compared with similar cases treated with Flamazine. Some difficulty was experienced with the wet Geliperm dressing tending to slide but redressing of the wounds was simple and painless when compared with other dressings.

The remaining cases of missile wounds showed rapid healing without evidence of local oedema and the wounds did not become secondarily infected. Exudates were absorbed and the clean wounds seen at the stage of delayed primary suture, were a feature of this treatment. In only one patient (case 3) was resuturing delayed to 10 days after the initial operation. In all gunshot wounds, delayed primary suture was done five to seven days after injury with subsequent normal healing.

Those patients with chronic infected wounds showed rapid healing and epithelialization where other treatments had proved unsatisfactory. In one case of an infected pilonidal sinus present for one year, the use of Geliperm resulted in a clean wound after 9 days. This was sutured and one year after operation remains healed. This has been typical of the results in this group of patients.

Discussion

In both groups of patients, healing has, in general, been more rapid than that occuring in similar patients where a different dressing has been used. The dressing is acceptable by nursing staff and patients alike and especially in the burns cases, redressing wounds has been often painless. With chronic sinuses, the granular Geliperm, although tending to dry quickly, has proved of value and is certainly superior to impregnated gauze wicks.

A feature of the healing of patients with missile injuries has been the minimal oedema and infection when compared with those treated with Vaseline gauze and impregnated Gamgee. Skin grafts have 'taken well' and under a Geliperm dressing have shown little tendency to slide or for the wound to become infected.

References

1. Thoresby FP, Darlow HM (1967) The mechanism of Primary Infection of Bullet Wounds. British Journal of Surgery 54:359–361
2. Milligan ETC (1915) The Early Treatment of Projectible Wounds by Excision of the Damaged Tissues. BMJ 1:1081

Die feuchte Behandlung von Verbrennungen

P. KLEIN

Nachdem die Behandlung von Brandverletzungen größtenteils heute noch über 30 Jahre alten Prinzipien folgt – zwar mit neueren Verfahren – geht unser Bestreben dahin, neue Erkenntnisse in der Wundheilung auch bei Verbrennungen anzuwenden.

Bekanntlicherweise verhindert weder ein – wie auch immer produzierter – Schorf, noch eine lokale antiseptisch wirkende Substanz dauerhaft eine Superinfektion des verbrannten Hautbezirkes. Im Gegenteil folgt nach einem Schorf eine ungewöhnlich lange Heilungsphase mit entsprechend langer Rehabilitationszeit zur Mobilisation von Gelenken und Stärkung von Muskelgruppen. Die lokale antiseptische Behandlung wiederum setzt notwendigerweise über das ursprüngliche Maß der Beschädigung hinausgehende Noxen durch zusätzliche Zerstörung von noch erhalten gebliebenen Hautteilen. Teilweise resultieren auch Wirkungen auf endokrine Organe – z. B. die Schilddrüse – wobei der letztendliche Einfluß auf Wundheilungsvorgänge noch unklar ist.

Sollte man einen Wunschkatalog zur Behandlung einer Verbrennung aufstellen, kämen sicherlich die folgenden Punkte darin vor:

1. *Die Behandlungsdauer* müßte in Relation zu anderen frischen Verletzungen stehen.
2. *Die Behandlungsform* darf kein zusätzliches Risiko für den Patienten beinhalten. Vorschub für invasive Infektionen, durch Exzisionen verlorene gesunde Haut, wiederholte Narkosen, Risiko von Blutübertragungen, die schon angedeuteten Nachteile lokaler Therapeutika.
3. *Schmerzfreiheit,* d. h. die Voraussetzung zur aktiven Bewegung, darf nicht auf Kosten psychischer Aktivität durch Pharmaka erreicht werden. Der Patient sollte also durch die Behandlung an sich in der Lage sein der Aufforderung zur aktiven Bewegung, Thorax und Gelenke betreffend zu folgen.
4. *Die technischen* und damit *materiellen Anforderungen* dieser Therapie müßten so gering sein, daß ihre Anwendbarkeit in breitesten Rahmen gewährleistet ist. Extreme Anstrengungen zur Wahrung der Asepsis, die über die bei vergleichbar großen anderen frischen Verletzungen hinausgehen, sollten nicht notwendig sein.

Wir haben in den letzten Jahren ein Verfahren entwickelt und an mehreren hundert klinischen Fällen erfolgreich angewendet, das auf anderem Wege eine extrem frühe plastische autologe Deckung tiefer Verbrennungen ermöglicht.

Erreichbar wird dies durch eine *rasche Kapillarisierung des Wundbettes.* Durch sofortige Schmerzfreiheit bleibt dabei das psychische Trauma der Patienten in Grenzen und ihre Mobilität erhalten. Die Gesamtlänge stationärer Aufenthalte hält sich dabei – akut und als Rehabilitation – in vergleichsweise knappestem Rahmen.

Der zu beschreibenden Therapieform lag die entscheidende Überlegung zugrunde, daß der lokalen Infektion in keiner Form dauerhaft zu wehren ist. Es galt also die die physiologische Wundheilung störenden lokalen Maßnahmen gängiger Verfahren durch etwas zu ersetzen, was die Wundheilung *aktiv* fördert und gleichzeitig schützt gegen eine invasive Infektion.

Wir entwickelten aus diesen Vorstellungen heraus die *Züchtung autologer Haut auf Verbrennungswunden.* Möglich wurde dieses Vorgehen, nachdem die von Parshley und Simms für das Gewebezüchtungslabor als Epithelspezifikum entwickelte Nährlösung nach Modifikation klinisch anwendbar wurde[1]. Zuvor war im Versuch an Ratten eine aktive d. h. schnellere Wundheilung durch *Stimulierung des Wundrandes* nachgewiesen worden (Abb. 1).

Es gelang darüber hinaus durch Übertragung markierter autologer Epithelzellen der Nachweis *echten Wachstums auf Wunden* (Abb. 2). Außerdem konnte durch Messung radioaktiver *DNS-Vorläufer* im Wundbett eine statistisch hoch signifikante *Mehranreicherung* unter der lokalen Behandlung mit der Nährlösung

---

[1] Wundlösung Fresenius

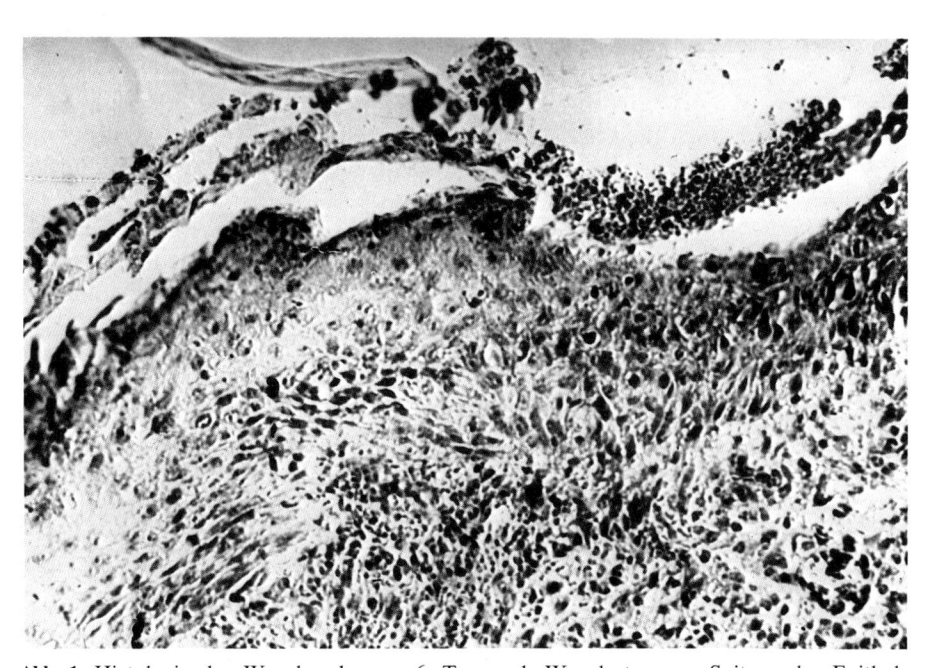

Abb. 1. Histologie des Wundrandes am 6. Tag nach Wundsetzung – Spitzen des Epithels langgestreckt und aufgelockert. Kerne mit höchster Aktivität. Im Stratum basale ausgesprochene Proliferationstendenz. Färbung H.E. Vergrößerung 100fach

Die feuchte Behandlung von Verbrennungen   135

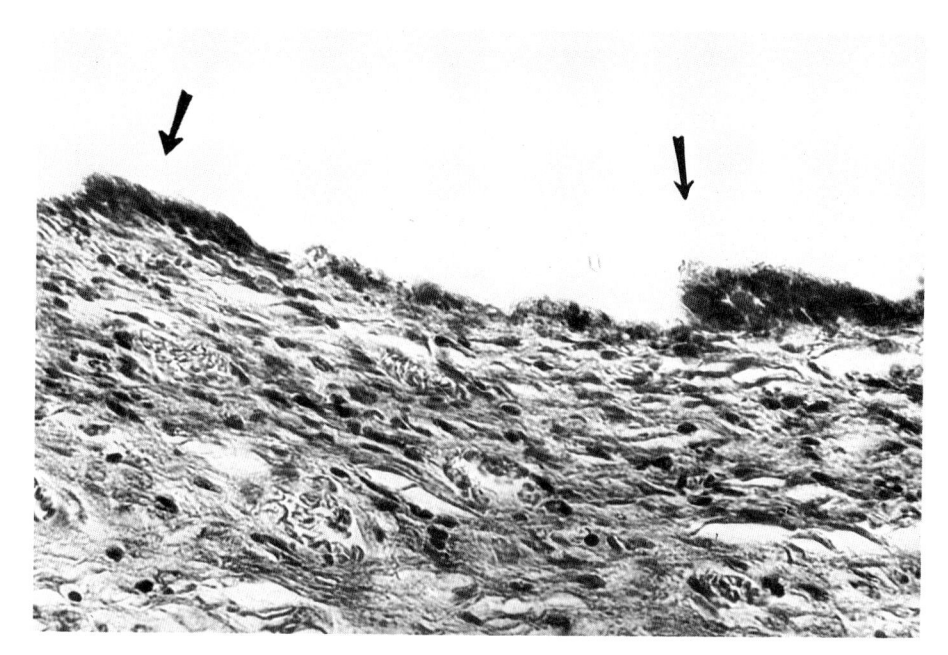

Abb. 2. Epithelinseln 8 Tage nach Epithelaussaat. Inseln mit Pfeil markiert. Färbung H. E. Vergrößerung 100fach

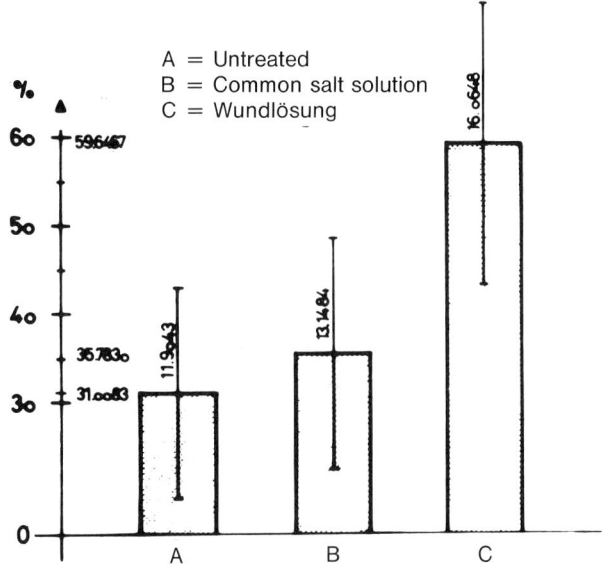

A = Untreated
B = Common salt solution
C = Wundlösung

Abb. 3. Prozentualer Anteil von DNS-Vorläufern pro Gramm Granulationsgewebe in StandardWunden von Ratten am 10. Tag. Verschiedene Therapieformen – Signifikanzvergleiche. (Prof. Dr. E. Schaumlöffel, Institut für Nuklearbiologie, Universität Marburg/Lahn)

A:B	A:C	B:C
t = 0.6992	t = 3.7199	t = 3.3238
p = 0.2500	p = 0.0010	p = 0.0050

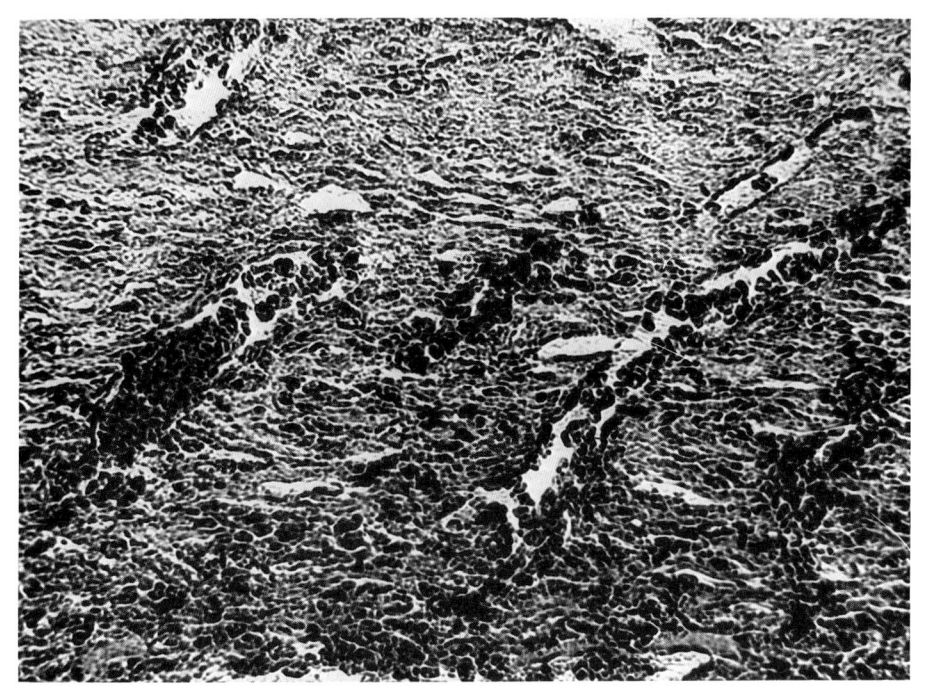

Abb. 4. Wundbett am 10. Tag nach Verbrennung an der Ratte. Behandlung mit Wundlösung: Geordnete Fibroblasten. Reichliche Kapillarisierung. Färbung Goldner. Mikroskop-Vergrößerung 40fach

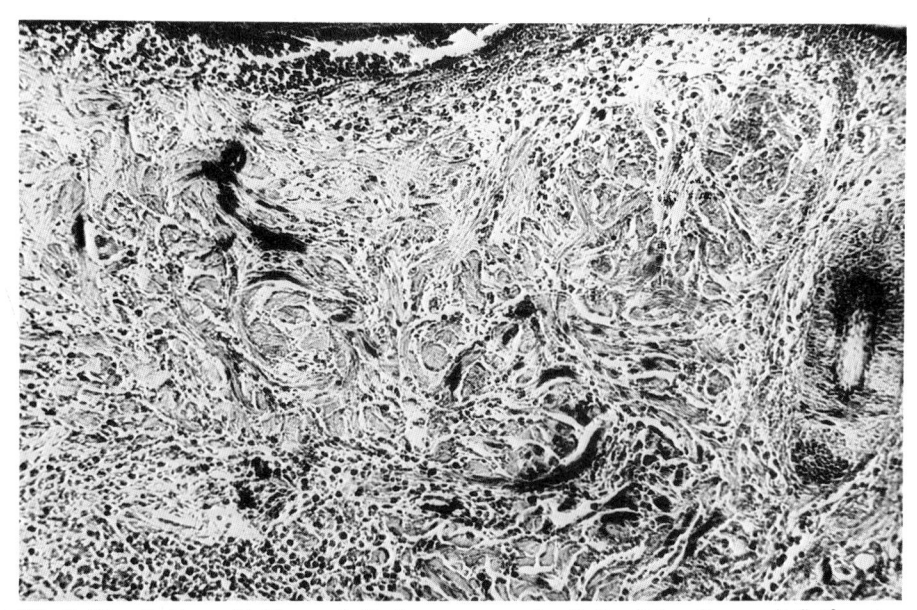

Abb. 5. Wundbett am 10. Tag nach Verbrennung an der Ratte. Behandlung mit Sulfamylon (Napaltan): Extreme Unruhe der Fibroblasten. Reichlich Leukozyten. Nahezu fehlende Kapillarisierung. Färbung Goldner. Mikroskop-Vergrößerung 40fach

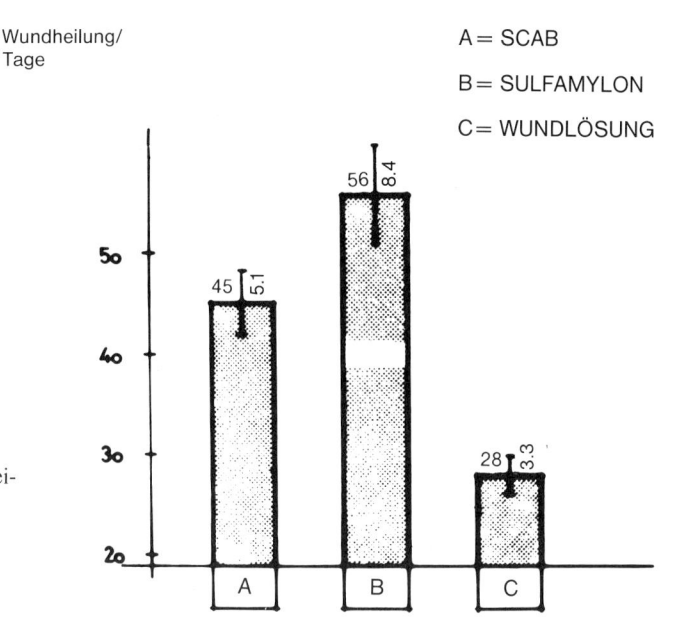

Abb. 6. Vergleich Wundheilungszeit an Standard-Wunden der Ratte in Tagen. Die Unterschiede zwischen A:C und B:C sind hochsignifikant

nachgewiesen werden (Abb. 3). Es war zu vermuten, daß hierfür nur die größere Zahl von Kapillarendothelien verantwortlich sein konnte. Entsprechend sahen wir histologisch an Standardwunden nach 10 Tagen eine ungleich größere Zahl von Kapillaren im Vergleich zu anderen lokalen Behandlungen (Abb. 4, 5). Das Endergebnis aus allem war eine eindeutig schnellere Heilung von Verbrennungswunden unter dieser Behandlung (Abb. 6).

Explantierten wir – durch Abschaben gewonnene Epithelzellen auf die Wunde – verkürzte sich die Heilung nochmals (Abb. 7a, 7b).

In der Klinik fanden sich diese Befunde bestätigt:
1. *Rasche Transplantationsbereitschaft* der Wunde entweder zur Epithelaussaat oder zur Mesh-graft Übertragung (Abb. 8, 9, 10, 11). Erfolgreiche Behandlungen gelingen auch in primär nicht keimarm zu haltenden Körperregionen (Abb. 12, 13).

2. *Schnelle Abheilung.* Das praktische Vorgehen ist einfach zu beschreiben. Alle bestehenden Blasen werden eröffnet und abgetragen, ebenso eindeutig nekrotische Anteile. Weitere chirurgische Maßnahmen erfolgen zunächst nicht. Das ständige Feuchthalten der Wunde gelingt am besten unter einem Verband mit Fettgaze, Mull und einem Surgifix-Verband (Abb. 14).

Durch die rasch beginnende Kapillarisierung erfolgt bereits nach wenigen Tagen eine vom Rande her einsetzende Demarkierung der tief verbrannten Hautareale. Die Nekrektomie geschieht beim täglichen Verbandswechsel und benötigt keine Narkosen oder Blutübertragungen wegen Blutverlustes. Der

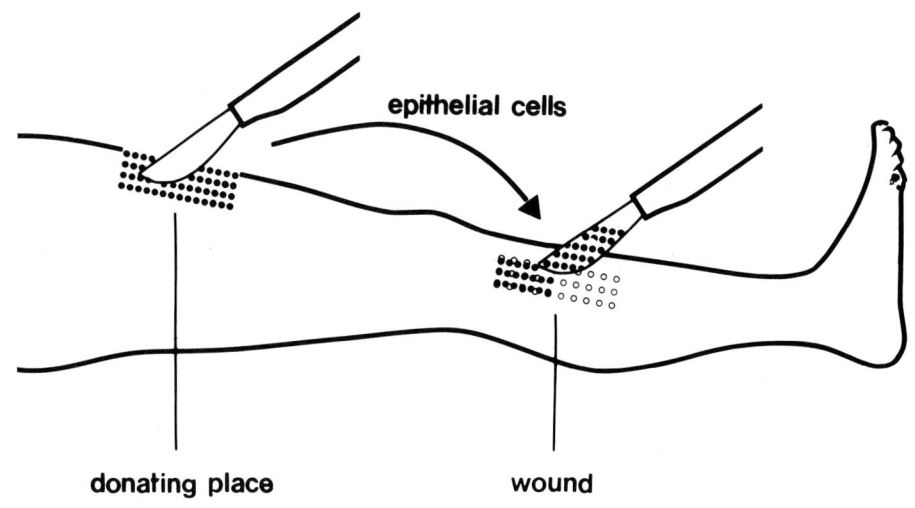

Abb. 7a. Technik der Epithelübertragung zur Epithelzüchtung auf Wunden (schematisch)

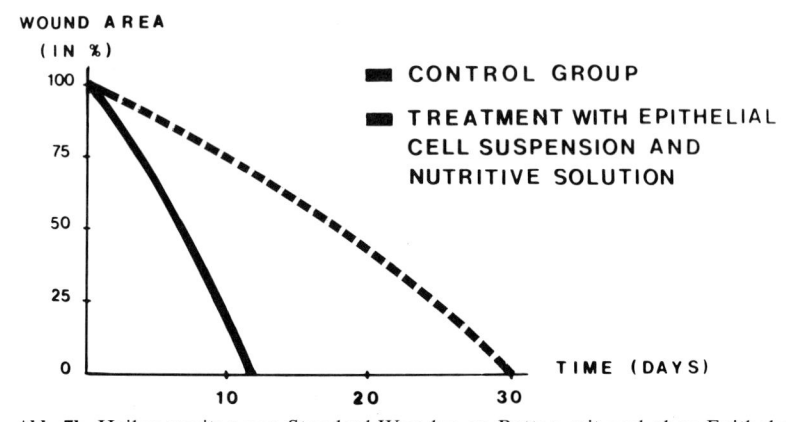

Abb. 7b. Heilungszeiten von Standard-Wunden an Ratten mit und ohne Epithelzüchtung

endgültige Hautverlust stellt sich dabei immer geringer dar als ursprünglich angenommen. Nach 10 bis 14 Tagen sind die beschriebenen Transplantationen möglich.

Bis zu dem genannten Zeitpunkt hat der Patient keinen Immobilisationsschaden davongetragen, da er sofort zur Bewegung angehalten werden konnte und auch pulmonale Probleme also sicher zu vermeiden sind. Da auch die gedeckte Wunde in gleicher Weise wie bisher behandelt wird, ist in der Regel mit Abschluß der Wundheilung bei intakter Gelenkbeweglichkeit die Entlassung möglich.

Die feuchte Behandlung von Verbrennungen 139

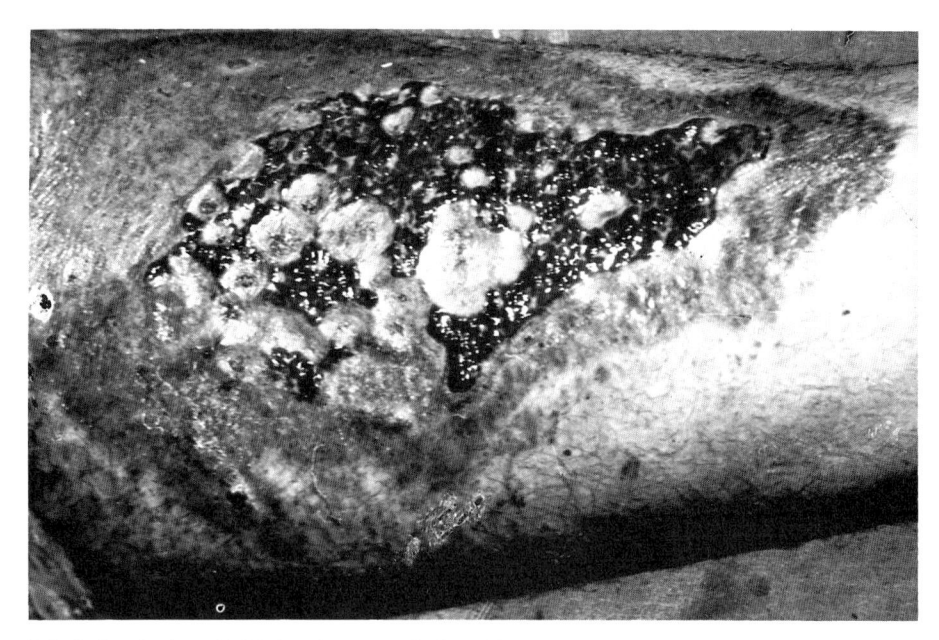

Abb. 8. Inselartiges Epithelwachstum auf einer Verbrennungswunde am Menschen. 18 Tage nach Verbrennung. 5 Tage nach Explantation

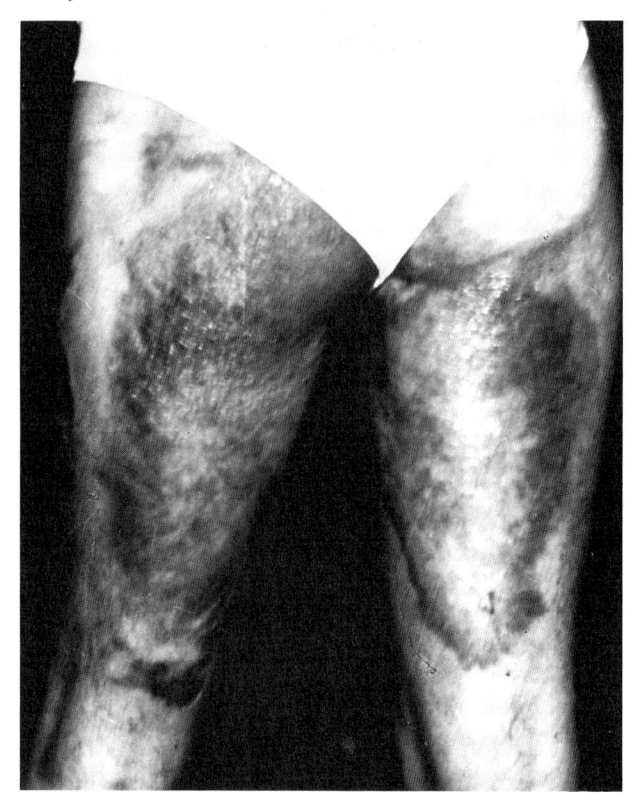

Abb. 9. Gleicher Patient wie Abb. 8; 4 Wochen nach Verbrennung. Wunden vollständig epithelisiert

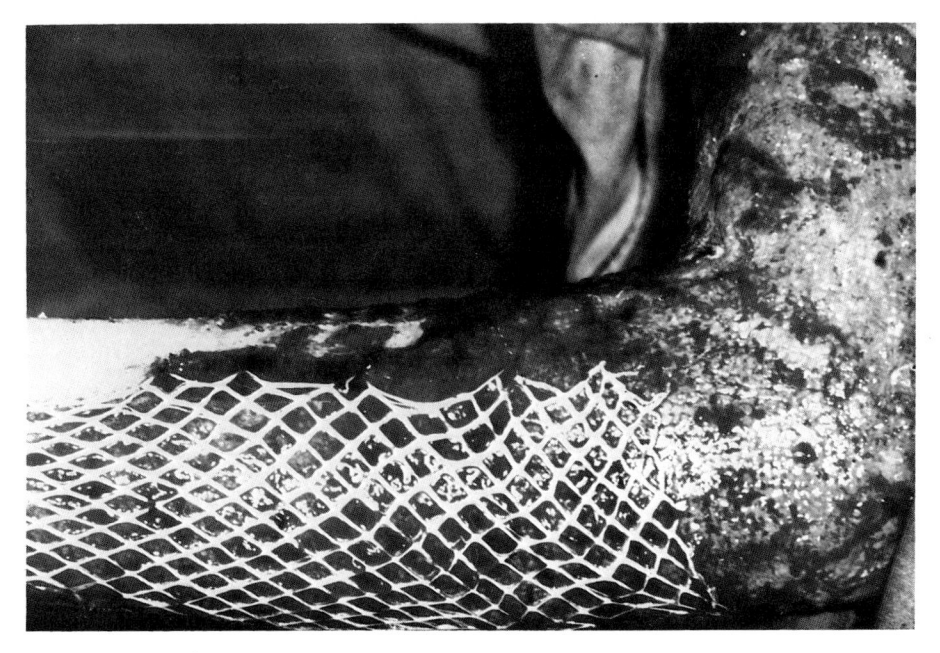

Abb. 10. Mesh-graft-Transplantationen 14 Tage nach Verbrennung

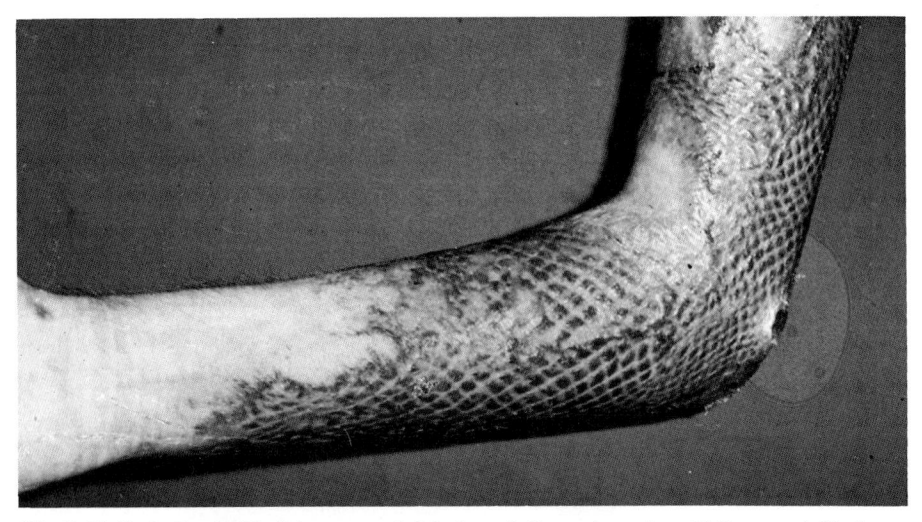

Abb. 11. Vollständige Epithelisierung nach Mesh-graft-Transplantation. 25 Tage nach Verbrennung. Gleicher Patient wie Abb. 10

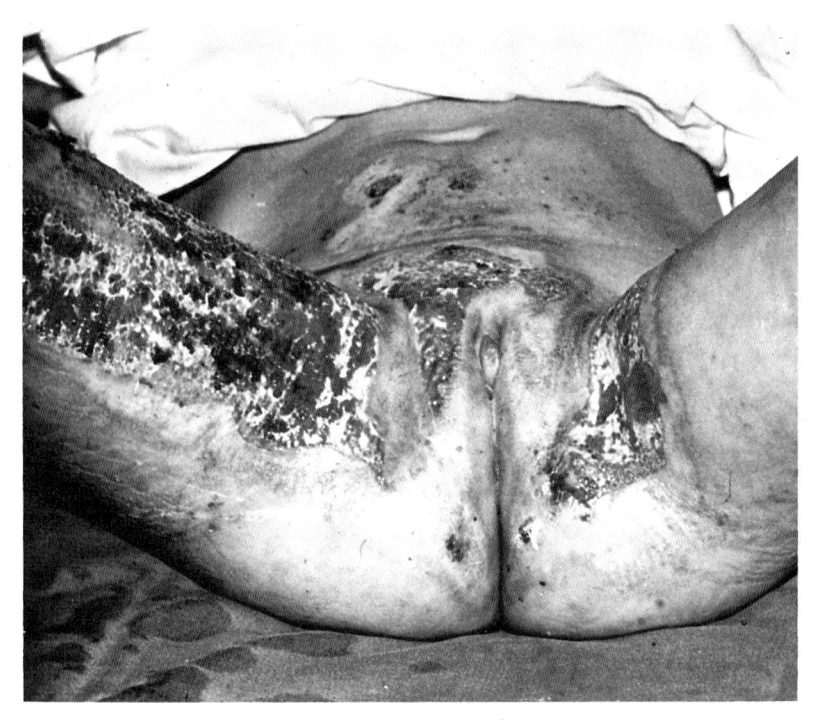

Abb. 12. 8jähriges Mädchen nach Verbrühung. Aufnahmebefund 14 Tage nach Behandlung mit Wundlösung. Aufbringen von Epithelbrei

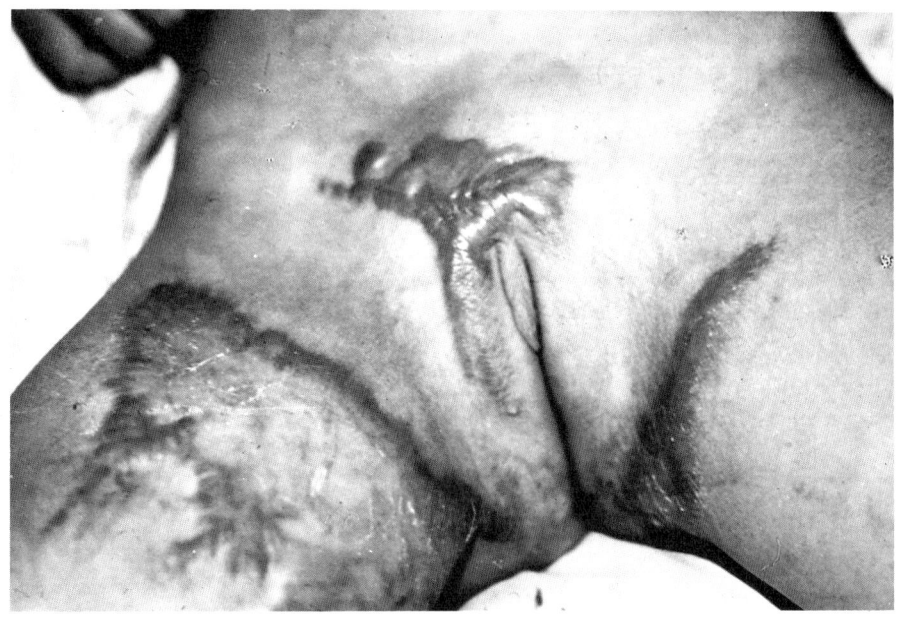

Abb. 13. Gleiche Patientin wie Abb. 12. Abschluß der Wundheilung 5 Wochen nach Verbrühung. Im Bereich der hypertrophen Narbe suprapubisch wurde nicht mit Epithelbrei behandelt

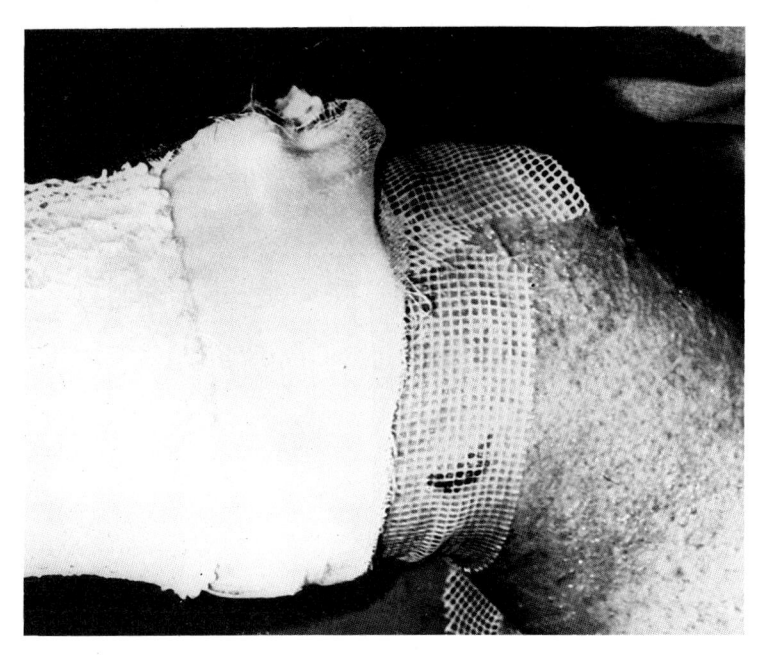

Abb. 14. Verbandsanordnung vor feuchter Behandlung von Verbrennungen. Fettgaze – Mull – Surgifix

Kritisch an der feuchten Behandlung wird die angeblich höhere Infektionsgefahr beurteilt. Dies trifft zumindest für die Behandlung mit der Wundlösung nicht zu.

Im Gegensatz zu der statistisch zu erwartenden Todesrate bei schweren Verbrennungen sahen wir bei unseren (ersten 108 entsprechenden) Patienten nur in 8 % Todesfälle. Ob dies aus dem früheren Infektionsschutz durch die gute Kapillarisierung des Wundbettes, durch eine mögliche direkte Wirkung auf parenchymschädigende Stoffe der verbrannten Haut oder aus der deutlichen Senkung tödlicher Komplikationen resultiert sei dahingestellt. Bemerkenswert erscheint, daß keiner unserer Patienten an einer der gefürchteten gastrointestinalen Blutung verstarb. Schmerzfreiheit und erhaltene Mobilität erscheinen auch unter diesem Blickwinkel in einem besonders günstigen Licht.

Eingangs war erwähnt worden, daß lokale Antiseptica epithelschädigend wirken können. In eigenen Untersuchungen konnte gezeigt werden, daß Epithelzellen in entsprechenden Lösungen denaturiert werden, im Gegensatz zu denen in Wundlösung (Abb. 15, 16, 17).

Selbstverständlich haben wir uns frühzeitig bemüht, mit *Geliperm* Erfahrungen bei der Behandlung von Verbrennungen zu gewinnen. Die angegebenen Transmittereigenschaften lassen eine Anwendung bei Verbrennungen unbedingt angeraten sein. Es zeigte sich allerdings rasch, daß der günstigste Effekt bei Seitenvergleichen allein mit der gleichzeitigen Anwendung von Wundlösung gegeben war. Hier stehen weitere Untersuchungen noch aus.

Die feuchte Behandlung von Verbrennungen 143

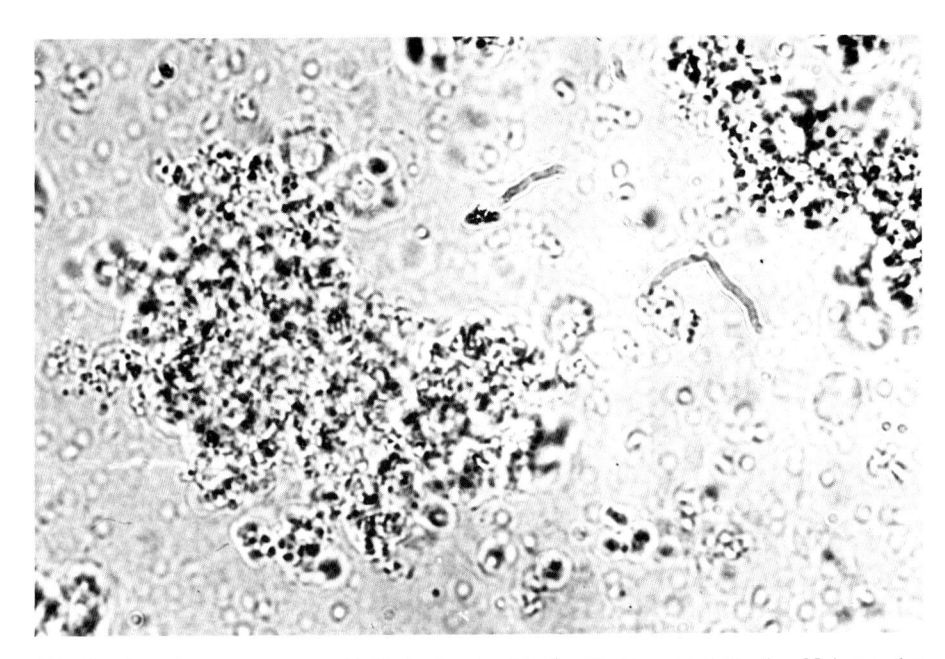

Abb. 15. Aufschwemmung von Epithelzellen in Merfen-Tinktur. Vollständige Nekrose der Epithelzellen und Blutbestandteilen. Mikroskop-Vergrößerung 40fach

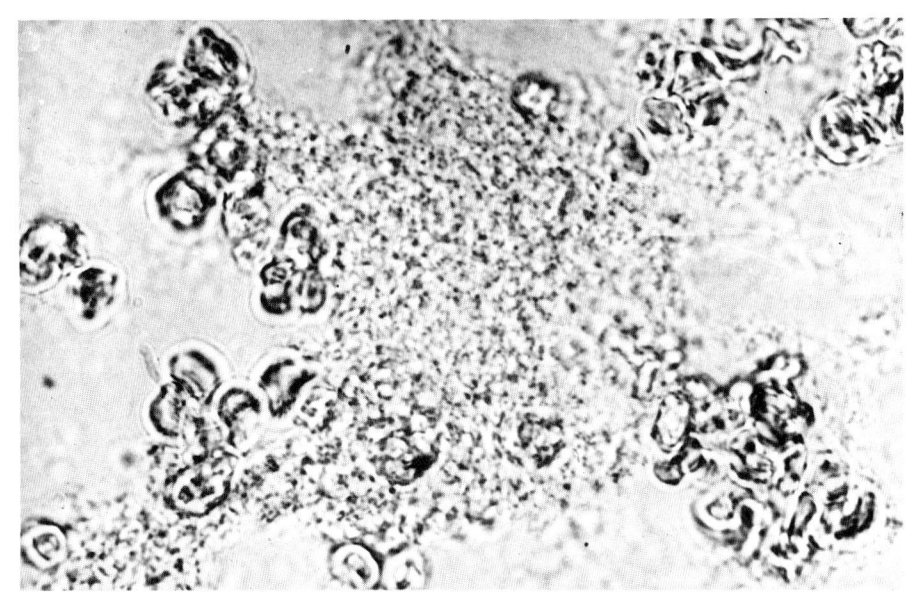

Abb. 16. Aufschwemmung von Epithelzellen in Betaisodona-Lösung. Nekrose der Epithelzellen und Geldrollenbildung der Erythrozyten. Mikroskop-Vergrößerung 40fach

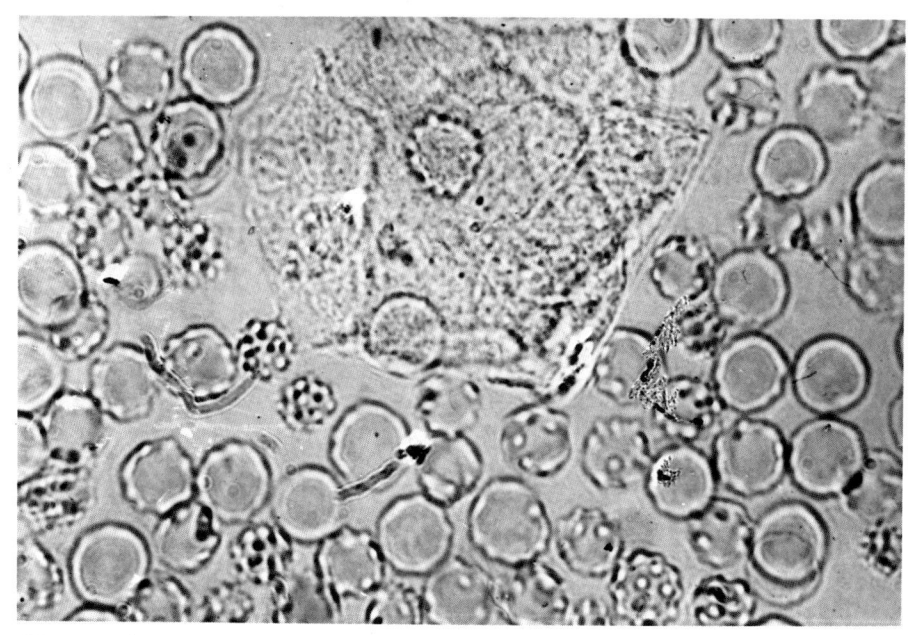

Abb. 17. Aufschwemmung von Epithelzellen in Wundlösung Epithelzellen vital. Blutbestandteile weitgehend intakt. Mikroskop-Vergrößerung 40fach

Der zwischenzeitliche Versuch der Züchtung autologen Epithels unter Geliperm – was selbstverständlich möglich ist – mit dem Ziel einer noch rascheren Wundheilung, kann wegen technischer Probleme im Versuchsablauf noch nicht abschließend beurteilt werden.

Zusammenfassung

Mit einer primär feuchten Behandlung von Verbrennungen mit der Wundlösung Fresenius gelingt es den eigentlichen Hautschaden klein zu halten und rasch eine autologe Deckung durch Epithelzüchtung zu erreichen. Letale Infektionen und Komplikationen sind dabei geringer als statistisch zu erwarten. Die Rehabilitationszeiten können durch Erhaltung der Mobilität bei bestehender Schmerzfreiheit gegenüber anderen Verfahren deutlich verkürzt werden.

Die Beeinflussung der Wundheilung durch Antiseptika

R. NIEDNER

Nach dem Entstehen einer Wunde verläuft die Heilung phasenhaft ab: zunächst findet man die Phase der Entzündung, mit Exsudation, es folgt die der Proliferation, und daran schließt sich die Reparationsphase an. Diese Phasen sind natürlich nicht streng voneinander zu trennen, zumal man sicherlich davon ausgehen kann, daß über weite Strecken des Heilungsprozesses Entzündungsvorgänge mit dem Auftreten von Entzündungsmediatoren eine wesentliche Rolle spielen.

Bei der chirurgisch gesetzten Wunde sind es besonders die Reparationsvorgänge, denen eine herausragende Bedeutung zukommt, weil eine erhebliche Faserneubildung notwendig wird, damit die entstehende Narbe wieder reißfest wird – hierzu hat Herr Struck umfangreiche Untersuchungen vorgenommen. Bei flächenhaften Wunden, die u. U. auch noch einen tiefen Gewebedefekt aufweisen, wie dies vorzugsweise beim Ulcus cruris anzutreffen ist, muß zunächst einmal eine ordentliche Proliferation erfolgen. Der Gewebedefekt soll durch Granulationsgewebe aufgefüllt werden, da erst die ausreichende Granulation, das Ausfüllen der tiefen Wunde bis auf etwa Hautniveau eine Epithelisierung ermöglicht, die schließlich das endliche Ziel aller Wundheilungsmaßnahmen ist.

Ist es schon schwierig genug, eine chronische, schlecht heilende Wunde zur Proliferation der Adventitialzellen und Fibroblasten anzuregen, so sollte doch wenigstens eine zusätzliche Hemmung dieses Vorganges vermieden werden, wie dies z. B. bei der Wundinfektion der Fall ist. Deshalb ist es wichtig, diese zu bekämpfen, wozu natürlich der lokale Einsatz von Antimikrobika geeignet erscheint. Als Antimikrobika werden zum einen Antibiotika eingesetzt, in letzter Zeit aber auch wieder vermehrt Antiseptika, also diejenigen chemischen Mittel, die seit Joseph Lister (1827–1912) zur Bekämpfung von Infektionserregern benutzt werden, ohne daß es Antibiotika sind. Auf feine Unterschiede in Nomenklatur und Einteilung, wie dies durchaus unterschiedlich durch einerseits Mikrobiologen und andererseits Pharmakologen erfolgt, möchte ich nicht eingehen.

In die Behandlung von Wunden sind einige Antiseptika seit Jahrzehnten gut eingeführt, wie z. B. Farbstoffe – diese sind sicherlich eine gewisse Vorliebe der Dermatologen – aber auch Silbernitrat und besonders Chloramin T, neuerdings zunehmend PVP-Jod, oder auch Konservierungsstoffe, wie Chlorhexidin.

Diese Substanzen haben wir auf ihre proliferationsbeeinflussende Wirkung auf Wunden untersucht. Dazu wurden an Meerschweinchen des Stammes Pirbright White Wunden gesetzt, indem die rasierte Rückenhaut inzidiert wurde.

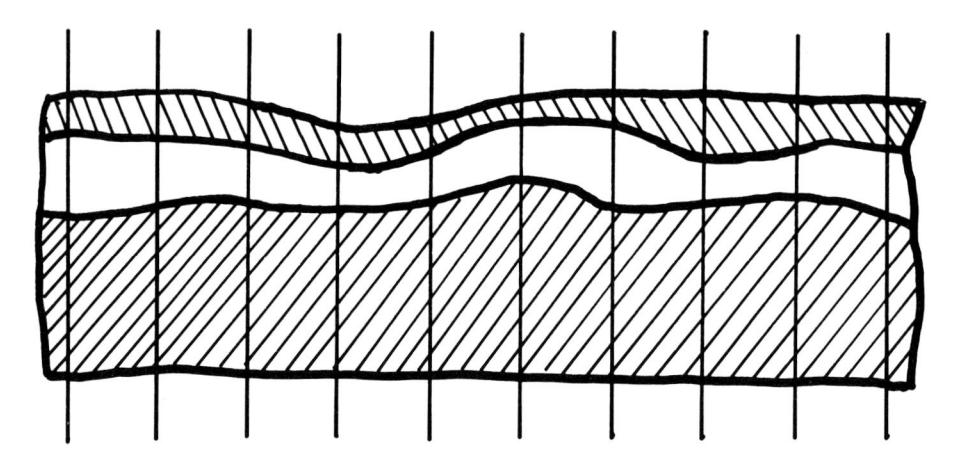

Abb. 1. Schema zur Messung der Gewebsschichtdicken der histologischen Präparate

Nach anschließender Freipräparation der Muskelfaszie wurde ein Teflonring von 2 cm Durchmesser in die Haut eingenäht. Auf diese Weise werden die an der Wundheilung ebenfalls beteiligten Vorgänge wie Wundkontraktion und Epithelisierung sicher vermieden. Es wird eine isolierte Messung der Granulationsvorgänge möglich.

Auf die gesetzte Wunde, die eine Fläche von 3,14 cm^2 aufweist, wurden verschiedene Antiseptika aufgebracht, nachdem diese zuvor in Geliperm, einem Polyacrylamid-Agargel inkorporiert wurden. Die Kontrolltiere erhielten als Wunddressing Geliperm ohne Antiseptikazusatz. Der Verbandswechsel erfolgte täglich. Nach 7 Tagen wurde das Granulationsgewebe in toto entnommen, gewogen und histologisch aufgearbeitet.

Im Mittelpunkt des Interesses stand die Messung der Granulationsgewebsschicht im engeren Sinne, d. h., von der Gesamtdicke des entnommenen Gewebes wurden die Nekrobioseschicht und die Fibrinschicht subtrahiert (Abb. 1). Da die jeweiligen Schichten nicht überall gleichmäßig dick sind, wurde jedes histologische Präparat jedes Tieres an insgesamt 10 Stellen vermessen und der daraus errechnete Mittelwert schließlich als ein Einzelwert in die statistische Analyse einbezogen. Pro Substanz kamen 5 Tiere zur Anwendung.

Wie sich aus der Abb. 2 ergibt, kommt es in keinem Falle zu einer Förderung der Granulation. Sämtliche Substanzen weisen eine Hemmung auf, d. h., die Schichtdicke des gebildeten Granulationsgewebes ist reduziert im Vergleich zur Kontrolle. Wenn man sich die Kontrollen ansieht, so erkennt man die gute Übereinstimmung der Schichtdicken, sie liegen im Bereich von 2,18 ± 0,14 mm, bis zu 2,47 ± 0,16 mm. In der Varianzanalyse mit dem nichtparametrischen Verfahren nach Kruskal-Wallis ergeben sich bei einem χ^2 von 6,1847 und 3 Freiheitsgraden keine statistisch signifikanten Unterschiede bei einer Irrtumswahrscheinlichkeit von p = 0,10. Die Daten sind somit vergleichbar.

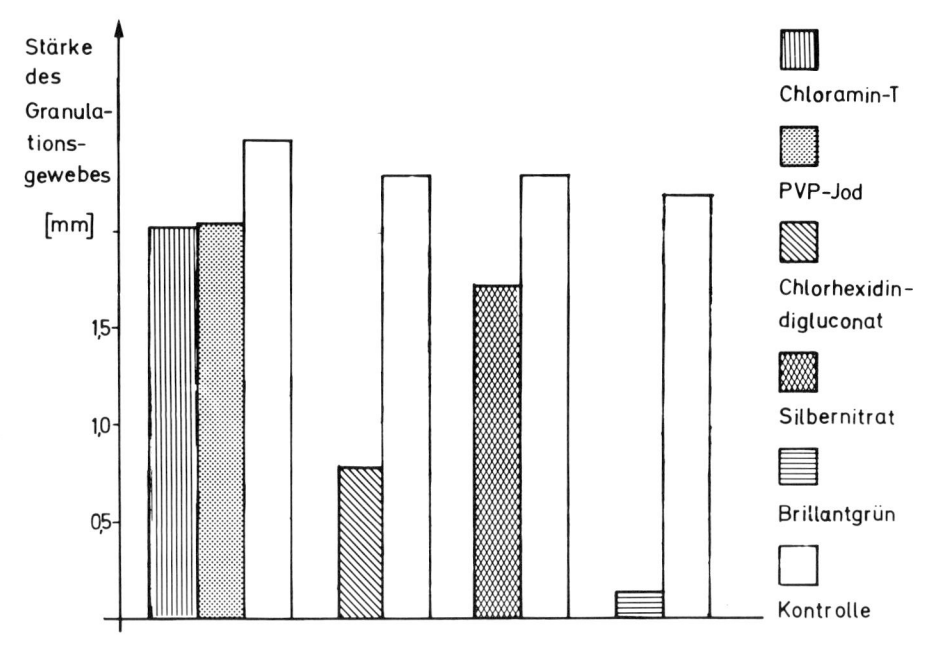

Abb. 2. Stärke der Granulationsgewebsschicht nach Anwendung verschiedener Antiseptika

Die Anwendung von Chloramin T in einer Konzentration von 0,5 %, bewirkt eine Reduktion der Schichtdicke auf 2,02 ± 0,20 mm. Die nahezu gleiche Verringerung findet sich nach Applikation von 5 % PVP-Jod. Die Schichtdicke des Granulationsgewebes beträgt 2,04 ± 0,09 mm. Der Unterschied ist signifikant im Wilcoxon-Test bei einer Irrtumswahrscheinlichkeit von $p < 0,05$.

Noch wesentlich deutlicher sind die Unterschiede – und sie bedürfen keiner statistischen Analyse mehr – bei den drei anderen Substanzen. Die Schichtdicke des Granulationsgewebes beträgt für 1,0 % Silbernitrat 1,71 ± 0,14 mm, gefolgt von 1,0 % Chlorhexidindigluconat mit 0,77 ± 0,21 mm, und schließlich als Schlußlicht 0,5 % Brillantgrün mit nur noch 0,13 ± 0,10 mm.

Wenn man die Darstellung mit absoluten Zahlen verläßt und die prozentuale Stärke des unter dem jeweiligen Antiseptikum gebildeten Granulationsgewebes mit dem der Kontrolle vergleicht, kommt das noch deutlicher zum Ausdruck (Abb. 3). Die Wundheilung vermindert sich bei Chloramin T auf 81,78 %, bei PVP-Jod auf 82,59 % bei Chlorhexidindigluconat auf 33,77 % und bei Brillantgrün auf 5,96 %. Selbst $AgNO_3$, dem eine granulationsfördernde Wirkung nachgesagt wird, sofern die Anwendungskonzentration unter 1–2 % bleibt, bewirkt eine Hemmung auf 75,00 % der Kontrolle.

Damit man eine Vorstellung von den übrigen Schichten bekommt, ist in der Abb. 4 der Anteil der jeweiligen Schicht an der Gesamtdicke dargestellt. Fibrinauflagerungen sind nur wenig vorhanden, einzige Ausnahme ist Brillantgrün. Die Nekrobioseschicht mit der Ansammlung großer Mengen an Kerntrümmern

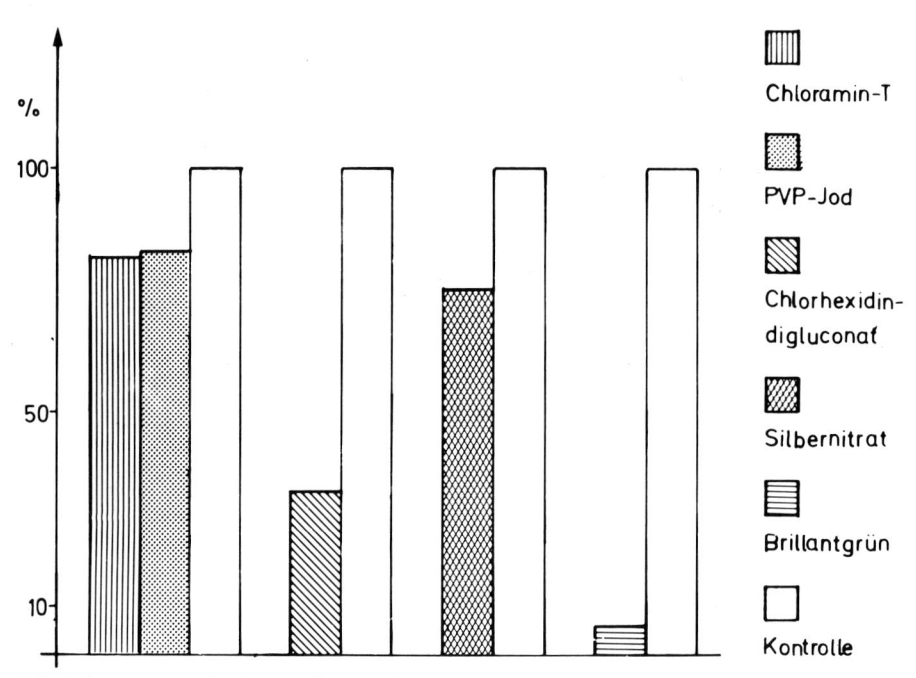

Abb. 3. Prozentuale Stärke der Granulationsgewebsschichtdicke nach Anwendung verschiedener Antiseptika. Alle Werte beziehen sich auf die Kontrolle von 100 %

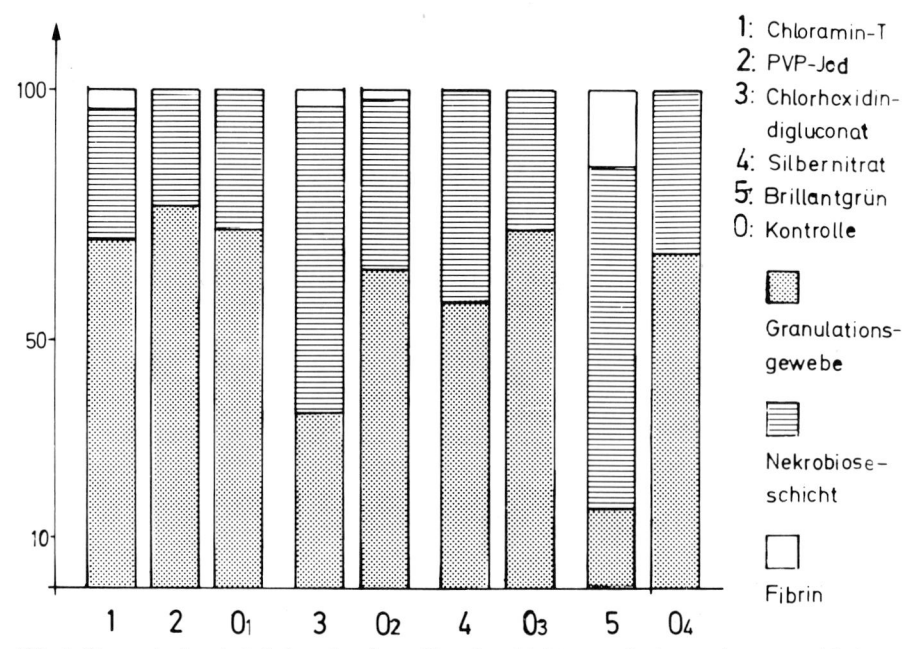

Abb. 4. Prozentualer Anteil der einzelnen Gewebsschichten nach Anwendung verschiedener Antiseptika. Alle drei Schichten zusammen bilden 100 %

liegt bei den Kontrollen 0_1–0_4, sowie bei der Chloramin-T- und PVP-Jod-Gruppe in vergleichbarer Größenordnung. Relativ vermehrt ist sie dagegen bei Silbernitrat, Chlorhexidindigluconat und insbesondere beim Brillantgrün.

Es ist nun nicht so, daß die so gering ausgeprägte Stärke der Granulationsgewebsschicht unter Brillantgrün durch eine reine Verschiebung der Granulationsgewebsschicht zugunsten der Nekrobioseschicht zustandekommt, es liegt vielmehr am mangelnden Aufbau von Granulationsgewebe. Das ist nicht zuletzt in der Tatsache begründet, daß die Gesamtdicke aller drei Schichten in der Brillantgrün-Gruppe mit 0,82 ± 0,08 mm weit unter der Gesamtdicke der Kontrollgruppe liegt, die 3,64 ± 0,03 mm beträgt.

Aus anderen, von uns durchgeführten, hier aber nicht im einzelnen dargestellten Untersuchungen wissen wir, daß auch Gentianaviolett zu einer dem Brillantgrün vergleichbar starken Einschränkung der Wundgranulation führt. Die Arbeitsgruppe um Mobacken hat 1972 (Björnberg und Mobacken, 1972) sowohl am Meerschweinchen, als auch am Menschen auf gestrippter Haut Nekrosen provozieren können, nach Anwendung einer 1 %igen Lösung beider Farbstoffe. Sie warnten darum davor, Triphenylmethanfarbstoffe in dieser Konzentration auf lädierte Haut zu bringen, wobei sie besonders die Dermabrasio vor Augen hatten. 1973 untersuchten Mobacken und Zederfeldt den Einfluß dieser Farben auf die Granulation. Mit ihrer Methode der subkutanen Implantation von Zelluloseschaum wurde wie in unseren Versuchen eine nahezu komplette Inhibition der Granulation beobachtet. Kasuistiken über Nekrosen nach Pyoktamin wurden von Meurer und Konz (1977), Sommer und Happle (1977) und von John (1968) publiziert.

In Fibroblastenkulturen konnten Hagedorn, Kaden und Mittermayer (1979) den zytotoxischen Effekt von Pyoktamin zeigen. Bereits ab 2 μg/ml kam es zu einer praktisch vollständigen Inhibition jeglicher Teilungsvorgänge. Berücksichtigt werden muß hier allerdings, daß einzelne Zellen – wie in der Gewebekultur – empfindlicher auf Antiseptika reagieren, als wenn sie im Zellverband eines vollständigen Gewebes vorliegen (Selle, 1961). Die kationischen Triphenylmethanfarbstoffe diffundieren als fettlösliche Substanzen leicht in die Zellen, interagieren mit der zellulären DNA (Rosenkranz, 1971) und binden sich an reaktive saure Gruppen (Norrby und Mobacken, 1972). Interessant ist die Möglichkeit einer Neutralisierung des toxischen Effektes von Gentianaviolett durch Heparin, das als strenges Polyanion dem kationischen Farbstoff entgegenwirkt. Dabei neutralisieren in der Gewebekultur 0,5 IE Heparin die Wirkung von 10 μg/ml Genitanaviolett. Klinische Untersuchungen dazu fehlen allerdings nach meiner Kenntnis.

Biochemische Untersuchungen zur Wirkung der Triphenylmethanfarbstoffe wurden auch wieder von der Arbeitsgruppe um Mobacken durchgeführt (Mobacken, Ahonen und Zederfeldt, 1974). Sie fand unter dem Einfluß von 10 μg Gentianaviolett eine Reduktion des Sauerstoffverbrauchs, der Inkorporation von ^{14}C-Prolin und der Bildung von ^{14}C-Hydroxyprolin, sowie schließlich der RNA-Bildung.

Aufgrund der Hemmung zellulärer Vorgänge und der Zellteilung, sollten Triphenylmethanfarbstoffe nicht auf Hautläsionen gebracht werden, gleich welcher Genese. Zumindest sollte die derzeit übliche Anwendungskonzentration gesenkt werden, zumal bereit 0,02 % genügen, um antibakteriell wirksam zu sein (Goodman und Gilman, 1975). Kommen wir noch auf PVP-Jod zu sprechen. Hagedorn hat 1979 das Wachstum von Fibroblastenkulturen unter PVP-Jod untersucht. Dabei wurde deutlich, daß bei einer Konzentration von 0,5 % PVP-Jod-Anteil im Kulturmedium hochgradig toxische Einflüsse auftraten. Während unter Kontrollbedingungen ein dichter Zellrasen auswuchs, fanden sich beim Zusatz von PVP-Jod nur mehr Einzelzellen. Erst unterhalb einer Konzentration von 0,005 % konnte kein negativer Einfluß auf das proliferative Verhalten der Kulturzellen festgestellt werden.

In diesem Zusammenhang sollte noch einmal Salla zitiert werden und auf die überproportional hohe Empfindlichkeit isolierter Zellen unter Antiseptika gegenüber solchen im Organverband hingewiesen werden. Die Konzentrationen, die in vivo angewandt werden können, dürften um 1–2 Zehnerpotenzen über den angegebenen 0,05 % liegen. In unseren Untersuchungen gingen wir von 5 % aus und fanden hier eine doch nur vergleichsweise geringe Hemmung. Das Granulationsgewebe betrug immerhin 82,59 % im Vergleich zu den 100 % der Kontrollgruppe.

Auch Chloramin T, in einer Konzentration von 0,5 % angewandt, war noch einigermaßen verträglich, die Granulation belief sich auf immerhin 81,78 %.

Lediglich Chlorhexidin wies neben Brillantgrün eine nicht unbeträchtliche Hemmung auf. In unseren Versuchen haben wir es in einer Konzentration von 1,0 % eingesetzt. Die Granulation war vermindert, sie betrug nur noch 33,77 % derjenigen der Kontrolle. Es dürfte dabei nicht ausgeschlossen sein, daß für die Hemmung nicht das Chlorhexidin selbst verantwortlich ist, sondern die Verunreinigung mit Chloranilin. Dieses wird, wie auch Anilin, in der Zelle zu Substanzen mit chinoider Struktur metabolisiert, die als Redoxkatalysator wirken. Anilin wird, abgesehen von Hämoglobin, an Cytochrom P 450 gebunden, wodurch dessen Reduktion durch NADP-H verlangsamt wird. Chlorhexidin ist als Antiseptikum nicht so geeignet zur Therapie von Wunden. Als Konservans mit 0,05–0,1 % dürfte es wahrscheinlich nicht so problematisch sein.

Literatur

Björnberg A, Mobacken H (1972) Necrotic skin reactions caused by 1% gentian violet and brillant green. Stockholm, Acta Dermatovener 52:55
Goodman LS, Gilman A (1975) The pharmacologic basis of therapeutics. Macmillian, New York
Hagedorn M, Kaden P, Mittermayer Ch (1979) Die Beeinflussung des Fibroblasten-Zellwachstums in vitro. Dt Derm 27:299
John RW (1968) Necrosis of oral mucosa after local application of crystal violet. Brit Med J 1:157
Meurer M, Konz B (1977) Hautnekrosen nach Anwendung 2 %iger Pyoktaninlösung. Hautarzt 28:94
Mobacken H, Zederfeldt B (1979) Influence of a cationic triphenylmethane dye on granulation tissue growth invivo. Stockholm, Acta Dermatovener 53:167
Mobacken H, Ahonen J, Zederfeldt B (1974) The effect of a cationic triphenylmethane dye (crystal violet) on rabbit granulation tissue. Stockholm Acta Dermatovener 54:343
Norrby K, Mobacken H (1972) Effect of triphenylmethane dyes (brillant green, crystal violet, methyl violet) on proliferation in human normal fibroblast-like and epithelial-like cell lines. Stockholm, Acta Dermatovener 52:467
Rosenkranz HS, Carr HS (1971) Possible hazard in use of gentian violet. Brit Med J 3:702
Salla AJ (1961) The comparative toxicities of germicides for mixtures of bacteria and single tissue cells in suspensions. Arch Microbiol 39:116
Sommer G, Happle R (1977) Nekrosen nach Anwendung von Pyoktanin. Hautarzt 28:92

Tabelle 1. Substanzen, die in Geliperm inkorporiert werden können

Farbstoffe
Brillantgrün, Eosin, Phenolrot, Ethacrinlactat, Pyoctanin

Antibiotika
Bacitracin, Chloramphenicol, Neomycin, Tetracyclin

Antiseptika
$AgNO_3$, Chloramin T, PVP-Iod, Chlorhexidindigluconat

Andere Wundtherapeutika
Aminosäuren, Elektrolyte, TCDO, $ZnSO_4$

zerfällt als PVP-Iod in höheren Konzentrationen. Auch muß man bedenken, daß auf Wunden ein im Vergleich zu dem niedrigen pH des PVP-Iod relativ alkalisches Milieu herrscht.

Welche Substanzen sind geeignet, in Geliperm inkorporiert zu werden?

Grundsätzlich sollten nur wasserlösliche Stoffe verwendet werden. Es gelingt zwar auch, z. B. Milch mit einigen Tricks in das Gel hineinzubringen (Ruh, 1983, persönliche Mitteilung), dies ist aber sicherlich nicht als Routineverfahren gedacht. Die in Tabelle 1 zusammengestellten Substanzen können prinzipiell im Gel untergebracht werden, ob sie aber auch geeignet sind, die Wundheilung günstig zu beeinflussen ist eine ganz andere Frage.

Brillantgrün ist ein WS, der von der Verteilung her geeignet wäre, in Geliperm eingebracht zu werden. Wie ich in meinem gestrigen Vortrag jedoch ausgeführt habe, ist die Hemmung der Wundheilung zu ausgeprägt. Auch Eosin beeinflußt den Heilungsablauf, jedoch bei weitem nicht in dem Maße wie Brillantgrün oder Pyoktanin. Ich habe nun nicht von allen genannten Wirkstoffen verläßliche Daten vorliegen, insbesondere nicht von dem von Chirurgen viel verwendeten Ethacrinlactat. Klinisch wird man Pyoktanin heute nicht mehr so anwenden wie früher, denn trotz auch antiekzematöser Wirkung von Sol. pyoktanini ist die Applikation im Gesicht für den Patienten unzumutbar. Dagegen ist Eosin-Geliperm besonders zur postoperativen Behandlung nach Dermabrasio im Gesicht geeignet (Abb. 5).

Auch Eosin verursacht, wie erwähnt, eine Wundheilungshemmung. Verglichen mit der Kontrolle beträgt die Granulation nach Anwendung einer 0,5 %igen Eosinlösung 59 % und liegt damit um den Faktor 7-10 über dem Anteil des Granulationsgewebes nach Anwendung der Triphenylmethanfarbstoffe, zu denen Eosin ja nicht gehört. Präzise Vergleichsstudien über das Ausmaß von Verträglichkeit, Einfluß auf die Wundheilung unter klinischen Bedingungen u. ä. liegen noch nicht vor, insbesondere bei verschiedenen Konzentrationen. Hier muß erst noch eine Optimierung stattfinden, denn man muß zwischen Scilla und Charybdis hindurch, hier Hemmung der Granulation, dort mangelnde Hemmung des Keimwachstums.

Ein Schwerpunkt für die Anwendung von mit Wirkstoff versehenem Geliperm ist das Ulcus cruris. Wenn wegen einer polyvalenten Sensibilisierung „nichts mehr geht", kann man immer noch die allergologisch unbedenkliche

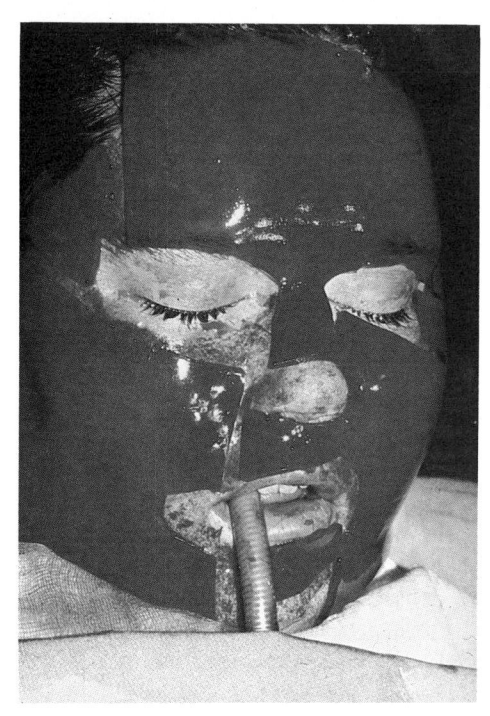

Abb. 5. Applikation von Eosin-Geliperm zur postoperativen Behandlung nach Dermabrasio im Gesicht

Kombination von Chloramin T und Geliperm anwenden. Beachten sollte man jedoch die begrenzte Haltbarkeit von Chloramin T-Lösungen, was bedeutet, daß man sie frisch herstellen muß, – man kann sich also keinen Vorrat anlegen. Auch gilt es zu bedenken, daß Chloramin T zu einer Wundheilungshemmung führt, wie ich gestern dargelegt habe.

In der Tabelle 1 habe ich auf die Möglichkeit der Einbringung von Antibiotika in Geliperm hingewiesen. Ich möchte dies nur erwähnen, Daten dazu werden im Moment bei uns erarbeitet, es ist jetzt noch zu früh, hier Einzelheiten zu nennen.

Sehr einfach ist es, Salze zu inkorporieren. Ich habe Zinksulfat genommen und fand, wie andernorts schon vorgetragen, eine Förderung der Wundheilung. Wir haben in unseren Untersuchungen Zinksulfat in einer 0,5 %igen Konzentration angewandt, wobei sich in einigen Fällen jedoch eine Reizung einstellte. Insofern muß auch hier noch eine Optimierung erfolgen, ich könnte mir vorstellen, daß bereits 0,1 % $ZnSO_4$ ausreichen.

Die von Herrn Klein entwickelte Wundlösung stellt sicherlich auch eine große Bereicherung im Feld der vielen Möglichkeiten dar, Geliperm als Träger zu benutzen. Ich habe keine eigenen Erfahrungen, aber vielleicht kann uns Herr Klein dazu einiges mitteilen. Ich könnte mir vorstellen, daß der Reservoir-Effekt des PAAG hierbei von großem Vorteil ist, gegenüber den sonst oft praktizierten Umschlägen von nur begrenzter Anwendungsdauer.

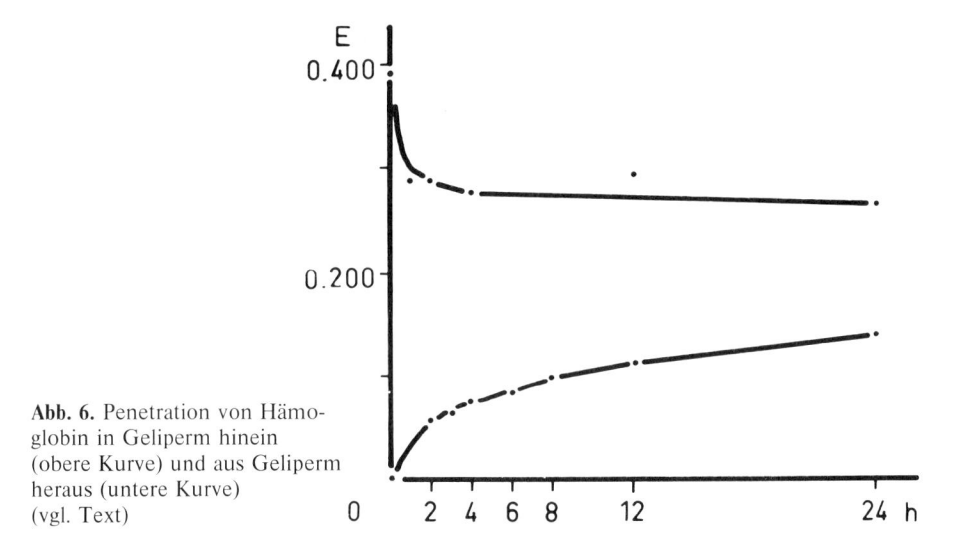

Abb. 6. Penetration von Hämoglobin in Geliperm hinein (obere Kurve) und aus Geliperm heraus (untere Kurve) (vgl. Text)

Schließlich noch TCDO (Tetrachlordexaoxid): Dieser Wirkstoff, der seit einiger Zeit auf dem Markt ist, dürfte gleichermaßen in seiner Wirksamkeit verbessert werden, wenn er längere Zeit auf die Wunde einwirken könnte. Auch für diese Substanz also ein Reservoir.

Auch über die in der Tabelle aufgeführten Substanzen hinaus gibt es noch zahlreiche weitere, die sich dazu eignen, in Geliperm eingebracht zu werden; ich möchte sie an dieser Stelle nicht weiter erwähnen. Auf eine Wirkstoffklasse muß ich aber noch zum Schluß zu sprechen kommen, es sind die enzymatischen Wundreinigungsmittel, wie Trypsin, Streptokinase und Streptodornase. Es handelt sich um großmolekulare Substanzen, die, obwohl in wäßrigem Medium gelöst, nicht so leicht in PAAG zu bringen sind. Um das zu simulieren habe ich Geliperm mit Hämoglobin beladen (Abb. 6). Es zeigt sich, daß schon nach 1stündiger Inkubation die Endkonzentration erreicht ist, d. h., durch einfache Diffusion gelangt nur wenig Hämoglobin in das Gel, es bleibt offensichtlich in den Randpartien des Gels stecken. Die Abgabe erfolgt nur zögerlich, aber doch erstaunlich kontinuierlich. Somit darf man wohl davon ausgehen, daß auch mit hochmolekularen Substanzen ein gewisses Depot gebildet werden kann, selbst wenn der Wirkstoff nicht das ganze Gel durchsetzt.

Klinische Erfahrungen mit Geliperm als temporärer Hautersatz im Kindesalter

Y. M. GOUDARZI

Fast jede Wunde bedarf eines Verbandes, der ihr eine störungsfreie Heilung gewährleistet. Neben seiner Funktion als Schutz vor Infektionen unterstützt der Verband die Blutstillung und verhindert die Einwirkung äußerer Noxen. So vielfältig die Aufgaben der Verbände sind, so manigfaltig sind auch die angewanten Materialien und Verbandsstoffe. Für jeden Zweck wurden Spezialitäten entwickelt und besondere Verbandsmethoden geschaffen.

In den letzten Jahren haben spezielle Kunststoff-Folien und Hautersatzmaterialien als temporäre Wunddeckung zunehmend an Bedeutung gewonnen und verbreitet klinische Anwendung gefunden.

Soweit die bisherigen Erfahrungen zeigen, hat sich die Anwendung synthetischer temporärer Hautersatzmittel in der modernen Wundbehandlung bei drittgradigen Verbrennungen, offenen Frakturen, ausgedehnten Weichteilschädigungen und infizierten Wunden gut bewährt.

Werden diese Materialien zur temporären Wunddeckung eingesetzt, so haben sie im wesentlichen folgende Aufgaben zu erfüllen:

Sie sollen einerseits den Sekretverlust vermindern, die Wunden reinigen und vor mechanischen Alterationen schützen, andererseits eine Barriere gegen eindringende Keime bilden und schließlich optimale physikalische Bedingungen für die zur Wundheilung notwendige Zellproliferation und Granulationsbildung schaffen.

Weitere Materialeigenschaften, die ein klinisch effizienter Hautersatz aufzuweisen hat, lassen sich in folgender Weise zusammenfassen:
1. Problemlose Herstellung, Lagerung, Beschaffenheit und Anwendung
2. Immunolgische Verträglichkeit
3. Gaspermeabilität
4. Sterilisierbarkeit
5. Haftung auf der Wundfläche ohne Klebung
6. Minderung der überschüssigen Wundsekretion
7. Infektionseindämmung
8. Unbegrenzte Haltbarkeit
9. Schaffung eines Transplantationsbettes
10. Anregung der Epithelisierung
11. Keine Behinderung der Physio-Therapie

Bei oberflächlichen und tiefen Hautweichteildefekten verschiedener Genese ist die rasche Wiederherstellung einer intakten Hautoberfläche durch Reepithelisierung und autologe Transplantation erwünscht. Dieses Kriterium kann durch die Wirkung von synthetischen Hautersatzmaterialien, die uns heute zur Verfügung stehen, zuverlässig beschleunigt und erzielt werden. Zu diesem Hautersatzmittel gehört auch der neuartige transparente Wundverband (Geliperm).

Geliperm besteht aus zwei gelier- und quellfähigen makromolekularen Netzwerken (Agar und Polyacrylamid) die ineinander verflochten sind. Die Porenweite von Geliperm ist so eingestellt, daß sie einerseits eine wirksame Barriere gegen eindringende Keime und sekundäre Infektionen bildet und andererseits den Verlust von Plasma eindämmt und aufgrund der Gaspermeabilität für die erforderliche Ventilation der Wunde sorgt. Geliperm soll ein physiologisches Milieu im Wundgebiet aufrecht erhalten, die Zellproliferation, Migration und somit die zügige Epithelisierung der Wunde unterstützen.

Wokalek, Schöpf und Mitarbeiter [6] berichteten 1979 über die erste klinische Erfahrung mit einem transparenten Flüssigkeitsgel bei der Behandlung frischer Operationswunden und chronischer Epitheldefekte der Haut. Das neue Transparenzflüssigkeitsgel wurde als inert, gut hautverträglich, durchlässig für Sauerstoff und als Barriere gegen Infektionen beschrieben. Spector und Mitarbeiter [5] stellten 1982 die Behandlung von Verbrennungswunden und Hautentnahmestellen am minipig mit Geliperm auf einem internationalen Symposium über Biomaterialien vor. Die histologischen Befunde belegten eine schnellere und qualitative bessere Epithelisierung unter Geliperm. Diese im Tierrversuch gewonnenen Erkenntnisse konnten inzwischen klinisch mehrfach bestätigt werden [1, 2, 3, 4].

Anwendung

Seit Anfang 1983 wurde Geliperm insgesamt bei 49 Patienten angewandt. Die Möglichkeiten der temporären Wunddeckung mit Geliperm ergaben sich im Rahmen der Kinderchirurgie bei traumatischbedingten Weichteilnekrosen (n = 7), offenen drittgradigen Frakturen (n = 3), traumatischer Teilamputation des Unterschenkels (n = 1), infizierten Defektwunden (n = 9) und tief zweit- und drittgradigen Verbrennungen (n = 18). Geliperm wurde außerdem 11 × zur Deckung der Spalthautentnahmestellen angewandt (n = 11). Geschlechtsverteilung, Durchschnittsalter, Lokalisation und Art der Erkrankungen sind in Tabelle 1 zusammengestellt.

Das Ziel jeder Verbrennungs-Therapie ist ein früher Wundverschluß. Nur so kann die Infektion verhindert und eine Verminderung des Flüssigkeitsverlustes erreicht werden. Während Erst- und oberflächlich zweitgradige Verbrennungen ohne Narben verheilen, muß bei Vorliegen von tief zweit- und drittgradigen Verbrennungen transplantiert werden. Wenn die zu deckenden Flächen zu groß sind, muß eine provisorische Hautdeckung bis zum definitiven Wundverschluß durch Transplantation vorgenommen werden. Es eignen sich dazu biologische Materialien wie Homo- und Heterograft sowie synthetische Materialien.

Bei tief zweit- und drittgradigen Verbrennungen wurde nach Nekrektomie und gründlicher mechanischer Reinigung Geliperm zur temporären Wund-

Tabelle 1. Indikation zur Anwendung von Geliperm an der Kinderchirurgischen Abteilung des Rudolf-Virchow-Krankenhauses in Berlin (von 1983–1985)

Anzahl der Patienten	49
davon Jungen	30
davon Mädchen	19
Durchschnittsalter	2 3/12
Diagnosen	
Verbrennungen (tief zweit- und drittgradig)	18
Traumatische, ausgedehnte Weichteilnekrosen	7
Offene drittgradige Frakturen	3
Traumatische Unterschenkelteilamputation	1
Infizierte Weichteildefekte	9
Alleinige Deckung von Spalthautentnahmestellen	11

deckung verwendet. Nach durchschnittlich 4–6 Tagen waren die Verbrennungswunden gut gereinigt und gleichmäßig granuliert, so daß eine definitive Wunddeckung mit Eigenhaut vorgenommen werden konnte.

Bei traumatisch entstandenen schweren Weichteilnekrosen und infizierten Defektwunden, unter denen in allen Fällen eine bakterielle Besiedelung vorlag, wurden die Nekrosen entfernt und anschließend die offene Wunde mit Geliperm temporär gedeckt. Der Verband wurde zweitägig gewechselt. Nach Reinigung des Wundgrundes und Ausbildung eines gleichmäßig gut vaskularisierten Granulationsfeldes wurde eine Spalthauttransplantation durchgeführt. Bei allen Kindern heilten die eigenen Hauttransplantate ohne Komplikationen an.

Immer wieder ergeben sich bei der operativen Versorgung drittgradig offener Frakturen und schwerer Weichteilverletzungen Probleme der Wunddeckung, weil einerseits im Bereich der traumatisierten Hautweichteilwunden nicht genau abschätzbar ist, welche Gewebsteile der sicheren Nekrosen zum Opfer fallen werden und weil andererseits einer Gewebsexcision weit im Gesunden verständlicherweise Grenzen gesetzt sind. Hierbei bewährt sich eine temporäre Wunddeckung mit dem synthetischen Hautersatz Geliperm, welcher so lange Infektionsschutz bietet, bis der Defekt durch eine Hauttransplantation gedeckt werden kann.

Folgendes Beispiel zeigt die wesentlichen Vorteile eines solchen Verbandes:

J. K.: 7jähriges, polytraumatisiertes Mädchen mit traumatischer Teilamputation des linken Unterschenkels, massiver Quetschung und schwerer Zerstörung der Weichteildecke und schließlich darunterliegender Muskulatur, Gefäße, Nerven und Knochen. Die schwere Quetschung und die Zerreißungen schlossen leider einen Replantationsversuch aus. Unsere Bestrebungen mußten zunächst dahin gehen, das funktionell so wichtige Kniegelenk zu erhalten. Postoperativ kam es zu großflächigen Nekrosenbildungen im Bereich des Unterschenkelstumpfes. Wir führten nach Nekrosenabtragung die temporäre Wunddeckung mit dem synthetischen Hautersatz Geliperm durch. Der Verband wurde zweitägig gewechselt und nach 8 Tagen konnte der Stumpf mit Vollhautlappen gedeckt werden.

Weitere Beispiele der klinischen Anwendung von Geliperm:

J. D.: 13jähriges Mädchen mit ausgedehnten circulären Haut- und Weichteildefekten im Bereich des linken Unterschenkels (Abb. 1). Keim: *Staphylococcus aureus*, Enterokokken und haem. Streptokokken der Gruppe A. Nekrosenabtragung und temporäre Wunddeckung mit Geliperm (Abb. 2). Zweitägiger Verbandswechsel. Nach 8 Tagen definitiver Wundverschluß durch Hauttransplantation (Abb. 3).

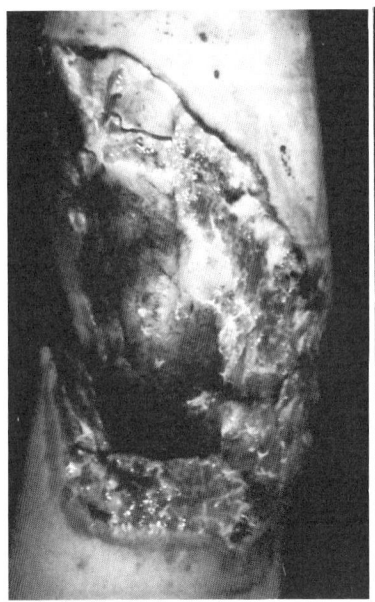

Abb. 1. Ausgedehnte circuläre Haut- und Weichteilnekrosen im Bereich des linken Unterschenkels

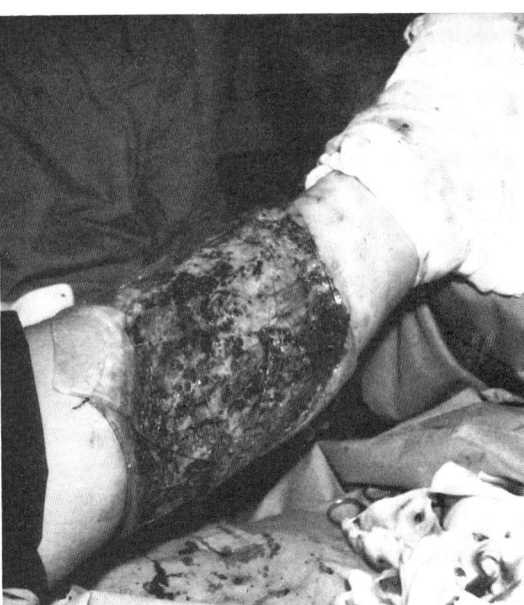

Abb. 2. Nekrosenabtragung und temporäre Deckung mit Geliperm

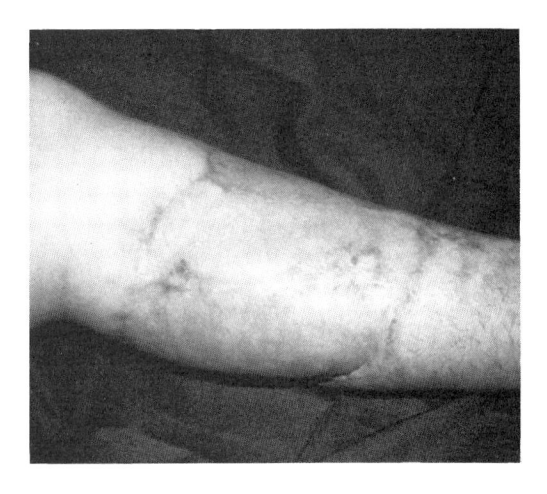

Abb. 3. Zustand nach definitivem Wundverschluß nach Hauttransplantation

K. A.: 2 1/2 Jahre altes Kind mit tief zweit- und drittgradigen Hautschäden nach Verbrennung im Bereich des gesamten Rückens, des Halses und des Thorax. Zustand nach zweimaliger Abdeckung mit Geliperm nach Nekrosenabtragung (Abb. 4). Der Wundboden ist optimal für eine Transplantation vorbereitet. Definitive Deckung der Wunde durch Meshgraft (Abb. 5).

K. E.: 6 Mon. altes Kind bei einem Zustand nach Verbrennung im Bereich der Hohlhand (Abb. 6). Die Wunde wurde zweitägig mit Geliperm temporär abgedeckt. Weitgehende Abheilung der Wunde im Hohlhandbereich nach dem 2. Verbandswechsel (Abb. 7).

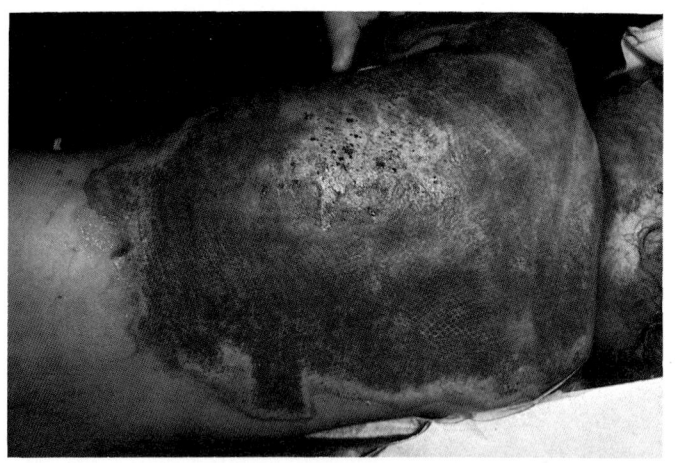

Abb. 4. Zustand nach zweimaliger Abdeckung der ausgedehnten tief zweit- und drittgradigen Verbrennungswunde im Rücken und Halsbereich mit Geliperm

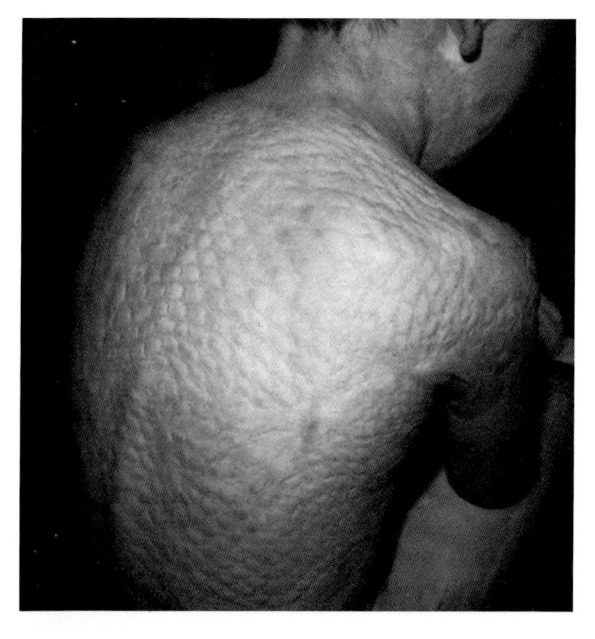

Abb. 5. Definitive Deckung der Wunde durch Meshgraft

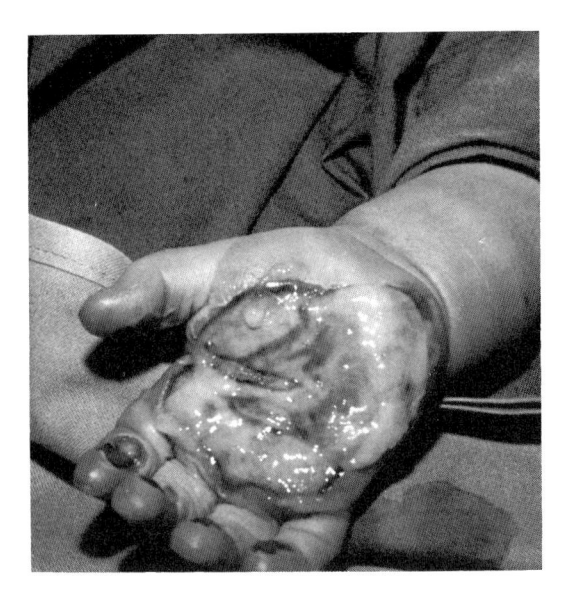

Abb. 6. zeigt eine Verbrennungswunde im Hohlhandbereich

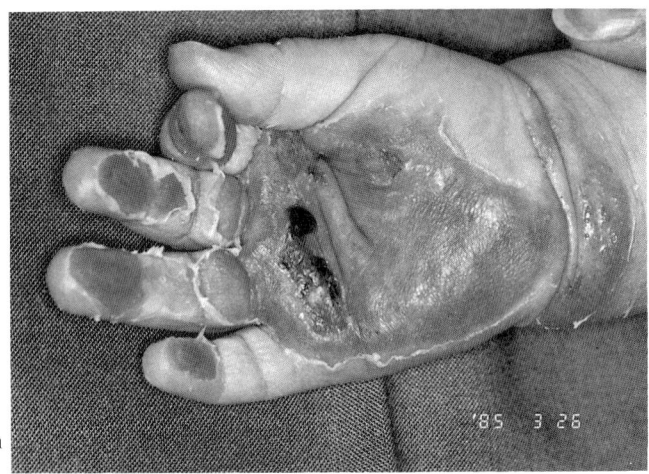

Abb. 7. zeigt die weitgehende Abheilung der Wunde nach dem zweiten Verbandswechsel

Zusammenfassung

Geliperm als neue Art der Wundabdeckung wurde bei 49 Kindern zur Interimsabdeckung nach tief zweit- und drittgradigen Verbrennungen sowie bei Weichteilnekrosen, infizierten Wunden nach Traumen und drittgradigen Frakturen angewandt. Durch die temporäre Abdeckung der Wunde mit Geliperm konnte die Exsudation eingedämmt und eine rasche Wundreinigung erzielt werden. Unter Geliperm wurde eine gleichmäßige Granulation des Wundbodens induziert und ein optimal vaskularisiertes Transplantatbett vorbereitet, so das im Durchschnitt zwischen dem 6. bis 8. Tag transplantiert werden konnte. Alle

Eigenhauttransplantate sind primär auf dem vorbereiteten Wundgrund angegangen. Bei den offenen Frakturen konnte eine sekundäre Infektion bis zum definitiven Wundverschluß verhindert werden. Bei infizierten Weichteilnekrosen und Defektwunden konnte eine Keimfreiheit bis zum definitiven Wundverschluß erreicht werden.

Literatur

1. Browne MK (1982) Geliperm-Bakteriology, physical propertiers and us in wound, burns and grafts proceedings of the Geliperm. Chester, Symposium
2. Griffith CDM (1982) A clinical study of Geliperm – a new wound dressing, proceedings of the Geliperm. Chester, Symposium
3. Knapp U, Rahn HD, Schauwecker F (1984) Klinische Erfahrungen mit einem neuen gelartigen Wundverband nach Hauttransplantationen. Akt Traumatol Heft 6, 14:275–281
4. Rosin RD Geliperm – use in leg ulcers and pressure prior to grafting. Proceedings of the Geliperm
5. Spector M, Weisgerber P, Rees M, Harmon SL (1982) A polyacrylamid – Agar Hydrogel Material of the treatment of burns. 8th Annual Meeting of the Society of Biomaterials. April, Lake Buena Vista, Florida USA
6. Wokalek H, Schöpf E, Vaubel E, Kickhöfer B, Fischer H (1979) Erste Erfahrungen mit einem Transparent-Flüssigkeitsgel bei der Behandlung frischer Operationswunden und chronischer Epitheldefekte der Haut. akt Dermat 5:255–265

Die Behandlung von Tätowierungen mit Geliperm – ein Erfahrungsbericht

H.-J. Glowania

Meine Ausführungen basieren auf retrospetiven Erkenntnissen. Nehmen Sie also meine Präsentation so, wie sie gemeint und beabsichtigt ist, nämlich als eine Mitteilung über Erfahrungen aus der Praxis.

Wir haben am Bundeswehrzentralkrankenhaus 1984 bei Tätowierungen 49mal eine Dermabrasio durchgeführt. Dies ist nicht das einzige Therapieverfahren; wir führen auch je nach Lokalisation bzw. Größe Excisionen sowie Verschiebe-Plastiken durch.

Zufälligerweise war die Anzahl der Patienten, die nach der Abrasio mit einer Salbengaze-Abdeckung (Branolind, Betaisodona, Sofra-Tüll) (28 Patienten) nachbehandelt wurden, etwa gleich groß wie die Zahl der Patienten, die eine Nachbehandlung mit Geliperm erhielten (21 Patienten), zum Teil waren unter den 49 Patienten einige, die in einer Art Halbseiten-Versuch sowohl eine Wundbehandlung mit Geliperm wie auch mit der Salbengaze erfahren haben.

Ein grundsätzliches Wort zur Therapie der Tätowierungen im Rahmen der unentgeltlichen truppenärztlichen Versorgung sei hier eingefügt: Der Soldat in der Bundeswehr hat generell keinen Anspruch auf eine Behandlung seiner Tätowierung; kann er jedoch glaubhaft einen Leidensdruck nachweisen – gegebenenfalls gestützt auf eine psychiatrische Befundung –, dann wird die Tätowierung entfernt. Kürzlich hatte ich einen Soldaten, der an beiden Unterarmen Nazizeichen eintätowiert hatte, ein Hakenkreuz auf dem einen und „Heil Hitler" auf dem anderen Arm. Er wurde wegen seiner Tätowierungen sogar bestraft; dafür existieren gesetzliche Grundlagen. Hier war es eine Selbstverständlichkeit, diesem Patienten zu helfen. Soviel zur Problematik der Tätowierungsbehandlung in der Bundeswehr an sich.

Die Tabelle 1 zeigt Ihnen ein paar technische Daten. Wir führten die Abrasio prinzipiell in einer Lokalanästhesie durch, sofern es von der Größe her vertretbar

Tabelle 1. Technik der Dermabrasio

- in LA (Scandicain 1 %)
- 35 000 r.p.m.
- Keine lokale Kälte-Vorbehandlung
- Desinfektion mit 3 % H_2O_2-Lösung
- Verbandswechsel 2 × täglich

war. Wir verwendeten dazu ein Gerät nach Schreus, welches bis zu 35 000 Umdrehungen pro Minute erlaubt und wir behandelten nicht mit Kälte vor. Intra operationem desinfizierten wir mit Wasserstoffsuperoxyd, wobei wir uns dabei den gewissen Kühleffekt zu Nutzen machten. Post operationem wurde die Wunde entweder mit Geliperm oder mit Salbengaze abgedeckt und mit einem Mullverband fixiert. Verbandwechsel wurden zweimal pro Tag durchgeführt.

Die Dauer der Reepithelisierung und der kosmetisch befriedigenden, d. h. ohne wesentliche Narbenbildung ablaufenden Abheilung hängt nicht zuletzt auch davon ab, ob die Dermabrasio die Epidermis-Corium-Grenze überschreitet oder nicht. Die Tiefe der Dermabrasio bei einer Tätowierung aber wird bestimmt durch die Tiefe, in der der Farbstoff deponiert wurde.

Wenn die Tätowierung von einem Fachmann vorgenommen wird, d. h. mit einem entsprechenden automatisierten Stichgerät, dann ist der Farbstoff in der Regel relativ gleichmäßig in der Epidermis abgelagert; wenn die Tätowierung aber von einem Nicht-Fachmann ausgeführt wird – und sehr viele der von uns behandelten Tätowierungen sind selbst zugefügt –, dann ergeben sich große Probleme, weil der Farbstoff an verschiedenen Stellen sehr tief, zum Teil in Corium/Subcutis deponiert ist. Will man eine solche Laien-Tätowierung vollständig entfernen, resultieren zwangsläufig tiefe Defekte mit schwer kontrollierbaren narbigen Abheilungen.

Die Abb. 1 zeigt eine solche selbst zugefügte Tätowierung. Nach der Dermabrasio ist zu erkennen, daß hier zum Teil doch recht tiefe Defekte entstanden sind. Wir haben uns angewöhnt, tiefe Farb-Partikelchen zu belassen. Die Erfahrung hat gezeigt, daß größtenteils sich diese von selbst in der Phase der Wundheilung nach außen hin abstoßen.

Die Abb. 2, 3, 4 zeigen den Heilverlauf einer solchen „Laien-Tätowierung" am Unterarm. Die zum Teil sehr tief liegenden Defekte (Abb. 2 post operationem) haben, und das ist unsere wichtigste Erfahrung, unter Geliperm-Nachbehandlung eine deutlich schnellere Heilungstendenz als unter einer Salbengaze. In der Abb. 3 (eine Woche post operationem) erkennt man, daß wir bewußt nicht alles an Pigmenten entfernt haben.

Zwei Wochen post operationem ist die Wundfläche bis auf einen kleinen Restherd epithelisiert. Gegenüber dem Befund unmittelbar post operationem hat sich einiges der Pigmente nach außen abgestoßen. Deutlicher wird dies noch in der Abb. 4, dem Befund ein halbes Jahr post operationem. Ich glaube, daß man mit diesem Erfolg zufrieden sein kann. Neben diesen unzweifelhaft positiven Erfolgen einer Geliperm-Nachbehandlung nach Dermabrasio muß ich auf einen Effekt hinweisen, der von einigen Patienten als unangenehm empfunden wurde und der unter der Salbengaze in gleicher Art nicht zu verzeichnen war. Die Abb. 5 zeigt etwa 2-3 Tage nach der Dermabrasio einen deutlich aufgeworfenen Wundrand, der teilweise aus einzelnen klein-papulösen Effloreszenzen besteht. Die Patienten klagten vor allem über einen unangenehmen Juckreiz. Bemerkenswerterweise traten diese Veränderungen nur unter Geliperm auf; denn bei den mit Salbengaze nachbehandelten Wundflächen (Halb-Seiten-Versuch) bei demselben Patienten waren gleichartige Hautveränderungen nicht anzutreffen. Dieser Nebeneffekt ist sicherlich zu vernachlässigen, zumal wenn ich die Vorteile der schnelleren und unkomplizierteren Abheilung unter Geli-

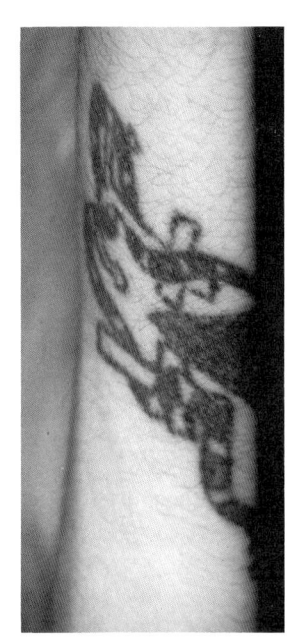

Abb. 1. Tätowierung am Unterarm vor der Entfernung

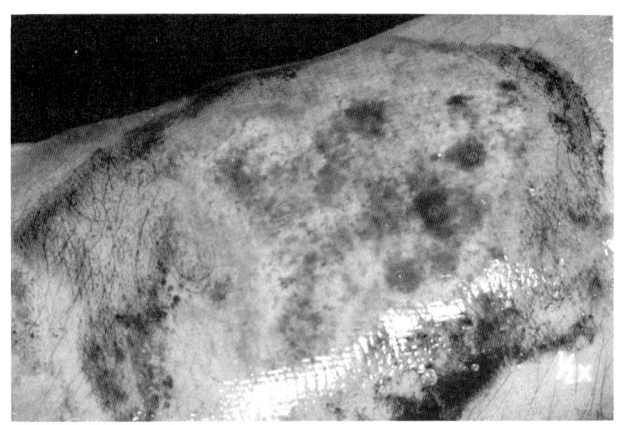

Abb. 2

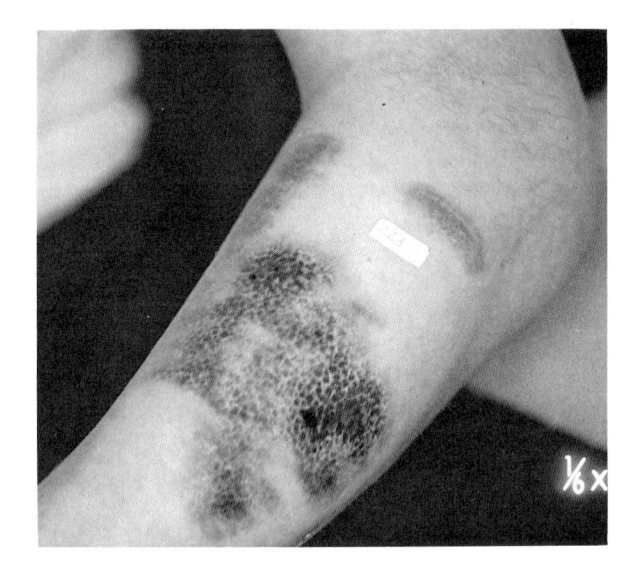

Abb. 3

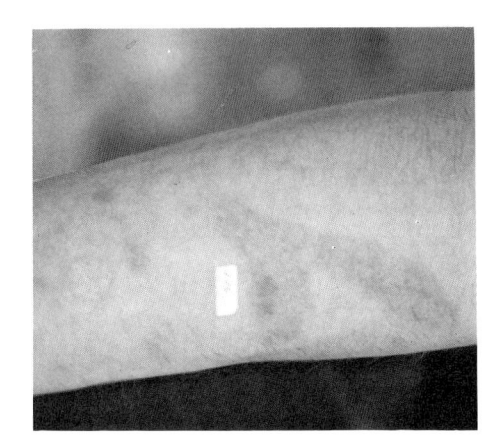

Abb. 4

Abb. 2–4. Heilungsverlauf nach Entfernung der Tätowierung aus Abb. 1

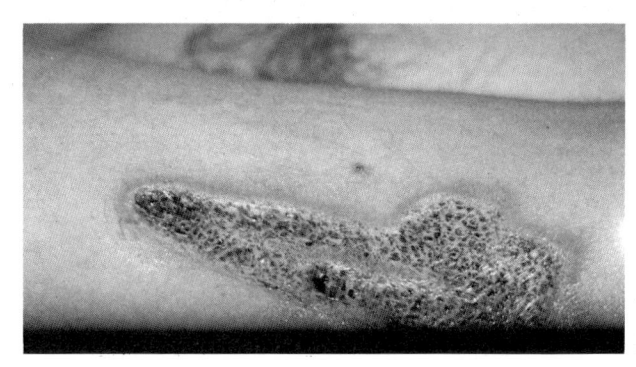

Abb. 5. Aufgeworfener Wundrand mit klein-papulösen Effloreszenzen

perm sehe. Die Vorteile bestehen vor allem auch darin, daß die Haut nach der Epithelisierung sehr viel schneller belastbar ist.

Ich darf zusammenfassen: Kurz die Vorteile.

Die Patienten berichten im Halb-Seiten-Versuch über einen subjektiv angenehmen Kühleffekt des Geliperm im Vergleich zu den Stellen, an denen sie mit der Salbengaze behandelt wurden. Objektiv nachweisbar ist das schnelle Abklingen des Ödems im Bereich der Wunde selbst und – sehr wichtig – das Fehlen von sekundärer Infektion im Vergleich zur Wundgaze-Nachbehandlung. Das Handling mit Geliperm halte ich auch aus der Sicht des Patienten für vorteilhafter, da die Entfernung der Abdeckung sehr viel unproblematischer ist.

Die Nachteile für eine Geliperm-Nachbehandlung von abradierten Tätowierungen sehe ich allenfalls in dem vergleichsweise hohen Preis. Die passager nachweisbaren juckenden Hautveränderungen an den Wundrändern halte ich für unbedeutend und keinesfalls geeignet, die vorherrschend positiven Eindrücke mit Geliperm zu verwischen.

Zum Einsatz von Geliperm in der Traumatologie

H. Schöntag

Der Traumatologe wird tagtäglich mit den unterschiedlichsten Wunden konfrontiert. Entsprechend der Vielfalt der präsentierten Wunden sind auch die Behandlungsprinzipien vielfältig.

Unter den vielen Wundversorgungs- bzw. Wundabdeckungsmaterialien, die in den letzten Jahren angeboten wurden, besitzt Geliperm eine Reihe von Eigenschaften, die für seine Verwendung in der Unfallchirurgie sprechen. Die Einsatzmöglichkeiten für Geliperm sind bei und nach Hauttransplantationen angezeigt. Hier handelt es sich wohl um die größte Anwendungsmöglichkeit. Außerdem bei flächenhaften oberflächlichen sowie bei ausgedehnten tiefen Verletzungen wie Verbrennungen, Verbrühungen und Verätzungen sowie bei Quetsch- und Crush-Verletzungen, sowie bei offenen Amputationen, bei denen Verbandswechsel schmerzhaft sind oder sonst nur in Narkose durchgeführt werden können.

Hervorragend bewährt hat sich Geliperm auch bei Kindern, da Geliperm nicht mit der Wunde verklebt und dadurch Schmerzfreiheit gewährleistet ist. Obwohl prinzipiell eine offene Wundbehandlung angestrebt wird, findet Geliperm, streng indiziert, dort Anwendung, wo Verbände unausweichlich sind. Bedingt durch die gute Elastizität von Geliperm könne frühzeitig krankengymnastische Behandlungen durchgeführt werden. Eine Verkrustung der Wunde ist vermeidbar.

Zu den erwähnten Indikationen nur einige Beispiele:
1. Ein 12jähriges Mädchen wurde als Fahrradfahrerin direkt angefahren. Es handelte sich um einen Trümmerbruch, drittgradig, offen, mit erheblichen Weichteildefekten. Zur Konditionierung eines Transplantatbettes erschienen der Schmerzhaftigkeit wegen, andere Möglichkeiten hier nicht gegeben, denn Verbandswechsel mit Geliperm sind für Kinder erheblich weniger belastend. Wichtig für die Schmerzarmut der Verbandswechsel ist jedoch, daß mindestens im 24-Stunden-Rhythmus gewechselt wird. Ein gewisses Problem ist die Fixierung des Verbandes, ohne die das Geliperm verrutscht. Geliperm wird aufgelegt und locker mit Verbandsmull angewickelt und eventuell noch mit Pflasterstreifen fixiert. Bei Patienten mit besonders trockener Haut wird der Verband angefeuchtet, was aber die Gefahr einer Naßkeimbesiedlung beinhaltet.
2. Der Unterschenkel eines Motorradfahrers mußte amputiert werden und zwar offen. Es wurde eine entsprechende Muskelplastik durchgeführt und da die

Schmerzschwelle dieses Patienten extrem niedrig lag, wurde ausnahmsweise im primären Akt Geliperm aufgedeckt und in der üblichen Technik verbunden. Es resultierte ein zur Transplantation geeignetes Transplantatbett sowie ein prothesenfähiger Stumpf. Bei diesem Patienten wurde zum ersten Mal und erfreulicherweise auch zum letzten Mal eine Beobachtung gemacht, die zu denken gab. Binnen kurzem kam es zu einer fulminanten lokalen Besiedlung mit Pyocyaneus. Bei Wunden die auch nur im entferntesten mit Pyocyaneus besiedelt sein konnten und auch bei Wunden, die erheblich sezernierten, resultierte seither Zurückhaltung in der Applikation von Geliperm.

Bei gelenksübergreifenden Verletzungen bietet Geliperm insofern Vorteile, als das durch die ihm eigene Elastizität unverzüglich mit einer funktionellen Behandlung begonnen werden kann. Eine Einschränkung besteht jedoch bei sehr trockener Haut sowie bei postthrombotischen Symptomen-Komplexen wie auch bei arteriellen bzw. venösen Durchblutungsstörungen. In einigen Fällen sahen wir wiederholt eine rasche Austrocknung bis hin zur Brüchigkeit des Geliperms.

In diesen speziellen Fällen wurde das Geliperm nicht nur im 12- oder 24-Stunden-Rhythmus gewechselt, sondern zum Teil im 6-Stunden-Rhythmus oder angefeuchtet, immer mit der Maßgabe, sobald die erste grün-blau-Verfärbung auftritt, dieses zu entfernen, trocken zu föhnen und kurzfristig offen zu behandeln.

3. Bei einer Patientin mit drittgradigen Verbrühungen am Rumpf erfolgte zunächst eine tangentiale Abtragung der Nekrosen. Konditionierung des Wundbettes, ebenfalls mit Geliperm, anschließend Maschentransplantation, nach Züchtung eines guten Transplantationsbettes. Da der Allgemeinzustand dieser Patientin mit Diabetes, Hypertonie und patophysiologischem Circulus vitiosus regelmäßige Narkosen nicht zuließen, war die Behandlung mit Geliperm angezeigt, der dann auch die Abheilung folgte.
4. Auch offene Spongiosa-Plastiken wurden mit Geliperm angedeckt. Es resultierten weitgehende Abheilung und Übergranulation, wobei der Knochen selber knöchern und fest konsolidiert war.

Aufgrund der Erfahrungen, die bisher mit Geliperm in der Unfallchirurgie gemacht werden konnten, ergibt sich ein breiter Anwendungsbereich für dieses Material und Behandlungsprinzip.